Hugo Ribbert

Die Lehren vom Wesen der Krankheiten in ihrer geschichtlichen Entwicklung

Verlag
der
Wissenschaften

Hugo Ribbert

Die Lehren vom Wesen der Krankheiten in ihrer geschichtlichen Entwicklung

ISBN/EAN: 9783957004925

Auflage: 1

Erscheinungsjahr: 2015

Erscheinungsort: Norderstedt, Deutschland

Hergestellt in Europa, USA, Kanada, Australien, Japan
Verlag der Wissenschaften in Hansebooks GmbH, Norderstedt

Die Lehren

vom

WESEN DER KRANKHEITEN.

———

Die Lehren

vom

WESEN DER KRANKHEITEN

in ihrer

geschichtlichen Entwicklung

von

Dr. Hugo Ribbert,
Professor der allgemeinen Pathologie und pathologischen Anatomie,
Direktor des pathologisch-anatomischen Instituts in Zürich.

Bonn
Verlag von Friedrich Cohen
1899.

Vorwort.

—

So oft ich bei Beginn der Vorlesung über die allgemeine Pathologie die geschichtliche Entwicklung der Lehren vom Wesen der Krankheiten in Kürze darzustellen versuchte, habe ich es als einen Mangel empfunden, dass es keine zusammenhängende Uebersicht über dieses Gebiet giebt. Es liegt in der Natur der Sache, dass man sie aus den sonst so vortrefflichen älteren und neueren Lehrbüchern der Geschichte der Medicin nur mit Mühe gewinnen kann. Daher schien es mir nicht unangebracht, das, was ich für mich selbst zusammengestellt hatte, in erweiterter Form auszuarbeiten und so auch Andern zugänglich zu machen.

Ueber die Nothwendigkeit oder wenigstens über den Nutzen historisch-medicinischer Kenntnisse besteht keine Meinungsverschiedenheit. Aber die Fülle der Thatsachen ist eine so ausserordentliche und auch die kleineren Lehrbücher verarbeiten nothgedrungen ein so umfangreiches Material, dass der Studirende meist wenig Lust und nicht genügende Zeit hat, um sich in das grosse Gebiet mit Erfolg zu vertiefen. Vielleicht gewinnt er dem Gegenstand mehr Geschmack ab, wenn er die geschichtliche Entwicklung der Krankheitslehre in den Grundzügen kennen gelernt hat und an ihrer Hand die zahllosen Einzelheiten und die Ansichten und Leistungen der hervorragenden Aerzte ordnen kann. So, denke ich mir, könnte dieses Buch über den Vortheil hinaus, den es für sich bringen kann, noch dadurch von Nutzen sein, dass es zu einem eingehenderen Studium der Geschichte der Medicin anregt.

Die Art der Darstellung ergab sich von selbst. Sollten die Anschauungen vom Wesen der Krankheit in eine fortlaufende Erzählung gebracht werden, so mussten die den Zusammenhang unterbrechenden biographischen Notizen in Anmerkungen verwiesen werden. Das erschien auch insofern als der richtige Weg, als es mir ja nicht sowohl darauf ankam, die Lehren und Lebensschicksale der einzelnen Aerzte in sich geschlossen abzuhandeln und aneinander anzureihen, wie darauf, die allmähliche Entwicklung der Ideen, der verschiedenen Vorstellungsreihen klarzulegen, in denen sich die Krankheitslehre bewegte.

Aber auch die Leistungen der einzelnen Persönlichkeiten konnten nicht zu einem abgerundeten Bilde vereinigt werden. Denn da die bedeutenderen Männer sich zwar im Allgemeinen eine bestimmte Ansicht über das Wesen der Krankheiten bildeten, aber andere Meinungen bald mehr oder weniger berücksichtigten, bald theilweise neben der ihrigen gelten liessen, bald auch energisch bekämpften, so mussten sie meist an verschiedenen Stellen Erwähnung finden. Unter diesen Umständen habe ich den kurzen Lebensabriss dorthin gestellt, wo der Name im Text zum ersten Male nicht nur vorübergehend genannt wird. Bei späteren Gelegenheiten habe ich dann, wo es erforderlich schien, auf die Seite zurückverwiesen, auf welcher sich die Biographie befindet.

Die fortlaufende Darstellung geht über die vier ersten Jahrzehnte des neunzehnten Jahrhunderts nur hier und da ein wenig hinaus. Die verschiedenen Anschauungen über das Wesen der Krankheiten gelangen eben mit diesem Zeitpunkt zu einem gewissen Abschluss. Das Auftreten Virchow's bedeutet den Beginn einer neuen Periode, auf deren Verhältniss zu den früheren Systemen und auf deren Bedeutung ich im letzten Abschnitt kurz eingegangen bin. Doch wurde hier die Erzählung in der Hauptsache mit dem Erscheinen der Cellularpathologie abgebrochen.

Zürich, im September 1898.

Hugo Ribbert.

Inhalt.

Verbesserung.

S. 48 Z. 12 v. u. nach dem Wort „betrachtet." füge man ein:
„Das Herz machte ihm den Rang streitig."

I. Die Bedeutung der politischen und culturellen Verhältnisse, der Naturwissenschaften, der Religion und der Philosophie für die Entwicklung der Lehre von den Krankheiten.

Die Geschichte der Medicin pflegt man wie die politische in drei grosse Perioden einzutheilen, in die des Alterthums, des Mittelalters und der Neuzeit.

Bei den Griechen und Römern erreichte die Medicin eine hohe Blüthe, im Mittelalter dagegen machte sie kaum irgend welche nennenswerthen Fortschritte. Wenn man die Erörterung ihres Standpunktes im Anfang des sechszehnten Jahrhunderts unter Beiseitelassung von fast einem und einem halben Jahrtausend direkt an die des zweiten Jahrhunderts anschliessen wollte, so würde man kaum etwas von der Betrachtung ausschliessen, was für die Entwicklung der theoretischen Anschauungen unentbehrlich wäre.

Die Medicin des Alterthums endete mit Galen (s. u. S. 6), dem bedeutenden römischen Arzte im zweiten Jahrhundert. Seine Lehren wurden lange als das sichere Fundament des ärztlichen Wissens und Handelns angesehen, sie blieben bis zum Beginn der Neuzeit fast unverändert in Geltung. Dann aber trat sogleich in scharfem Gegensatz zu Galen der erste grosse Arzt jener dritten Periode, Paracelsus (S. 9) auf. Zu gleicher Zeit wurde die galenische Anatomie durch Vesal (S. 52) umgestossen und die wissenschaftliche Forschung überhaupt auf einen neuen Boden gestellt, dadurch, dass Bacon (S. 29) wenigstens im Princip die speculative Forschung verwarf und ein Ausgehen von den Thatsachen forderte. Auf diesen Grundlagen gewann die Medicin bald wieder einen grossen Aufschwung.

Die Zahl der Aerzte, welche im Verlauf der gesammten

Entwicklung der Medicin in irgend einer Weise hervorgetreten sind, ist sehr gross, sie geht in die Tausende. Aber
nur ein Theil von ihnen hat sich mit theoretischen, uns hier
vor Allem interessirenden Untersuchungen über das Wesen
der Krankheiten abgegeben. Doch auch ihre Menge ist so
beträchtlich, dass, wenn jeder von dem anderen in wesentlichen Punkten abwiche, sich eine ausserordentliche Mannich-
faltigkeit der Ansichten ergeben müsste. Das ist indessen
nicht der Fall, denn alle Meinungen lassen sich in letzter
Linie auf wenige Richtungen zurückführen, die von Anfang
an neben einander herlaufen, von denen aber allerdings
bald die eine, bald die andere das Uebergewicht bekommt.

Entweder nämlich hat man das Wesen der Krankheit
aus einer Veränderung der Mischung, der chemischen Zusammensetzung des Körpers zu erklären versucht und dabei
hauptsächlich die Flüssigkeiten in Betracht gezogen. Diese
Anschauungen werden unter dem Namen der Humoralpathologie zusammengefasst. Mit ihnen beginnt die Geschichte der Medicin. Wir begegnen ihnen aber in bald
grösserem bald geringerem Umfange zu allen Zeiten und
finden sie zuletzt noch sehr ausgebildet im Beginn des neunzehnten Jahrhunderts.

Oder man ging davon aus, den Zustand der festen
Theile, ihre Dichtigkeit, Widerstandsfähigkeit u. s. w. zu
prüfen. Das führte zur Bezeichnung Solidarpathologie,
die auch schon im Alterthum ihre Vertreter fand und in
neuerer Zeit besonders mit den Nerven sich befasste und
so zur Neuropathologie wurde.

Die Solidarpathologie lässt sich nicht so scharf umgrenzen wie die Humoralpathologie, vor Allem nicht gegenüber denjenigen Richtungen, welche die mechanischen Vorgänge im Körper in's Auge fassten und auf sie die Gesetze
der Physik und die Mathematik in Anwendung brachten.
Sie sind als iatrophysische, iatromechanische oder
iatromathematische Schulen bekannt. Ihre Blüthezeit
fällt in das siebzehnte Jahrhundert.

Andere Aerzte wiederum glaubten die materiellen Veränderungen im Körper nur als secundär oder wenigstens
nicht als die einzig maassgebenden ansehen zu sollen. Sie

nahmen an, dass die Seele alle Lebensvorgänge zu leiten im Stande sei oder sie setzten im Organismus noch besondere geistige Factoren, Lebensgeister, Kräfte, oder wie man die Namen sonst noch wählen mochte, voraus, stellten sich vor, dass sie primär verändert seien und als solche krankhafte Erscheinungen hervorrufen könnten und dass die in der Körpersubstanz vorhandenen Abnormitäten durch sie bedingt seien. Man hat diese Auffassungen mit verschiedenen Namen belegt. Handelt es sich bei ihnen ganz allgemein um das Vorhandensein besonderer Kräfte, so kann man die daraus sich ergebende Lehre als Dynamismus bezeichnen. Wird die Seele als das leitende Agens angesehen, so spricht man von Animismus; stellt man dagegen eine besondere, das Leben bedingende Kraft, die Lebenskraft auf, so ergiebt sich die Bezeichnung Vitalismus.

Zu allen diesen wechselnden Ansichten kommen nun noch Verschiedenheiten hinzu, die sich aus der Auffassung der Krankheitsursachen ergaben.

Endlich aber bildete man sich vielfach besondere Meinungen über das Verhalten der Krankheit zu dem befallenen Organismus. Da dieser ja gewöhnlich nicht in allen seinen Theilen afficirt ist, so glaubten manche Aerzte dem Krankheitsprocess oder dem geschädigten Körperabschnitt eine mehr oder weniger weitgehende Sonderstellung einzuräumen, ihn gewissermaassen als eine Existenz, als ein Wesen für sich ansehen zu sollen. Man begreift diese Vorstellungen unter dem Namen Ontologie.

Damit sind die Gesichtspunkte erschöpft, welche für die Aerzte von jeher bestimmend waren, wenn sie sich eine Ansicht über das Wesen der Krankheiten bilden wollten. In eine dieser Kategorien lässt sich bis in's neunzehnte Jahrhundert hinein jedes System, jede einzelne Meinung unterbringen.

Es soll nun unsere Aufgabe sein, die Entwicklung dieser verschiedenen Richtungen, aber nicht in allen ihren Einzelheiten, sondern nur in grossen Umrissen zu schildern.

Ist das geschehen, so soll ein letzter Abschnitt uns darüber unterrichten, wie die besprochenen Systeme im neunzehnten Jahrhundert vor Allem durch das Auftreten

Virchow's ihr Ende fanden bezw. in unsere heutigen Anschauungen hinübergeleitet wurden.

Doch werden wir zur Erörterung unserer eigentlichen Aufgabe nicht so ohne Weiteres übergehen können. Es wird vielmehr nothwendig sein, zunächst gewisse Grundlagen zu gewinnen d. h. diejenigen Umstände in's Auge zu fassen, welche ausser der die überlieferten Lehren umgestaltenden Individualität der einzelnen Aerzte auf die Medicin maassgebenden Einfluss gewannen: Die politischen Verhältnisse, die Naturwissenschaften, die Philosophie, die Anatomie und Physiologie.

Die Entwicklung der Medicin war zu allen Zeiten von zahlreichen Bedingungen abhängig, welche theils, wie die politischen und culturellen Verhältnissse der Völker auch für alle anderen Wissenschaften in gleicher Weise in Betracht kamen, theils, wie die Anatomie und Physiologie in erster Linie für die Aerzte von Bedeutung waren. Jede neue Richtung auf einem zur Medicin in näherer oder entfernterer Beziehung stehenden Gebiete, jede wichtige Entdeckung konnte und musste oft Einfluss auf sie haben und, wie sich nicht selten klar zeigen lässt, mehr oder minder beträchtliche Aenderungen in Theorie und Praxis hervorrufen. Wir wollen das durch einige Beispiele genauer zu zeigen versuchen. Dabei kann es aber nicht unsere Aufgabe sein, die einzelnen Gebiete vollständig abzuhandeln. Vor Allem würde es uns viel zu weit führen, wenn wir alle einzelnen Fortschritte der Naturwissenschaften nach ihrer Bedeutung für die Medicin zur Darstellung bringen wollten. Es kann sich nur darum handeln, die wichtigsten, in erster Linie die vor das neunzehnte Jahrhundert fallenden und besonders diejenigen Beispiele anzuführen, auf welche wir bei unseren späteren Erörterungen zurückzugreifen haben werden. Wir wollen so vorgehen, dass wir in diesem Kapitel zunächst in Kürze einige die politische Gestaltung betreffenden Gesichtspunkte, dann die Naturwissenschaften und darauf die Philosophie in's Auge fassen.

Beginnen wir also mit den **politisch-nationalen** und den **culturellen** Zuständen, so erscheint es fast überflüssig hervorzuheben, dass ihre Steigerung, ihre fortschreitende Entwicklung auch die Medicin fördern und dass ihr Verfall auch sie ungünstig beeinflussen musste. In der Blüthezeit der Griechen und Römer werden wir hervorragende Aerzte ebenso anzutreffen erwarten, wie wir uns andererseits nicht wundern werden, dass in dem langen Zeitraum des Mittelalters die Anschauungen der Aerzte eine wesentliche Förderung nicht erfahren haben, dass bahnbrechende Männer während dieser Zeit nicht aufgetreten sind. Wir begreifen es aber wiederum, dass die Medicin, als mit dem Beginn der Neuzeit alle Zweige der Wissenschaften zu blühen begannen, auch ihrerseits in eine neue Entwicklung eintrat und nun am eifrigsten und erfolgreichsten von denjenigen Völkern gepflegt wurde, deren politische Machtstellung und deren Cultur rasch zur Höhe anstieg. So können wir in der Ausbildung der Medicin dieselben Zeiträume in ungefähr gleicher Umgrenzung unterscheiden, die wir in der politischen Geschichte festhalten. Doch besteht ein bemerkenswerther Unterschied darin, dass die Medicin am Ende des Mittelalters noch auf demselben Standpunkt sich befand, den sie bereits im zweiten Jahrhundert eingenommen hatte, während doch die politischen Verhältnisse während dieser Zeit ausserordentlich tiefgreifende Umwälzungen erfuhren.

Innerhalb der einzelnen Völker aber hatte die politisch-nationale und die damit meist verbundene sprachliche Abgrenzung wie auf anderen Gebieten so auch auf dem der Medicin den bedeutsamen Einfluss, dass sich in den verschiedenen Ländern ganz bestimmte Richtungen ausbildeten, dass bedeutende Männer zunächst besonders unter ihren Stammesgenossen Anklang fanden und, wie wir das auszudrücken pflegen, Schule machten. Doch haben auch in früherer Zeit die politischen Grenzen hier ebensowenig wie anderswo auf die Dauer die Ausbreitung der neuen Ergebnisse und Anschauungen zu hindern vermocht und das um so weniger, als die grossen Aerzte nicht selten auf Reisen oder nach Übersiedlung in andere Länder auch in diesen ihre Lehren vorzutragen Gelegenheit fanden. Manche Schulen wurden so auch im Auslande bald rascher bald langsamer bekannt und gewannen Anhänger oder je nachdem auch Gegner.

In einzelnen Fällen förderte eine fremde Nation mehr als die eigene das Werk eines bedeutenden Arztes.

Ein characteristisches Beispiel des Einflusses nationaler Abgrenzung bieten die Araber[1]), die freilich die Entwicklung der theoretischen Medicin kaum irgendwie gefördert haben, aber viele hervorragende und in praktischer Hinsicht verdiente Aerzte hervorbrachten. Das war freilich weniger in ihrer eigentlichen Heimath, in Arabien, als nach Gründung des Muhamedanismus in dem von ihnen eroberten und beherrschten Spanien der Fall. Hier brachten sie es in dem Zeitraum vom neunten bis zum dreizehnten Jahrhundert auf vielen Gebieten, vor Allem auch auf den naturwissenschaftlichen zu hoher Blüthe. Die Medicin aber pflegten sie in der Form, wie sie ihnen aus den Werken des Galen[2])

---

1) Die Araber haben in ihrem eigentlichen Vaterlande, in Arabien, schon in der vorchristlichen Periode und in den ersten Jahrhunderten unserer Zeitrechnung vor Allem durch Berührung mit Juden und Christen, die, um Verfolgungen auszuweichen, zu ihnen flohen, eine gewisse Stufe der Cultur erreicht. Ihre Bedeutung für die Medicin beginnt aber erst nach Gründung des Mohammedanismus im siebenten Jahrhundert, doch trat sie in vollem Umfange erst nach der Eroberung Spaniens vom Jahre 712 ab hervor. In diesem Lande gelangte die arabische Wissenschaft zu ihrer höchsten Blüthe, die in das zehnte bis dreizehnte Jahrhundert fällt und unter wesentlicher Mitwirkung der von den Arabern geschützten Juden zu Stande kam.

Auf ihren Eroberungszügen waren die Araber besonders an der Küste von Kleinasien und in Aegypten mit griechischer Cultur in Berührung gekommen, hatten zwar Vieles unwiederbringlich zerstört aber doch auch Manches in sich aufgenommen und vor Allem die griechische naturwissenschaftliche und medicinische Litteratur, Aristoteles und Galen, kennen gelernt. Diese beiden Männer blieben dauernd ihre Vorbilder. Selbständige nennenswerthe Leistungen auf theoretischem Gebiet haben sie nicht aufzuweisen, ihr Glaube verbot ihnen Forschungen, die dem Koran widersprachen, machte ihnen z. B. das Studium der Anatomie unmöglich. Dagegen entfalteten sie eine hervorragende praktische Thätigkeit, auf die wir hier nur hinweisen wollen. Zu den bekanntesten Aerzten gehören Rhazes (um 900), Avicenna (um 1000), Averroës (um 1150).

2) Claudius Galenus wurde im Jahre 131 zu Pergamus geboren. Die medicinischen Studien begann er in seiner Vaterstadt, vervollständigte sie aber auf mehrfachen Reisen nach Smyrna, Kleinasien, Palästina und Alexandrien. Auf diese Weise kam er mit Män-

bekannt wurde, jenes im zweiten Jahrhundert unserer Zeitrechnung lebenden römischen Arztes, der die Medicin des
Alterthums zum Abschluss brachte und dessen Lehren
während des Mittelalters unumschränkte Geltung behielten.
Die Araber übersetzten seine Bücher in ihre Sprache und
nicht minder eifrig auch die des Aristoteles[3]), dessen Anschauungen in gleicher Weise für die Naturwissenschaften
und die Philosophie maassgebend wurden wie die des Galen

nern verschiedener Richtung in Berührung. Er lernte die Lehren des
Hippokrates, des Plato, des Aristoteles und andere kennen.
Anatomie und Physiologie interessirten ihn lebhaft, erstere studierte
er besonders in Alexandria, letztere bildete den Gegenstand eigener
Vorlesungen, die er in Rom hielt, als er nach Beendigung seiner grossen
Reisen und nach mehrjährigem Aufenthalt in Pergamus dort die ärzt-
liche Praxis ausübte. Von da an lebte er, später als kaiserlicher Leib-
arzt, hauptsächlich in Rom, unterbrach aber seinen Aufenthalt durch
mehrere zum Theil in wissenschaftlicher Absicht unternommene Reisen.
Er starb im Anfang des dritten Jahrhunderts.

3) Aristoteles, dem Philosophie und Naturwissenschaften gleich
viel verdanken, wird in der Geschichte der Medicin immer wieder genannt, obgleich er sich mit ihr selbst nur nebenher befasst hat. Aber
sein Streben nach Erkenntniss der inneren Zusammenhänge des Weltalls, nach einem Verständniss der Entstehung und des Baues aller einzelnen Formen führte ihn auch auf die Anatomie und Physiologie des
Menschen und von da auf die Abweichungen vom normalen Leben.

Er wurde im Jahre 384 v. Chr. in Stagira auf der thracischen
Halbinsel Chalkidike geboren. Als Jüngling kam er nach Athen, wo
er sich an Plato anschloss und 20 Jahre lang dessen Schüler war.
Beide Männer blieben dauernd befreundet, obgleich ihre Ansichten
nicht unwesentlich auseinandergingen. Im Alter von 41 Jahren (343)
wurde er von Philipp von Macedonien zum Lehrer Alexanders ernannt,
dem er auch medicinischen Unterricht ertheilte. Hier fand er Musse
und Förderung für eine Fortsetzung seiner naturwissenschaftlichen
Arbeiten. Im Jahre 336 kehrte er nach Athen zurück und widmete
sich nach Gründung der peripatetischen Schule philosophischen Arbeiten. Dreizehn Jahre später verfiel er einer Anklage und floh nach
Chalkis in Euboea, wo er kurz darauf, 63 Jahre alt, starb. Er ist der
Verfasser zahlreicher Werke, die aber nur zum Theil erhalten sind,
De partibus animalium, de generatione animalium, de anima u. s. w.
Die in ihnen niedergelegten Anschauungen blieben maassgebend nicht
nur für das ganze Alterthum, sondern auch für das Mittelalter und
noch bis heute bewundern wir seine grosse Weltanschauung und seine
das ganze damalige Wissen umfassenden Kenntnisse auf naturwissen-
schaftlichem Gebiete.

für die Medicin. Aber sie hatten bei ihren Uebersetzungen nicht die Originale jener Werke vor Augen, sie schöpften vielmehr selbst schon aus verdorbenen, besonders was den Aristoteles angeht aus alexandrinischen Quellen. Da nun naturgemäss bei der Uebertragung neue Fehler sich einschlichen, da ferner nur das Gnade bei ihnen fand, was ihren religiösen Ansichten nicht widersprach, und da sie in deren Interesse Modificationen des Textes vornahmen, so war bei ihnen von einer wahren Kenntniss beider Männer nicht die Rede. In dieser unvollkommenen Form aber verwertheten die Araber nicht nur für sich die aristotelischen und galenischen Lehren, sie übermittelten sie so auch dem Abendlande, welches von dieser Gelegenheit vielfachen Gebrauch machte und auf solche Weise ebenfalls, so lange es noch nicht selbst auf die Originalschriften zurückging, nur ungenügende Vorstellungen von jenen beiden doch auch überall in seinem Bereiche maassgebenden Autoritäten gewann: Erst als im fünfzehnten Jahrhundert das Studium der Alten sich wieder ausbreitete, lernte man Galen und Aristoteles in ihrer wahren Gestalt kennen.

Wir werden später noch einige Eigenheiten der arabischen Medicin erwähnen müssen. Hier genügt es, auch an ihrem Beispiel auf die Bedeutung der politischen Verhältnisse hingewiesen zu haben.

In viel direkterer Weise als die nationalen und culturellen Bedingungen musste natürlich auf die Medicin die Entwicklung der Naturwissenschaften einwirken. Wenn jene nur den günstigen oder ungünstigen Boden darstellten, mussten diese bald mehr bald weniger den Inhalt der medicinischen Lehren beeinflussen.

Richten wir zunächst auf die Chemie und die Physik unser Augenmerk.

Die Chemie in unserem Sinne nimmt erst im 17. Jahrhundert mit den Untersuchungen von Robert Boyle[4]) ihren

---

4) Robert Boyle wurde 1627 zu Lismore in Irland geboren und in Genf erzogen. Er war sehr vermögend und widmete sich privaten Studien über Physik und Chemie. Er ist der Mitbegründer der im Jahre 1662 gestifteten Royal society, die seitdem ununterbrochen

Anfang. Im Alterthum wusste man von ihr noch nichts. Während des Mittelalters war ihre Vorläuferin die Alchemie, die sich mit der Umwandlung der Metalle in einander und insbesondere mit der Herstellung des Goldes aus ihnen beschäftigte. Bei diesen Bemühungen beobachtete man zwar schon die Verbindung verschiedener Körper mit einander, aber man wusste diesen Erscheinungen noch keinen tieferen Sinn abzugewinnen. Sehr primitiv waren bei Beginn der Neuzeit besonders noch die Vorstellungen über die Zusammensetzung des menschlichen Körpers. Man wusste, dass bei Verbrennung organischer Substanzen ein Theil in die Luft übergeht, ein anderer als Asche zurückbleibt, während ein dritter, der wässrige, verdampft. Danach dachte sich Paracelsus[5]), der erste hervorragende Arzt nach dem

---

besteht. Boyle ist ausser durch seine einzelnen Entdeckungen besonders auch dadurch für die Naturwissenschaften und die Medicin von Bedeutung, dass er vom Experiment ausging und die Erfahrung als die Grundlage jeder wissenschaftlichen Forschung ansah.

5) Theophrastus Bombastus von Hohenheim, der sich den Beinamen Paracelsus gab und diesen als den fast ausschliesslich gebrauchten behalten hat, wurde um 1493 im Kanton Schwyz in der Nähe des Wallfahrtsortes Einsiedeln geboren, wo sein Vater Arzt des Klosters war. Dieser siedelte 1503 nach Villach in Kärnthen über und starb daselbst 1531. Ueber den Bildungsgang des Sohnes sind wir nicht ausreichend unterrichtet, jedenfalls besuchte er verschiedene deutsche und ausserdeutsche Universitäten und war auch bestrebt sich durch Umgang mit dem Volke nützliche Kenntnisse anzueignen. Er muss bald zu nicht geringem Ruf gekommen sein, denn 1526 wurde er zum Stadtarzt in Basel und zum Professor an der dortigen Universität ernannt. Aber hier war seines Bleibens nicht lange, verschiedene Streitigkeiten zwangen ihn zur Flucht und von da an war er fast immer auf Reisen in Baiern, Mähren, Tirol, in der Schweiz, in Oesterreich, Kärnthen und zuletzt in Salzburg, wo er 1541 starb.

Ueber seinen Charakter ist viel Schlechtes verbreitet worden, aber zweifellos zu einem grossen Theile mit Unrecht. Für die Entwicklung der Medicin ist er jedenfalls von der grössten Bedeutung gewesen. Allerdings sind seine eigenen Lehren, von denen im Text an mehreren Orten die Rede sein muss, nicht zu weiter Verbreitung und nicht zu dauernder Anerkennung gelangt. Aber sein hervorragendes Verdienst ist darin zu suchen, dass er der erste Arzt war, der mit voller Energie der bis dahin unerschütterlichen Autorität Galen's entgegentrat und dadurch die Medicin aufrüttelte und zu neuen

langen Intervall des Mittelalters, den Körper aus drei Stoffen aufgebaut, die, aber nur bildlich, die Bezeichnungen Schwefel, Salz und Quecksilber erhielten. Etwas später wurde in die Lehre von den organischen Lebensprocessen der Ausdruck „Fermentation" eingeführt. Diese sollte bei dem Zusammentritt der Speisen mit den Körpersäften und auch dieser unter einander eintreten. Doch verband man damit noch durchaus unklare Vorstellungen und dachte nicht etwa an das, was wir heute mit dem Worte Ferment wiedergeben wollen.

Eine bessere Auffassung der Chemie wurde erst durch Boyle ermöglicht. Er stellte sehr zahlreiche Versuche über die Zerlegbarkeit der Körper in Elemente und über die Wiedervereinigung derselben an, wobei er sich vorwiegend des nassen Weges bediente. Er hob hervor, dass man mit den vier, später noch eingehender zu besprechenden Elementen des Alterthums, dem Feuer, dem Wasser, der Luft und der Erde ebensowenig auskomme wie mit den Grundstoffen der Alchemisten, dass es vielmehr weit zahlreichere Elemente gebe, die aus Atomen beständen und sich nach bestimmten Verwandtschaftsverhältnissen mit einander verbänden. Eine solche Verbindung sollte auch bei der Verbrennung zwischen dem brennenden Körper und einem damals freilich noch nicht genauer anzugebenden Bestandtheile der Luft stattfinden. Er wies zur Begründung darauf hin, dass die Metalloxyde schwerer seien als die Metalle.

Diese Lehren Boyle's mussten einer Erkenntniss auch der organischen chemischen Processe förderlich sein, aber sie machten sich doch nicht in der Art geltend, dass sich an einzelnen bestimmten Beispielen ein Einfluss auf den Entwicklungsgang der Medicin nachweisen liesse. Immerhin trugen sie sehr wesentlich dazu bei, den unter den Aerzten weitverbreiteten Lehren ein Ende zu machen, welche viele normale und pathologische Lebensvorgänge aus den theore-

Forschungen anregte. Den Galen ganz zu verdrängen ist ihm allerdings noch nicht gelungen. Als Praktiker verdient er volle Anerkennung wegen Einführung vieler neuer Arzneimittel und wegen seiner hohen Auffassung vom ärztlichen Beruf. Erwähnung verdient aber auch, dass er sich in Schrift und Lehre in damals noch ganz unerhörter Weise der deutschen Sprache bediente.

tisch construirten, nicht auf Beobachtung gegründeten „Fermentationen" ableiteten. Aber nicht nur die Ergebnisse der Untersuchungen Boyle's, sondern auch seine exacteren, die experimentelle Erfahrung in den Vordergrund rückenden Forschungsmethoden mussten ihre Einwirkung auf die Mitlebenden geltend machen und so auch die Aerzte veranlassen, mehr als es sonst üblich war, von den am Krankenbett gewonnenen Erfahrungen auszugehen. Der englische Arzt Sydenham[6]) stand zu ihm in dieser Beziehung.

Von hervorragendem Werthe war aber auch seine Auffassung des Verbrennungsprocesses, mit der er seiner Zeit weit vorangeeilt war. Sie führte in ihrer weiteren Entwicklung zu unserer heutigen Kenntniss, aber freilich erst auf ziemlich weiten Umwegen. Zunächst erfuhr sie eine Modification durch den etwa 20 Jahre (1645) später geborenen Londoner Arzt Mayow[7]), der die Theile der Luft, welche jene Verbindung eingehen sollten, als salpetrige bezeichnete und dabei schon auf den Gedanken kam, dass sie bei den Lebensprocessen im Körper dieselbe Rolle spielen könnten, wie bei der Verbrennung überhaupt. In Weiterverfolgung dieses Gedankens wurde man dann naturgemäss schon damals zu der Einsicht geführt, dass die Athmung die Grundlage für die Bildung der thierischen Wärme darstellen würde.

Die gleichmässige Weiterentwicklung dieser Lehren erfuhr nun aber eine Unterbrechung durch die von einem hervorragenden Arzte G. E. Stahl (s. Abschnitt 5) begründete Annahme, dass die Verbrennung auf der Anwesenheit eines brennbaren Stoffes, des Phlogiston beruhe, der je nach

---

6) Thomas Sydenham (geb. zu Windford Eagle in der Grafschaft Dorset 1624, gest. in London 1689) studirte nach kurzer militairischer Carrière Medicin in Oxford, später auch einige Zeit in Montpellier und liess sich 1663 in London nieder. Er war ein gewissenhafter, viel gesuchter Arzt. Wegen seiner Auffassung des ärztlichen Berufes hat man ihm die Bezeichnung des englischen Hippokrates beigelegt.

7) Mayow, Arzt in London, lebte 1645—1679. Er beschäftigte sich viel mit physiologischen Fragen.

seiner Menge die Brennbarkeit erhöhe, erniedrige oder ganz aufhebe.

Erst gegen das Ende des achtzehnten Jahrhunderts wurde diese Theorie gestürzt. Priestley[8]) entdeckte 1774 den Sauerstoff durch Erhitzen von Quecksilberoxyd, ein Jahr später fand er, dass die Verbrennung von der Gegenwart von Sauerstoff abhängig ist. Lavoisier[9]) bestätigte die Entdeckung, zeigte, dass der Sauerstoff in Verbindung mit dem brennenden Körper tritt und fand den Stickstoff. Er stellte zugleich fest, dass die ausgeathmete, schon von dem holländischen Arzte van Helmont (s. Abschnitt 5) im siebzehnten Jahrhundert aufgefundene Kohlensäure das Produkt der im Körper vor sich gehenden Verbrennungsprocesse ist. Alle diese und einige ergänzende Entdeckungen beseitigten die Phlogistonlehre. Welche grosse Bedeutung aber der neuen Erkenntniss für die Beurtheilung der Athmung, der Circulation und des Stoffwechsels zukam, bedarf keiner weiteren Auseinandersetzung.

Aber die Auffindung des Sauerstoffs war für die Medicin noch nach anderer Richtung von Bedeutung. Es ist begreiflich, dass man auf den Gedanken kam, der neue Stoff könne für die Aufklärung bis dahin unverstandener Lebensvorgänge verwerthbar sein. So glaubte man vielfach in ihm die Substanz entdeckt zu haben, welche das eigentliche treibende Agens aller vitalen Erscheinungen darstelle. Wir werden darauf im Zusammenhange zurückkommen.

So viel über die Chemie. Um die Wichtigkeit ihrer

---

8) Josef Priestley, geb. 1733 in Fieldhead bei Leeds in England, war seinem Berufe nach Theologe, hatte aber freisinnige Ansichten und wurde desshalb 1791 gezwungen, sein Amt niederzulegen. Er siedelte nach Amerika über, wo er 1804 starb. Er beschäftigte sich viel mit Chemie und Physik und schrieb zahlreiche naturwissenschaftliche Abhandlungen.

9) Antoine Laurent Lavoisier, geb. 1743 zu Paris, hat Jura und Chemie studiert. Er war eine Zeit lang Generalpächter der Steuern und wurde 1794 wegen Erpressung bei Ausübung dieses Amtes angeklagt und hingerichtet. Er zeigte ausser den oben im Text angeführten Thatsachen, wie ausgedehnt auch sonst noch der Sauerstoff sich mit anderen Körpern verbindet und dass das Wasser aus Sauerstoff und Wasserstoff besteht.

Ausbildung für die geschichtliche Entwicklung der Medicin darzuthun, mögen die kurzen Ausführungen hinreichen.

Wenn wir uns nun zu den **physikalischen Wissenschaften** wenden, so ist zunächst hervorzuheben, dass auch die von der Medicin scheinbar so weit abliegenden grossen astronomischen Entdeckungen des fünfzehnten, sechszehnten und siebzehnten Jahrhunderts doch für sie nicht bedeutungslos waren. Durch die gewaltige Lehre des Kopernikus[10]) sowie durch ihre nähere Begründung und Vervollständigung von Seiten Galilei's und Kepler's, ferner durch das Gravitationsgesetz Newton's gewann die mathematisch-physikalische Betrachtung der Naturwissenschaften eine feste Grundlage, deren Einwirkung sich kein Zweig derselben, also auch nicht die Biologie, entziehen konnte. Zu diesen astronomischen kamen dann noch andere in gleichem Sinne verwerthbare Funde, so die Aufstellung der Gesetze über die Gasspannung durch Boyle und Mariotte[11]), durch welche für die Athmung neue Gesichtspunkte zu Tage traten, der Gesetze der Flüssigkeitsbewegung in Röhren und der Ausflussgeschwindigkeit durch Torricelli[12]), die für das Verständniss des Kreislaufes wichtig waren u. s. w.

— —

10) Kopernikus (1473—1543) zeigte, dass die Sonne im Mittelpunkte des Planetensystems steht und dass auch die Erde zu den sich um sie drehenden Planeten gehört. Galilei (1564—1642) entdeckte die Trabanten des Jupiter, die mondähnlichen Phasen der Venus und die Sonnenflecken, aus deren Verhalten er auf die Umdrehung der Sonne schloss. Auch diese ist nicht der Mittelpunkt der Welt, sondern nur eines zu ihr gehörigen Systemes. Zu der Mechanik in der Medicin stand seine Lehre von der Bewegung der Körper in näherer Beziehung. Kepler (1571—1630) fand, dass die Planeten sich nicht in runden, wie man bis dahin annahm, sondern in elliptischen Bahnen bewegten und berechnete die Umlaufszeiten. Newton endlich (1642—1717) lehrte die Gravitation in ihrer Anwendung auf das Weltall.

11) E. Mariotte (1620—1684), Prior, Physiker und Mathematiker, Mitglied der Pariser Akademie der Wissenschaften, stellte ungefähr gleichzeitig mit Boyle das Gesetz auf, dass die Volumina der Gase umgekehrt proportional sind dem auf ihnen lastenden Drucke.

12) E. Torricelli (1608—1647), Nachfolger Galilei's als Professor der Mathematik und Philosophie zu Florenz, erfand das Barometer und verfertigte ausgezeichnete einfache Mikroskope.

Wenn man, wie es im siebzehnten Jahrhundert thatsächlich der Fall war, unter wesentlicher Mithülfe aller dieser Entdeckungen, wenn auch nicht allein durch sie, zu dem Versuche kam, auch eine Reihe von Lebensvorgängen, wie die Bewegung, die Respiration und Circulation vom mechanischen Standpunkte aus zu erklären, so ist das nicht überraschend. Wir werden sehen, dass zahlreiche Aerzte diesen Weg einschlugen.

Im achtzehnten Jahrhundert erweckte vor Allem die zuerst im Jahre 1600 an geriebenem Bernstein beobachtete und von da an vielfach studirte Erscheinung, die nach dem Körper, an dem sie entdeckt wurde, E l e c t r i c i t ä t heisst, ein grosses Interesse. Abgesehen davon, dass man sie, nachdem man ihre Wirkung auf den Menschen festgestellt hatte, zu Heilzwecken in Anwendung brachte, wurde sie auch für die theoretische Medicin belangreich. Man warf ähnlich, wie wir es eben für den Sauerstoff hervorhoben, die vielfach bejahend beantwortete Frage auf, ob sie das eigentliche Lebensagens sei. Da die Aeusserungen der Electricität so wenig greifbar sind und über ihr Wesen lediglich Hypothesen aufgestellt werden konnten, überrascht uns das nicht. Man glaubte sie als eine der Schwere entbehrende ausdehnbare, elastische, feinste Flüssigkeit ansehen zu sollen, welche die einzelnen Körper durchdringt, bald in richtiger, bald in zu grosser (positive E.), bald in zu geringer (negative E.) Menge vorhanden sein sollte. Später nahm man an, dass es zwei Arten des electrischen Fluidums gebe. Die Verwerthung dieser Vorstellung wird uns später beschäftigen.

Das Gebiet der Physik umfasst nun aber auch noch die für die Ausbildung der Mediciner so wesentlichen optischen Instrumente, vor Allem die Vergrösserungsgläser. Wie unvollkommen musste die Kenntniss vom Bau des menschlichen Körpers bleiben, so lange der Forscher nur das unbewaffnete Auge zu seiner Untersuchung verwenden konnte! Aber das war ausserordentlich lange der Fall, denn die Benutzung jener Gläser begann erst im Anfang des siebzehnten Jahrhunderts. Die Instrumente waren aber natürlich zunächst noch wenig leistungfähig und bestanden anfänglich nur in einfachen Linsen. Das zusammengesetzte Mikroskop konnte mit Vortheil erst eingeführt werden, als seit der Mitte des achtzehnten Jahrhunderts die Construction achromatischer Linsen möglich wurde. Wirklich brauchbare Instrumente gewann man aber erst im Beginn des neunzehnten Jahrhunderts. Von da ab wurden sie dann rasch vervollkommnet. In keinem anderen Zweige der Medicin lässt sich die Abhängigkeit ihrer Entwicklung von dem Stande der naturwissenschaftlichen Kenntniss so gut darthun wie hier. Wurde doch unsere Histologie, der wir so Ausserordentliches für Theorie und Praxis verdanken, erst im neunzehnten Jahrhundert möglich!

An die Chemie und Physik reihen wir die sogenannten **beschreibenden Naturwissenschaften** an.

Ihre Bedeutung ist einmal darin zu suchen, dass sie, je mehr ihre Kenntniss an Intensität und Extensität zunahm, immer neue Stoffe lieferten, die als Heilmittel in Betracht kommen konnten. Die **Botanik** nahm hierbei die erste Stelle ein und zwar durch genauere Erforschung der einheimischen Flora sowohl wie durch Einführung neuer Pflanzen aus bis dahin weniger gekannten oder aus neu entdeckten Erdtheilen. Zu ersteren gehören z. B. die Länder, mit denen die Europäer durch die Kreuzzüge in Berührung traten, dahin aber auch diejenigen, welche durch den Handel der Araber erschlossen und durch ihre Vermittlung auf dem oben erwähnten Wege den Völkern Europas zugängig gemacht wurden. Denn die lebhafte praktisch-medicinische Thätigkeit der arabischen Aerzte veranlasste sie immer wieder, nach neuen Medikamenten zu suchen und aus Asien und Afrika heilkräftige Pflanzen einzuführen. Von neu entdeckten Ländern kommt natürlich in erster Linie Amerika in Betracht, aus welchem im Anfang des siebzehnten Jahrhunderts die Spanier u. A. die Chinarinde nach Europa brachten.

Aber auch die **Zoologie** vermittelte durch die zunehmende Kenntniss immer neuer Thiere die Auffindung bis dahin unbekannter animalischer Produkte, deren therapeutische Verwendung versucht wurde. Man denke z. B. an den Moschus.

Für die theoretische Medicin aber erlangte die Zoologie noch in anderer Weise grossen Werth. Ihre Ausbildung musste auch die Aufklärung anatomisch-physiologischer Verhältnisse des menschlichen Körpers wesentlich fördern helfen. Schon im Alterthum war man sich darüber klar, dass die höheren Wirbelthiere im Bau mit dem Menschen in den Grundzügen übereinstimmten und dass man sie daher benutzen dürfe, um Aufschlüsse über die Structur des menschlichen Körpers zu gewinnen. Man ging hierin sogar vielfach so weit, indem man thierische Befunde ohne Weiteres auf den Menschen übertrug und so viele langdauernde Irrthümer veranlasste. Aber auch nachdem der Bau des menschlichen Organismus bereits genauer bekannt war, behielt die vergleichende Anatomie einen grossen Werth für die Aufklärung mancher Einzelheiten, die uns erst durch das Studium der thierischen Verhältnisse begreiflich wurden.

Nicht weniger trat der Nutzen der Untersuchung von Thieren für die Physiologie zu Tage. Da eine Beobachtung des lebenden menschlichen Körpers nur in beschränktem Umfange möglich ist, so würde die normale und pathologische Physiologie ohne die Verwerthung des Thierversuches nicht weit gekommen sein. Schon im Alterthum hat man durch Vivisectionen functionelle Vorgänge aufzuklären sich bemüht.

Aber noch in allgemeinerem Sinne waren Botanik und Zoologie wichtig. Da Pflanzen und Thiere lebende Wesen sind, so hat man von jeher versucht, mit ihrer Hülfe den Grundfragen des Lebens näher zu kommen und die vitalen Processe im gesunden und kranken Menschen dem Verständniss näher zu führen. Freilich glaubte man hier schon früh, über bestimmte Schwierigkeiten nicht hinwegkommen zu können. Denn das Leben der Pflanze, welches man als ein Vegetiren auffasste und deshalb vegetatives nannte, und das der Thiere, welches durch die Fähigkeit der Empfindung ausgezeichnet ist und daher als sensitiv bezeichnet wurde, und endlich das des Menschen, der mit Verstandeskräften begabt ist, hielt man für grundsätzlich verschieden. Doch war insofern wieder eine Vermittlung gegeben, als das Thier zugleich auch das vegetative Leben der Pflanze und der Mensch wiederum beide Arten des Lebens neben der ihn auszeichnenden in sich vereinigte. Jedenfalls hat man zu allen Zeiten den Versuch gemacht, die vitalen Processe der höheren Organismen aus denen der niederen abzuleiten.

Aber erst im neunzehnten Jahrhundert haben wir durch die für die Medicin noch durchaus ungenügend verwerthete Entwicklungslehre die volle Berechtigung zu diesem Verfahren wie zur Nutzbarmachung der vergleichenden Anatomie gewonnen.

Den höchsten Werth erlangen aber für den Mediciner die Anatomie und die Physiologie natürlich nur, so weit sie sich auf den Menschen direkt beziehen. Die vergleichenden Untersuchungen sind für den Arzt ja nicht Selbstzweck, sondern nur Hülfsmittel zur Erforschung des Menschen, dessen Anatomie und Physiologie kennen zu lernen von jeher eine der wichtigsten Bestrebungen der Mediciner sein musste. Beide Disciplinen erfordern daher eine eingehendere Besprechung, die aber im Rahmen dieses Abschnittes zu breit ausfallen würde und daher, ihrer Bedeutung angemessen, für ein besonderes Kapitel aufgespart werden soll.

An dieser Stelle soll uns nunmehr noch die Frage beschäftigen, in welchem Umfange **Religion** und **Philosophie** für die Entwicklung der Medicin von Einfluss gewesen sind. Was nun zunächst die erstere anlangt, so kann es nicht unsere Aufgabe sein, die einzelnen Glaubenssysteme ins Auge zu fassen. Eine Förderung der theoretischen Medicin ist von ihnen nirgendwo ausgegangen, dagegen haben sie sehr oft hemmend auf sie eingewirkt und ihr vorübergehend eine falsche Richtung angewiesen. Einige Einzelheiten werden sich im Verlaufe der Erörterungen über die Bedeutung der Philosophie anbringen lassen, zu deren Betrachtung wir jetzt schreiten wollen.

Vielleicht wird manchem Mediciner, der mit der Geschichte seiner Wissenschaft noch nicht vertraut ist, diese Untersuchung befremdlich vorkommen. Um Philosophie pflegt er sich heute nicht mehr zu kümmern als es etwa seinen persönlichen Neigungen entspricht und die lediglich von Beobachtung und Experiment ausgehende und doch für die Ausbildung des praktischen Arztes völlig ausreichende Methode des medicinischen Unterrichtes lässt ihn wohl die

Frage aufwerfen, ob denn wirklich in früherer Zeit die Lehren der Philosophen von grösserem Werthe für die Medicin gewesen sind. Aber wenn er so fragt, bedenkt er nicht, dass er heute über ein ausserordentlich grosses im Laufe der Jahrhunderte und vorwiegend erst in der neuesten Zeit angesammeltes Thatsachenmaterial verfügt, welches zur Verwerthung bereit liegt, aber den älteren und alten Aerzten eben fehlte. Sie waren daher genöthigt über die noch unzureichende praktische Erfahrung hinaus nach anderen Hülfsmitteln sich umzusehen, an deren Hand sie wo möglich über das Wesen der Krankheiten hätten Aufschluss gewinnen können. Dass aber in dieser Richtung die Vorstellungen der Philosophen über die Zusammensetzung des Weltalls und der einzelnen Lebewesen, über Kraft und Stoff, dass vor Allem auch die grossen Probleme von den psychischen Erscheinungen, ihren Beziehungen zum Körper und ihrer Einwirkung auf ihn auch über das Gebiet der Geisteskrankheiten hinaus einflussreich sein mussten, ist begreiflich.

Auch die principielle Frage nach der Herkunft unseres Wissens musste eine grosse Rolle spielen: Können wir richtige medicinische Anschauungen ganz oder theilweise aus uns schöpfen und durch Verstandesthätigkeit gewinnen oder sind wir ausschliesslich auf die Erfahrung angewiesen? Die meisten und besten ärztlichen Praktiker sind allerdings über diese Frage niemals im Zweifel gewesen, haben sich durch sie nicht beunruhigen lassen. Für sie war die Erfahrung das Maassgebende. Nur der medicinische Theoretiker hat sich darüber Kopfzerbrechen gemacht.

Noch weniger haben die im engeren Sinne so genannten erkenntnisstheoretischen Probleme dem Arzte jemals nennenswerthe Bedenken verursacht. Er hat sich im Allgemeinen nur wenig darum gekümmert, ob wir durch die Erfahrung eine richtige oder eine unvollkommene oder gar keine sichere Vorstellung zu gewinnen vermögen. Er hat unbedenklich die Dinge so genommen, wie sie uns erscheinen und, da er damit nach jeder Richtung auskam, so hatte er keine Veranlassung anders zu verfahren. Daher haben schon die philosophischen Systeme des Alterthums, welche die Möglichkeit einer adaequaten Kenntniss der

Aussenwelt in Abrede stellten, keinen Einfluss auf die Entwicklung der Medicin gehabt. Und ebenso verhielt es sich mit den Lehren Plato's[13]. Er der den Einzeldingen die reale Existenz absprach und diese nur den ewigen mit der Vernunft zu erfassenden „Ideen" zuerkannte, deren vergängliche Abbilder eben jene Einzeldinge sind, machte auf die Zeitgenossen unter den Aerzten keinen tiefergehenden Eindruck. Ihnen boten andere Lehren bessere Anhaltspunkte.

Vor Allem waren es die seit den ältesten Zeiten allmählich zur Entwicklung gelangten Vorstellungen über die Zusammensetzung der Welt in allen ihren Theilen, welche dem Bedürfniss des Arztes nach einem Verständniss des Baues und der Functionen des menschlichen Körpers in erwünschter Weise entgegen kamen.

Im Alterthum dachte man sich die Welt und die Lebewesen aus einzelnen sogenannten Elementen zusammengesetzt, die aber durchaus nicht mit dem identisch waren, was wir heute darunter verstehen. Es handelte sich nach dem Vorgange des Empedokles[14], der zuerst diese Unterscheidung durchführte, um die Gebilde, mit denen man täglich in Berührung kam, um Erde, Wasser, Feuer oder Luft und den in dieser enthaltenen feinen Bestandtheil, den Aether. Bald liess man das eine bald das andere Element die Quelle aller Dinge sein. Der Anfang dieser Vorstellungen fällt nicht

13) Plato, 427 v. Chr. in Athen geboren, war ein Schüler des Sokrates. Er brachte mit Ausnahme zahlreicher Reisen den grössten Theil seines Lebens in Athen zu, wo er in Verbindung mit gleichgesinnten Schülern die Akademie gründete. Er starb im Jahre 347. Mit pathologischen Fragen hat er sich zwar auch beschäftigt, aber er hatte darin keine selbständigen Ansichten. Sein den Ideen zugewandter Geist hatte an den Erscheinungen der Sinnenwelt nicht genügendes Interesse. Er bespricht desshalb die normalen und abnormen Lebensprocesse im Sinne der damals gültigen Lehren. Grössere Bedeutung erlangte er indirekt dadurch, dass seine Anschauungen die Grundlage für die am Ausgange des Alterthums in Alexandrien erstehende neuplatonische Philosophie bildete (S. 26), in welcher die „Ideen" sich in selbständigere Wesen, in Dämonen umwandelten.

14) Empedokles (490—430), wurde in Agrigent auf Sicilien geboren. Ueber sein Leben sind wir nur wenig unterrichtet. Er soll seinen Tod durch freiwilligen Sturz in den Aetna gefunden haben.

in historisch bekannte Epochen, sondern geht in ältere, nur noch in Sagen fortlebende Zeiten zurück.

Etwas später fasste man einzelne dieser Elemente zusamen, bis man zur Zeit des berühmten griechischen Arztes Hippokrates [15]) (460) alle vier Elemente am Aufbau des

15) Hippokrates II oder auch der Grosse genannt wurde um das Jahr 460 vor Christus auf der Insel Kos geboren. Ueber seine Lebensschicksale ist nur wenig bekannt. Sein Vater soll ein Asklepiade, d. h. ein in direkter Linie von Aeskulap abstammender Arzt gewesen sein, von dem er zunächst unterrichtet wurde. Nach dessen Tode lebte er eine Zeit lang in Athen, dann hauptsächlich in Thessalien und war viel auf Reisen in Kleinasien, am schwarzen Meer und wahrscheinlich auch in Aegypten. Er starb in Larissa gegen 80 Jahre alt.

Hippokrates ist für die Aerzte aller Zeiten ein Vorbild geblieben, weil er, ohne sich durch seine theoretischen Anschauungen darin stören zu lassen, stets ausging von einer sorgfältigen Beobachtung am Krankenbett und einer daraus für die Beurtheilung und Heilung der Krankheiten gewonnenen Erfahrung. Man hat ihm das stets als ein grosses Verdienst angerechnet und allen Aerzten, die in gleicher Weise vorgingen, den Ehrennamen eines Hippokratikers gegeben.

Leider ist es heute nicht mehr mit aller Sicherheit möglich, ein Bild von den Lehren des Hippokrates zu gewinnen. Unter seinem Namen gehen eine Menge von Schriften, die aber erst lange nach seinem Tode in Alexandrien zusammengestellt worden siud. Es wird indessen allgemein angenommen, dass er sie nicht sämmtlich verfasst hat, doch ist es sehr schwer, wenn überhaupt noch zu entscheiden, welche und wie viele ihm mit Recht zugeschrieben werden dürfen. Neuerdings ist Spaet zu der Ansicht gekommen, dass vor allem ein Werk, „Ueber des Pneuma", von ihm herrühre und zwar gerade dasjenige, welches man früher am meisten in Frage gestellt hatte, dessen Echtheit aber durch einen im Jahre 1891 in Aegypten gemachten Fund bezeugt wird, durch einen Papyrus nämlich, auf welchem u. A. ein Bericht über die Lehre des Hippokrates verzeichnet ist, den ein Schüler des Aristoteles auf Geheiss seines Lehrers verfasst hat. Er giebt in der Haupsache den Inhalt der Schrift über das Pneuma wieder.

Diese Auffassung hat nun freilich energischen Widerspruch erfahren! Wenn sie richtig wäre, so müsste die bisher gebräuchliche Darstellung der Lehre des Hippokrates eine wesentliche Umgestaltung erfahren. Was man als ihm allein gehörig ansah, würde sich auch noch auf andere ihm nahestehende Aerzte vertheilen und gerade das, was man für besonders charakteristisch ansah, würde ihm genommen werden.

Doch liegt für uns kein Grund vor, die Streitfrage noch weiter zu verfolgen. Denn uns interessiren hier ja nicht so sehr die Lehren

Weltalls theil nehmen liess. Unter ihnen erhielt erstens die Luft und zweitens das Feuer eine bevorzugte Stellung. Ersterer wurde wegen ihres besonderen Aggregatzustandes eine mehr geistige Natur zugesprochen. Sie erfüllte den ganzen Weltenraum, dessen leitendes Princip sie darstellte, ging andererseits vor Allem in einem besonders feinen Zustande als sogenanntes Pneuma in den Körper ein und wirkte in ihm in Form belebender Kräfte.

Doch daehte man sich zu jener Zeit die Elemente an dem Aufbau der Organismen nicht mehr in der Beschaffenheit betheiligt, in der sie uns für gewöhnlich entgegentreten.

Man stellte sich vielmehr vor, dass sie in ihren kleinsten, gleichmässig runden Bestandtheilen zugegen waren und in dieser Form sich aneinander legten oder mischten. Dabei waren dann die engern Beziehungen der Elemente, die nach Empedokles als beseelt zu gelten hatten, maassgebend, insbesondere ihre gegenseitige „Freundsehaft" oder „Feindschaft".

Für die Erscheinungsweise im Körper kamen aber ausserdem nicht sowohl die materiellen Elemente als solche in Betracht, sondern in erster Linie ihre Qualitäten, die sich so darstellten, dass dem Feuer die Wärme, der Luft die Kälte, der Erde die Trockenheit, dem Wasser die Feuchtigkeit entsprach.

Unter diesen Qualitäten beanspruchte die Wärme eine ganz besondere Beachtung. Sie leitete alle Lebensprocesse und wurde durch das Pneuma unterhalten. Ihr Sitz war das Herz, dem sie als eingeborene Wärme, als ca lor innatus innewohnte.

Diesen Anschauungen schloss sich auch Aristoteles an und auf seine Autorität hin blieben sie Jahrhunderte lang in Geltung. Aueh für ihn war das Herz der Mittelpunkt der Lebensprocesse. Aber des Aristoteles (S. 7) Einwirkung auf die Medicin ist noch weit umfassender.

---

eines einzelnen Mannes, wie die Anschauungen, die damals überhaupt in Geltung waren, und die allerdings in der Form, wie wir sie hier kurz zusammenstellen, gewöhnlich dem Hippokrates zugeschrieben werden.

Wir finden bei ihm zunächst einmal Ansätze zu der
für uns heute maassgebenden inductiven Forschungsmethode.
Er legte Wert auf die Erkennung der Einzeldinge und
suchte aus ihnen Schlüsse abzuleiten. Aber er wandte diese
Methode allerdings in völlig unzureichender Weise an und
benutzte sie in den meisten Fällen überhaupt nicht. Er ging
vielmehr gewöhnlich von allgemeinen Sätzen aus und beurtheilte danach die Einzeldinge. In dieser Hinsicht also
stand er noch ganz unter dem Einfluss seines Lehrers
Plato. Wir dürfen aber nicht vergessen, wie klein damals
noch die Summe der gesicherten Beobachtungen war und wie
unzureichend daher die Grundlage für die Induction. Wollte
man diese daher zur Anwendung bringen, so lag die Gefahr
nahe, dass man aus vereinzelten Thatsachen zu weitgehende,
völlig unberechtigte Schlüsse zog. Ihr ist auch Aristoteles nicht entgangen.

Konnte so seine Methode nur in geringem Umfange
als Vorbild für die Aerzte dienen, so hatten die Vorstellungen, welche das Wesen seiner Philosophie ausmachten und
darauf hinausgingen, das Verhältniss der geistigen und körperlichen Seite der Dinge klarzulegen, weit mehr Gewicht.
Das körperliche Substrat, der Stoff, ist für sich allein betrachtet, etwas Unbestimmtes. Aber er ist innig verbunden
mit dem geistigen Princip, der Form, durch deren Wirkung
aus ihm erst die einzelnen Körper werden. Jeder derselben
hat seine eigene Form. Die des organischen Leibes ist die
Seele, welche aber gemäss ihrer engen Verbindung mit dem
Stoff nicht persönlich unsterblich, nicht selbständig ist. Sie
zeigt sich in den Organismen in verschiedener Weise thätig.
In den Pflanzen veranlasst sie als anima vegetativa die Ernährung, in den Thieren vermittelt sie als anima sensitiva
Empfindung und Begehren, in dem Menschen ist sie als
Geist gegenwärtig, als anima rationalis, doch äussert sie in
ihm zugleich auch als anima vegetativa und sensitiva ihre
Wirksamkeit.

Die Seele aber, also die Form des Körpers, ist ein
Theil des das ganze Weltall durchdringenden göttlichen Gedankens. Sie wirkt stets und überall nach Zwecken, welche
von Gott, der unabhängig von der Welt, aber ohne alle Ein-

wirkung auf sie existirt, ursprünglich gesetzt wurden. Daher sind denn alle Organismen wie der Mensch in jeder Richtung durchaus zweckmässig gebaut.

Dass die Medicin alle diese Anschauungen nicht abseits liegen lassen konnte, ist ohne Weiteres einleuchtend. Vor Allem aber sehen wir ihre Einwirkung an einem hervorragenden Arzte, dem oben bereits erwähnten Galen (S. 6), der die Zusammensetzung des Körpers aus den vier Elementen, das Herz als Mittelpunkt des Lebens, die verschiedenen Formen der Anima acceptirte und in ausgesprochener Weise den teleologischen Standpunkt vertrat, den wir hier noch etwas charakterisiren wollen, während wir die Erläuterung der anderen Punkte späteren Gelegenheiten überlassen.

Die Teleologie des Galen suchte bei Beschreibung aller einzelnen Organe immer wieder darzuthun, wie vortrefflich sie gebaut seien, um den Zweck zu erfüllen, dem sie durch ihre Function genügen sollen. So sei es z. B. sehr zweckmässig eingerichtet, dass die Rumpfnerven aus dem Rückenmark entsprängen, denn wenn sie aus dem Gehirn hervorgingen, wären sie zu lang geworden und hätten dann leicht zerreissen können. Auf diese Weise kommt Galen dann allerdings zu ganz überraschenden Erklärungen. So hätte seiner Auffassung nach die Milz eigentlich neben der Leber liegen sollen, zu der sie in einer später zu erörternden functionellen Beziehung stehen sollte. Aber das hätte dann wieder den Nachtheil gebracht, dass für den Magen kein Platz geblieben wäre und so sei dann die gewöhnliche Lage als die zweckmässigere anzusehen.

Des Zusammenhanges wegen sei hier sogleich die Bemerkung angeschlossen, dass derartige teleologische Anschauungen sich auch während des Mittelalters ausgedehnt erhielten. So treffen wir bei Mondinus[16]) im 14. Jahrhundert die

---

16) Mondino de Liucci (1275—1326), geb. zu Bologna, wo er später Professor war. Er verfasste ein Buch über die Anatomie, in welchem er aber lediglich die Kenntnisse der damaligen Zeit wiedergiebt. Bedeutung hat er aber dadurch, dass er der erste ist, der im Mittelalter die Zerlegung menschlicher Leichen vorgenommen hat (s. Abschnitt 2).

Angabe, dass der Unterleib desshalb ohne Knochen und weich gebaut sei, damit er durch Wind- und Wassersucht ausgedehnt werden könne.

Die Verfolgung der aristotelischen Ansichten hat uns aber zu rasch über das Alterthum hinausgeführt. Wir müssen noch auf das ihm angehörende wichtige System hinweisen, welches von Demokrit[17] ausgebaut wurde und sich dadurch auszeichnete, dass es sich über die Zusammensetzung der Materie eine bestimmte Vorstellung machte, deren weitere Entwicklung zu unserer heutigen Auffassung führte. Während man nämlich sonst der Meinung war, dass die oben erwähnten Elemente jedes für sich aus besonderen Elementartheilen bestünden, lehrte Demokrit, dass sie alle aus gleichartigen kleinsten Partikeln gebildet würden, die er Atome nannte und die nur nach Grösse und Form von einander verschieden seien.

Ihre wechselnde Lage, ihre bald dichtere bald lockere Anordnung, ihre sich ändernde Gruppirung u. s. w. bedingen das verschiedene Aussehen, die Mannigfaltigkeit der Consistenz etc. Danach unterscheiden sich auch die vier Elemente, unter denen das Feuer von den kleinsten und runden Atomen gebildet wird.

Diese Lehre gab die Grundlage ab zu einer besonderen medicinischen Theorie. Indem man sich den Körper aus Atomen aufgebaut dachte, kam man auf den Gedanken, dass die normale organische Structur auf einer bestimmten Anordnung derselben beruhe und dass eine Aenderung derselben vor Allem eine dichtere oder weniger dichte Lagerung im ganzen Körper oder in seinen einzelnen Theilen die Grundlage der Krankheiten ausmachen könne.

17) Demokritos, geboren in Abdera um 460 v. Chr., gehört zu den grössten Philosophen des Alterthums. Er reiste viel, wie es damals bei wissenschaftlich strebenden Männern gebräuchlich war und lebte im Uebrigen in seiner Vaterstadt, die ihm grosse Ehren erwies. Sein Todesjahr ist unbekannt. Neben seiner oben erwähnten Atomenlehre behauptete er als Vorbote unserer heutigen Lehre von der Unvergänglichkeit von Stoff und Kraft, dass aus nichts nichts werden kann, dass nichts vernichtet werden kann, dass daher alle Veränderung nur eine andere Umlagerung von Theilen ist, dass es keinen Zufall giebt und alles aus Nothwendigkeit geschieht.

Diese Auffassung blieb nicht lange in Geltung. Sie ging mit dem Alterthum zu Ende, um freilich in neuerer Zeit in modificirter Form, wenn auch nur in geringem Umfange wieder aufzuleben.

Die aristotelisch-galenischen Anschauungen aber überdauerten das Alterthum und das Mittelalter, erfuhren in diesem unter dem Einfluss des Christenthums keine wesentliche Aenderung und blieben bis in das fünfzehnte Jahrhundert ausschliesslich maassgebend. Auch das Christenthum, welches sich gegen sie anfänglich ablehnend verhielt, sah doch später, als es das Bedürfniss empfand, seinen Lehren eine philosophische Grundlage zu geben, die es in sich selbst nicht finden konnte, in dem System des Aristoteles eine willkommene Stütze. Seine Ansichten über Gott und die Welt, über die Seele, der man nur noch das Attribut der persönlichen Unsterblichkeit hinzuzufügen brauchte und seine Teleologie liessen sich für das Christenthum gut verwerthen. Freilich, an der Richtigkeit der christlichen Lehre zweifelte man ja keinen Augenblick, man betrachtete sie als absolut gesichert. Aber man hatte doch den Wunsch, sie nicht nur einfach als gegeben annehmen zu müssen, sondern sie auch womöglich in allen Einzelheiten begründen zu können. Und dazu musste der durch Vermittlung der Araber bekannt gewordene Aristoteles dienen. Aber Alles konnte man auf diese Weise nicht erreichen. Man gewann nur eine Reihe grundlegender Begriffe. Sehr Vieles, ja weitaus das Meiste konnte nur dadurch festgestellt werden, dass man auf die als gesichert angesehenen Sätze nach den Regeln der von Aristoteles begründeten Logik Schluss auf Schluss aufbaute, um so zu dem gewünschten Ziel zu gelangen. Auf diesem Wege suchte und fand man die Beweise für die Lehren der Religion und brachte diese andererseits in Uebereinstimmung mit den Naturerscheinungen, auf deren Erforschung man dieselbe Methode anwandte. Man ging von solchen, die man als keinem Zweifel unterliegend betrachtete aus und suchte daraus die noch unverstandenen nach den Gesetzen der Logik abzuleiten. Bis zu welchen Spitzfindigkeiten man dabei gelangte, mag uns ein Beispiel zeigen Es handelte sich darum zu entscheiden ob ein Trank aus Gerste einem

Fieberkranken zuträglich sei. Statt dies nun durch Beobachtung festzustellen kam man durch Ueberlegung zu einem verneinenden Schlusse: Denn da das Fieber eine nicht nothwendige, zufällige Eigenschaft des menschlichen Körpers sei, der Gerstentrank aber eine selbständige Substanz, so könne jenes durch diese nicht beeinflusst werden.

So ist die Medicin des Mittelalters durch die Anschauungen des Aristoteles nicht gefördert worden.

Aber das Christenthum hat, auch insoweit es von Aristoteles nicht beeinflusst wurde, von Anfang an der Medicin keinen Nutzen gebracht.

In den ersten Jahrhunderten unserer Zeitrechnung verband es sich in Alexandrien mit den hier herrschenden an die Lehren Plato's sich anlehnenden Anschauungen, die man als neuplatonische [18]) zu bezeichnen pflegt und die durch Aufnahme verschiedener vor Allem der jüdischen Geheimlehre, der Kabbalah [19]) entstammender orientalischer Vorstellungen einen durchaus mystischen Charakter angenommen hatten. Man bevölkerte die Natur mit Dämonen, deren es unzählige Arten gab. Ihnen schrieb man die Entstehung der Krankheiten zu, indem man sie in die Menschen hineinfahren liess. Diese Dämonenlehre ging an das Christenthum über. Unter seiner Herrschaft wurden Hungersnöthe und Seuchen sowie die verschiedenartigsten, besonders psychische Erkrankungen einzelner Personen von

---

18) Die Neuplatonische Schule entfaltete ihre Wirksamkeit in den ersten Jahrhunderten unserer Zeitrechnung und hatte ihren Hauptsitz in Alexandrien. Sie benutzte zur Erstellung einer eigenen Weltanschauung mit Auswahl die philosophischen Systeme des Alterthums, war aber besonders dadurch charakterisirt, dass sie nach Art der Emanationslehre der Inder und Perser zwischen der rein geistigen Gottheit und der Materie eine Stufenfolge von geistigen Wesen annahm, welche beide mit einander verbanden und von der Gottheit nach Art des Lichtes in immer mehr abnehmender Stärke ausgesandt wurden.

19) Kabbalah umfasst die neben den mosaischen Büchern einhergehende schriftliche und mündliche Ueberlieferung der Juden, die sich allmählich zu einer Geheimlehre ausbildete und besonders vom 12. bis zum 17. Jahrhundert viel Beachtung fand. Sie stand in enger Beziehung zu der in der vorigen Anmerkung erwähnten Emanationslehre.

der Einwirkung der Dämonen abgeleitet, deren Hinaustreibung aus dem Menschen daher als die wichtigste Aufgabe der Therapie sich von selbst ergab. Zur Erreichung dieses Zieles hatte man verschiedene Maassnahmen: Das Gebet, der Exorcismus d. h. die Beschwörung und das Handauflegen waren die wichtigsten. Letzteres wurde nicht nur von Heiligen, sondern auch von manchen weltlichen Personen, z. B. besonders begnadeten Fürsten mit Erfolg vorgenommen. Auch das Anhauchen durch reine Jungfrauen und Knaben sollte heilende Wirkung haben.

Alle diese Anschauungen verbreiteten sich mit dem Christenthum überallhin und fanden theilweise auch eine Stütze an den Arabern.

Neben ihnen war es in den späteren Jahrhunderten besonders die Astrologie, deren Einwirkung auf die Medicin sich deutlich nachweisen lässt. Der Körper sollte im engsten Zusammenhange mit dem Universum stehen, besonders mit den Planeten, deren Constellation schon bei der Geburt von ausserordentlichem Einfluss war. Denn sie bestimmte die physischen und geistigen Anlagen des Neugeborenen. Der Arzt durfte daher keine Veränderung des Körpers bewirken wollen, ohne auf den Einfluss der Constellation zu achten. Man liess nicht zur Ader, ohne die Sterne um Rath zu fragen. Der Mond musste dabei besonders berücksichtigt werden. Steht er z. B. im Zeichen des Krebses, so wird dies die beste Zeit zum Aderlass sein. Auch für die Epilepsie war er von grösster Wichtigkeit. Sie rührt im ersten Viertel des Mondes vom phlegmatischen Stoff in Menschen her, in den zwei folgenden vom Blut, im letzten von der Melancholie.

Es gab besondere krankheitheilende astrologische Amulete, auf denen Zeichen der Gestirne eingegraben waren und man glaubte, dass Edelsteine dadurch heilkräftig sein könnten, dass sie die Kräfte der Planeten anzögen.

Neben diesen astrologischen erlangten nun jene älteren mystischen Lehren wieder besondere Bedeutung, als im fünfzehnten Jahrhundert das Studium der Alten, besonders des Plato an der Hand der Quellen wieder aufgenommen wurde. So vertiefte man sich auch in die alexandrinischen Schriften

und die niemals ganz verschwundene neuplatonische Lehre
flammte wieder auf.

Der Dämonenglaube kehrte in alter Stärke wieder und
aus ihm entwickelte sich der Hexenglaube[20]), demzufolge
bestimmte Menschen vom Teufel besessen sein und so u. A.
Krankheiten erzeugen könnten. Dagegen half dann nur die
Teufelsbeschwörung. Die Astrologie dauerte daneben fort,
und die Alchemie, welche Gold aus unedlen Metallen machen
wollte, erreichte ihren Höhepunkt. Zu gleicher Zeit aber
suchte die Magie die verborgenen Kräfte der Natur zu er-
mitteln, die überall vom göttlichen Leben durchdrungen und
durch dasselbe mit höheren und niederen Kräften ausge-
stattet ist. Man muss versuchen sie zur Wirksamkeit zu
bringen, indem man sie aus den Stoffen, in denen sie verborgen sind, zu befreien sucht. Auf diese Weise lassen sich
heilkräftige Substanzen gewinnen.

Es waren vor Allem diese Gesichtspunkte, welche für
den ersten grossen Arzt, der nach dem Mittelalter an der
Schwelle der Neuzeit steht, massgebend wurden, für Paracelsus, dessen energischen Kampf gegen die bis dahin in
der Medicin geltenden galenischen Anschauungen, dessen
mit dem Dämonenglauben zusammenhängende Vorstellungen über Wesen und Entstehung der Krankheiten, dessen
auf dem Boden der Alchemie erwachsene Anschauungen
über die Zusammensetzung des Körpers und dessen aus der
Magie hervorgegangene Lehren über die Wirkungsweise der
Arzneimittel wir ausführlich zu besprechen haben werden.

Mit Paracelsus aber sind wir nun in jenen bedeutungsvollen Zeitraum des sechszehnten und siebzehnten Jahrhunderts eingetreten, in welchem die bis dahin herrschenden
religiösen Vorstellungen durch die Reformation von Grund

---

20) Der Hexenglaube dauert bis heute fort. Officiell anerkannt
wurde er von kirchlichen und weltlichen Gerichten bald hier bald dort
bis zum Ende des achtzehnten Jahrhunderts. 1782 wurde die letzte
Hexe in Glarus verbrannt! Einen energischen und vielfach erfolgreichen Kampf gegen diesen fürchterlichen Wahn führte im siebzehnten Jahrhundert der rheinische Arzt Johann Weyer, über dessen
Wirksamkeit uns in vortrefflicher Weise die Schrift von C. Binz
(Hirschwald 1896) orientirt.

aus und in so fruchtbringender Weise erschüttert wurden. Auf dem Gebiete der Astronomie wurde die Entdeckung des Kopernikus durch Galilei, Kepler und Newton sichergestellt und ausgebaut (S. 13) und auf dem der Anatomie wurden die seit fast fünfzehnhundert Jahren geltenden Sätze des Galen umgestossen. Endlich begann mit dem Ende des sechszehnten Jahrhunderts eine völlig neue Periode der Philosophie, deren Einwirkung auf die Medicin in mehr als einer Richtung hervortrat.

Hatte während des ganzen Mittelalters die wissenschaftliche Forschung brach gelegen, weil man alle Fragen nur nach vorgefassten für unantastbar geltenden und durch die Religion gestützten Meinungen beurtheilte, so besann man sich nun endlich auf die ausschlaggebende Rolle, welche die Erfahrung für den Fortschritt der Erkenntniss zukam. Bacon von Verulam[21]) war der erste, welcher, wenn auch in noch unvollkommener Weise, die Wissenschaft in diese allein Erfolg versprechenden Bahnen zu lenken versuchte. Ihm gebührt das Verdienst, zum ersten Mal mit Nachdruck auf den Weg der Induction verwiesen d. h. betont zu haben, dass man bei allen wissenschaftlichen Untersuchungen von den durch die Beobachtung festgestellten Thatsachen ausgehen müsse und nur aus ihnen allgemeinere Sätze ableiten dürfe. Nun hatte ja allerdings auch Aristoteles die inductive Methode ins Auge gefasst, aber wir hoben schon hervor, dass sie durch ihn keine weitergehende Ausbildung erfuhr. Nach ihm aber kam sie ganz in Vergessenheit, so dass sie durch Bacon erst wieder ans Licht gezogen wurde. Die Form allerdings, in welcher dieser die Induction aus-

---

21) Bacon von Verulam (1560—1626) wurde in London als Sohn des Grosssiegelbewahrers Baco geboren. Er studierte Jurisprudenz, wurde Rechtsanwalt und gelangte besonders durch eine grosse Rednergabe zu bedeutender politischer Carrière, aus der ihn aber eine Anklage wegen Bestechung herausriss. Er wurde abgesetzt und lebte bis zu seinem Tode mit wissenschaftlichen Studien beschäftigt auf seinem Landsitz. Baco's Bedeutung ist auf der einen Seite hoch erhaben, auf der anderen tief herabgesetzt worden. Dass er der erste war, welcher die Erfahrung als die Grundlage aller Erkenntniss bezeichnete, sichert ihm unter allen Umständen dauernde Anerkennung.

geübt wissen wollte, war ausserordentlich umständlich und desshalb wenig geeignet. Daher wir denn weniger in der Ausübung der Methode als in der Betonung des principiellen Standpunktes das Verdienst Bacon's zu sehen haben.

Wie schwer es aber für ihn selbst war, den falschen Weg der Deduction zu verlassen, geht daraus hervor, dass er zwar immer wieder hervorhob, man müsse von allen vorgefassten Meinungen, die er als Idole bezeichnete und aus der Beschaffenheit der Individualität, aus der Erziehung, dem Umgang mit Menschen u. s. w. ableitete, absehen, dass er aber selbst zuweilen mit solchen Vorurtheilen operirte. So ging er z. B. von der bestimmten Annahme aus, die seines Erachtens gar keines weiteren Beweises bedürfte, dass die Lebenserscheinungen von luftförmig gedachten Lebensgeistern abhingen. Aber die Induction stand doch im Vordergrund. Auch auf die Medicin wandte er sie an. Er betonte, dass die Aerzte mehr Mühe auf die Untersuchung der Patienten verwenden und genaue Krankengeschichten schreiben sollten, dass sie auf die anatomischen Veränderungen im Körper achten und durch Vivisectionen sich eine Vorstellung von den Functionen der lebenden Organe verschaffen müssten.

Seine Grundsätze wurden maassgebend für den grossen englischen Arzt Sydenham (S. 11), den man wohl den Hippokrates des siebzehnten Jahrhunderts zu nennen pflegt und der seinem griechischen Vorbilde in der treuen Krankenbeobachtung und -beschreibung nacheiferte. Er sagte: „Die Verbesserung und Vollendung der Arzneikunst kann nur durch eine naturgemässe und exacte Beschreibung der Krankheitsfälle und ihrer Symptome und sodann durch Herleitung und Feststellung einer darauf gegründeten Heilmethode erreicht werden."

Sydenham seinerseits aber übte nicht geringen Einfluss auf einen anderen grossen Denker des siebzehnten Jahrhunderts, auf John Locke, der nach Beendigung seiner anfänglisch theologischen, später medicinischen Studien mit ihm befreundet wurde, sich unter ihm weiter ausbildete und zeitweise ärztliche Praxis ausübte.

Die Methode Sydenham's stand vortrefflich im Einklang mit den Anschauungen Locke's[22]). Denn dieser warf die Frage auf, woher die in der menschlichen Seele vorhandenen Vorstellungen, woher also die gesammte Erkenntniss stammt und antwortete, dass sie zunächst aus der Erfahrung gewonnen und dann durch die reflectirende, die einzelnen Beobachtungen verbindende Thätigkeit der Seele ergänzt würden. Er stellte in Abrede, dass es irgend welche angeborenen Ideen gäbe. Alle Vorstellungen seien von aussen in die wie ein weisses Blatt Papier von vorncherein unbeschriebene Seele gekommen.

Es ist einleuchtend, wie diese Lehre die Induction Bacon's weiterentwickelte, wie sie sich vortrefflich vereinigte mit den auf Versuchen fussenden Entdeckungen Boyle's (S. 8) und den aus Beobachtung abgeleiteten Schlussfolgerungen Newton's. Auch zu diesen beiden Männern hatte Locke persönliche Beziehungen.

Selbstverständlich konnten seine Lehren wie auf die wissenschaftliche Forschung der damaligen Zeit überhaupt, so auch auf die Medicin nicht ohne Einfluss bleiben. Sie mussten die Richtung Sydenham's nothwendig befestigen. Im Einzelnen freilich, an bestimmten Beispielen lässt sich die Einwirkung Locke's nicht darthun.

Anders verhält es sich in dieser Hinsicht mit einem einige Jahrzehnte früher lebenden Philosophen, dessen Ausgangspunkt nicht die Induction und die Erfahrung, sondern das Denken war, mit Descartes[23]), den man als den Erneuerer der Philosophie zu bezeichnen pflegt.

22) John Locke, geboren 1632 zu Wrington in der Grafschaft Somerset, starb 1704 auf einem Landgut bei London. Er studierte Theologie und Medicin und war lange Zeit Erzieher bei dem Sohne des Grafen Shaftesbury und Gehilfe des Vaters. Er brachte einige Jahre in Paris, später ebenso, zu seiner persönlichen Sicherheit in Holland zu und lebte dann bis zu seinem Tode in bezw. bei London. Sein wichtigstes Werk ist der „Versuch über den menschlichen Verstand", welches 1690 erschien.

23) René Descartes wurde 1596 in Le Haye in der Südtouraine geboren. In einer Jesuitenschule erzogen und besonders in der Mathematik ausgebildet brachte er von 1612 an einige Jahre in Paris zu, that dann in Holland und Deutschland freiwillige Kriegsdienste bis 1621, lebte wiederum in Paris bis 1622, darauf, um Musse zum Arbeiten

Er ging davon aus, dass es von vornherein keine gesicherte Erkenntniss giebt, dass also der principielle Zweifel
berechtigt sei. Dann aber sagt er, dass Einzige, was ganz
feststehe, sei unser Denken: cogito, ergo sum. Das Denken
betrachtete er daher als den Ausgangspunkt aller Erkenntniss. Von ihm aus gelange man aus Gründen, die wir hier
nicht weiter erörtern können, einerseits zur Ueberzeugung
von der Existenz Gottes, andererseits zu der Gewissheit von
dem Vorhandensein einer körperlichen Welt. Das einzige
Attribut nun, welches man dieser Körperwelt beilegen müsse,
da alle anderen durch unsere Sinnesorgane uns vorgetäuscht
würden, sei die Ausdehnung: Körper ist ausgedehnte Substanz, Geist ist denkende Substanz. Auf die Körper lassen sich daher mathematisch-mechanische Betrachtungen
anwenden, die Descartes von Jugend auf beschäftigt hatten.
Nun sind aber die Leiber der Thiere und Menschen auch
ausgedehnte Substanz, daher lässt sich auf sie ebenfalls die
mechanische Untersuchung übertragen. Die Thiere sind
seelenlose Maschinen, der Mensch ist eine mit Seele versehene Maschine, aber „es ist irrig zu glauben, dass die Seele
dem Körper Bewegung und Wärme verleihe." Daher können alle Lebenserscheinungen mechanisch erklärt werden,
eine Auffassung, die natürlich für die Medicin bedeutungsvoll
werden musste und durch die in jene Zeit fallende Entdeckung des Blutkreislaufs eine wesentliche Stütze erhielt.
Das grosse Interesse aber, welches Descartes diesen Ge-
genständen entgegenbrachte, veranlasste ihn, sich mit anatomischen und physiologischen Fragen selbst eingehend zu
beschäftigen und ausgedehnte, besonders vergleichende Untersuchungen anzustellen. Dadurch gelangte er dann zu
ganz bestimmten Vorstellungen über die wichtigsten organischen Functionen, über die Bewegung, Athmung, Circulation. Wir werden sehen, wie er dadurch auf eine Gruppe
von Aerzten einwirkte.

---

zu haben, bis 1649 zurückgezogen in Holland, erhielt in diesem Jahre
eine Einladung von der Königin Christine von Schweden, die seine
Philosophie kennen lernen wollte, nach Stockholm und starb daselbst
1650 an Lungentuberkulose.

Lässt sich so ohne Mühe verstehen, wie die Anschauungen des Descartes bedeutungsvoll für die Medicin werden konnten und mussten, so liegt das bei einem späteren Philosophen, bei Leibniz[24]), weit weniger klar zu Tage. Er suchte im Gegensatz zu Jenem die Trennung von Körper und Seele wieder aufzuheben und beide auf ein gemeinsames Princip zurückzuführen. Das glaubte er nun durch die Annahme erreichen zu können, dass die Welt nicht im Sinne des Demokrit aus materiellen sondern aus ideellen, untheilbaren Atomen, aus Kraftcentren zusammengesetzt sei, die er Monaden nannte. Sie bilden jede für sich eine abgeschlossene Einheit und verändern sich beständig in sich durch eigene in ihnen liegende Thätigkeit. Sie enthalten in sich bestimmte Vorstellungen, die aber sehr verschiedene Grade der Ausbildung zeigen können. Es giebt „schlafende Monaden", welche der todten Natur zukommen, solche mit wenig entwickeltem, unklarem und solche mit hoch ausgebildetem Vorstellungsvermögen. Die organische Welt ist aus höheren Monaden aufgebaut, sie ist in allen ihren einzelnen Theilen belebt, ein Gegensatz von Körper und Seele existirt daher genau genommen nicht. Doch kommt ein solcher Unterschied, obgleich Leibniz es nicht wollte, dadurch wieder in das System hinein, dass eine der den Körper bildenden Monaden als die höchstentwickelte, als die Centralmonade betrachtet wurde und so ein Analogon der Seele darstellte.

Die Monade, auch die centrale, empfängt von aussen keine Eindrücke, sie hat alle Vorstellungen als angeborene

---

24) Gottfr. Wilh. Leibniz (geb. 1646 zu Leipzig), studirte Jurisprudenz, trat anfangs in den Dienst des Kurfürsten von Mainz und hielt sich während dieser Zeit vier Jahre lang in Paris auf, wo er mit Huyghens, Boyle und Newton bekannt wurde. Später wurde er Bibliothekar des Herzogs von Braunschweig in Hannover, war mit der Kurfürstin Sophie befreundet und unterrichtete deren Tochter Sophie Charlotte, die nachherige Gemahlin Friedrichs I. von Preussen. Durch diese Verbindung wurde es ihm möglich die Berliner Akademie der Wissenschaften (1700) zu gründen. Er war ihr erster Präsident. Er beschäftigte sich viel mit Mathematik und erfand die Differentialrechnung. Seine Philosophie ist nur aus kurzen Aufsätzen und Briefen zu entnehmen. Er schrieb darüber kein grösseres Werk. Sein Tod fällt in das Jahr 1716.

Ideen bereits in sich. Dadurch sind wir, wie Leibniz im Gegensatz zu Locke betont, auch ohne alle Erfahrung im Stande, die Welt im Prinzip zu erkennen. Die sinnliche Wahrnehmung liefert unvollkommene Eindrücke, die erst auf Grund der in den Monaden vor sich gehenden Denkprocesse richtig beurtheilt würden.

Unter diesen Umständen musste Leibniz für die unläugbaren, regelmässigen Beziehungen zwischen Seele und Körper eine eigene Erklärung bilden. Er nahm an, dass von Gott die Wirkungen der Monaden auf einander von vorneherein in wunderbarer Weise so geordnet worden seien, dass sie sich für alle Zeiten genau entsprächen. Er nannte das die praestabilirte Harmonie.

Wie konnten nun diese Vorstellungen einen Einfluss auf die Medicin ausüben? Man sieht sofort, dass eine direkte Einwirkung nicht wohl eintreten konnte. Aber die Annahme, dass die Welt aus Kraftcentren zusammengesetzt sei, musste denjenigen Lehren eine Unterstützung sein, welche die Lebensvorgänge auf bestimmte Kräfte, Lebenskräfte, oder auf die Seele zurückzuführen sich bemühten. Sie werden uns ausführlich beschäftigen.

In zweiter Linie wirkte Leibniz dadurch, dass er bei der Construction seines Systems die Mathematik verwerthete, die ihm die Erfindung der Differential-Rechnung verdankt. Sein Ansehen trug dazu bei, dass die mathematisch-physikalische Betrachtungsweise, die schon durch Descartes begründet und aufgebaut war, in der Medicin noch weiter verstärkt wurde. Sein Interesse für Chemie und Mikroskopie machte sich gleichfalls geltend und seine persönliche Bekanntschaft mit zahlreichen Aerzten, besonders mit Friedr. Hoffmann (s. Abschn. 4) trug zur weiteren Verbreitung seiner Lehren bei.

Noch weniger als von Leibniz wurde die Entwicklung der Medicin durch Kant[25]) in irgend einer bestimmten

---

25) Immanuel Kant wurde 1724 zu Königsberg geboren. Er studierte anfangs Theologie, später Naturwissenschaft, Mathematik und Philosophie. 1755 habilitirte er sich, nachdem er längere Zeit Hauslehrer gewesen war, in Königsberg und las über Mathematik und Philosophie. 1762 wurde er ordentlicher Professor und blieb in dieser

Richtung gefördert. Natürlich ist es von allgemeinstem Interesse, ob das, was durch die Sinne in uns eingeht, genau den Verhältnissen der Aussenwelt entspricht, oder ob es nur die „Erscheinungen" der Dinge liefert, die uns an sich vollkommen unerkennbar bleiben. Aber für die ärztliche Theorie und Praxis kommt darauf nicht viel an. Der Mediciner muss mit den gegebenen Erscheinungen rechnen, er legt sie zu Grunde, wenn er die Krankheiten beurtheilen und heilen will, unbekümmert darum, wie die Dinge an sich beschaffen sind.

Von demselben Standpunkt aus konnte aber auch die zweite Seite der Anschauungen Kant's, dass nämlich unsere Vernunft die Erscheinungen nach a priori in ihr liegenden Kategorien, nach Raum und Zeit und nach ihrem causalen Verhältniss ordne, dass also jene Beziehungen nicht den Dingen selbst zukämen, sondern nur von uns ihnen beigelegt würden, für den Mediciner nicht von wesentlicher Bedeutung sein.

Wenn aber Kant weiterhin sagte, dass über die Grenzen der durch die Erscheinungen gegebenen Erfahrung hinaus eine Wissenschaft nicht möglich sei, so gab das dem Mediciner nichts eigentlich Neues. Denn für die meisten Aerzte war eben von jeher die Erfahrung das einzige, wonach sie urtheilten und handelten.

Aber in dem System Kant's war etwas enthalten, was eine Gefahr für die weitere Entwicklung der Medicin in sich barg. Wenn wir nicht im Stande sind, die Dinge zu erkennen und wenn vor Allem die Vernunft nach ihren eigenen Kategorien die Erscheinungen beurtheilt, so ergab es sich bei einseitiger Weiterentwicklung des Systems leicht, dass unter Beiseiteschiebung der doch von Kant betonten Erfahrung die Vernunft mehr und mehr in den Vordergrund trat und sich anmaasste, allein von sich aus die Dinge verstehen zu können. So gelangt Fichte [26]) zu seinem Idealis-

<hr>

Stellung bis zu seinem Tode 1804. Sein bekanntestes und wichtigstes Werk „Die Kritik der reinen Vernunft" erschien 1781.

26) Joh. Gottl. Fichte war geb. zu Rammenau in der Oberlausitz im Jahre 1762. Er wurde 1793 Professor der Philosophie in Jena, 1805 in Erlangen, 1809 in Berlin. Er starb 1814.

mus. Er behauptete, dass das Ich die Vorstellungen der
Dinge allein durch seine Thätigkeit bilde, dass die Aussenwelt nur ein Produkt des Verstandes sei. Für die Physiologie ist diese Richtung nicht ohne Bedeutung geblieben.
Johannes Müller (s. w. u.) hat unter ihrem Einfluss die
Unerkennbarkeit der Dinge auf die specifische Sinnesenergie
zurückgeführt d. h. erklärt, dass unsere Sinne uns keine Abbilder der Wirklichkeit lieferten, sondern dass sie nur den
Zustand empfinden, welcher durch die äusseren Einflüsse in
den Nerven z. B. dem Opticus angeregt oder ausgelöst werde.

Von Kant ging auch die Naturphilosophie Schelling's
aus, dessen Lehren auf die Medicin einen nachhaltigen Eindruck gemacht haben. Wir müssen daher auf sie etwas
genauer eingehen.

Im Gegensatz zu Kant, welcher der Erkenntniss
Schranken gezogen hatte, gelangte Schelling [27]) zu dem
Schluss, dass eine Erkenntniss der Welt möglich sei. Er
kennt keinen Gegensatz von Ich und Aussenwelt, von Geist
und Materie. Unser Ich, unsere ganze Persönlichkeit, Alles
was wir ausser uns wahrnehmen und was die Natur aufbaut, ist Theil des Absoluten, Gottes, in welchem das Subjective mit dem Objectiven zur vollkommenen Indifferenz,
d. h. so vereinigt ist, dass Beides im Ganzen nicht gesondert
existirt. Aus dem Absoluten entwickelt sich die gesammte
Natur durch einen fortschreitenden Differenzirungsprocess.

Da aber Bewusstsein und Natur nur Erscheinungsweisen
desselben Absoluten sind, so müssen in beiden dieselben Gesetze sein, daher denn die Naturgesetze im Bewusstsein enthalten sind. Das ist um so einleuchtender, als die Entwicklung des menschlichen Geistes seit seiner Herauslösung aus
dem Absoluten alle Stufen der sich differenzirenden Natur
durchlaufen hat und als nun der Geist die Natur construiren
kann, wenn er sich gleichsam an das Durchlaufene zurück-
erinnert. Deshalb kann also die Natur durch einen im Be-

---

27) Friedr. Wilh. Jos. Schelling wurde 1775 zu Leonberg in
Württemberg geboren, studirte Theologie, Philosophie und Naturwis-
senschaften, wurde 1798 Professor in Jena, 1803 in Würzburg, 1806
Generalsecretär der Akademie der bildenden Künste in München, 1827
Professor daselbst, 1841 Professor in Berlin und starb 1854.

wusstsein sich vollziehenden Erkenntnissact, durch die intellectuelle Anschauung richtig verstanden werden. Und zwar ist das nur auf diesem Wege möglich. Die Natur kann nur speculativ erkannt werden. Der Mensch kann also die Wissenschaft aus sich heraus ohne Zuhülfenahme dessen construiren, was wir Erfahrung zu nennen pflegen.

Auf diesem speculativen Wege gewinnt nun Schelling seine Vorstellungen über den Bau der ganzen Welt und aller in ihr ablaufenden Vorgänge. Aus dem Absoluten entstanden die Dinge durch ein Gegeneinanderwirken verschiedener Kräfte, unter denen die eine, das Licht, eine Neigung zu unendlicher Expansion hat, die andere, die Schwere, diese Ausdehnung verhindert. Aus diesem Widerstreit entsteht die Materie, die nun durch ein beständig neues Auftreten einander entgegenstrebender Kräfte differenzirt wird. Da diese wie magnetische Pole auf einander wirkend gedacht werden, so nennt Schelling die von den Gegensätzen abhängige, die ganze Natur beherrschende Wirkungsweise „Polarität", ein Begriff, dem auch in der Medicin eine grosse Rolle beschieden war. Polarität ist der Lebensquell in der Natur.

In polare Gegensätze lösen sich die drei Phänomene der anorganischen Natur, der Magnetismus, die Electricität, die Chemie auf. Ersterer zeigt zwei verschiedene Pole, die Electricität eine positive und eine negative Form, die Chemie Gegensätze wie zwischen Säuren und Alkalien.

Wie die anorganische Natur, so hat auch die organische drei verschiedene Kraftäusserungen: die Sensibilität, die Irritabilität und die Reproductionskraft. Die erstere entspricht in der anorganischen Natur dem Magnetismus, die zweite der Electricität, die Reproduction den chemischen Processen. Diese drei Kräfte sind aber nicht in allen organischen Gebilden gleichmässig vorhanden. Mit dem Ansteigen der Sensibilität und Irritabilität im Thier sinkt die Reproductionskraft, und umgekehrt nimmt diese, in der Pflanze, auf Kosten jener zu.

Die in der gesammten Natur wirkenden Kräfte sind nun aber nur Stufenfolgen der einen gemeinsamen Grundkraft. Anorganische und organische Natur sind daher nur als Entwicklungsstufen, nicht principiell verschieden. In diesem Sinne ist Alles was ist auch lebend.

Alle Dinge sind Vergegenständlichungen des Absoluten, welches das Bestreben zeigt, immer neue Formen so lange zu realisiren, bis alle in ihm liegende nachgebildet sind. Aber diese Entwicklung geht in einer bestimmten Reihenfolge vor sich, so dass jede Gestalt die höhere Stufe einer früheren ist und im Ganzen die organische Welt ein dauerndes Emporsteigen der Formen bis zum Menschen erkennen lässt. Doch hat Schelling diese Entwicklung nicht etwa bereits im Sinne der Descendenztheorie gedacht, vielmehr ist jede Stufe die von der anderen nicht direkt abhängige, nicht aus ihr hervorgegangene Verwirklichung eines Gedankens des sich differenzirenden Absoluten.

Die Medicin wurde durch die Naturphilosophie Schelling's nicht direkt beeinflusst. Es war ja in ihr nichts zu finden, was irgend einem Zweige einen neuen Inhalt oder auch nur einen wesentlich neuen Gesichtspunkt hätte bieten können. Immerhin hat die Betonung der Sensibilität und Irritabilität einer bestimmten Richtung in der Medicin eine Stütze gegeben. Beide Begriffe sind nicht von Schelling gebildet, sie spielten vielmehr schon im 18. Jahrhundert eine grosse Rolle und auf sie war ein Aufsehen machendes System begründet worden, welches wir genauer kennen lernen werden. Schelling verwerthete nun die Sensibilität und Irritabilität für seine Philosophie und benutzte damit zwei aus der Erfahrung abgeleitete Begriffe. Dadurch aber und durch seine direkte Bezugnahme auf jenes System förderte er seine Verbreitung.

Grösser aber waren die indirekten Einwirkungen. Die allgemeinen Anschauungen über das Leben, über die ganze organische Welt und über ihre Beziehung zur gesammten Natur konnten für die Physiologie nicht gleichgültig sein. Aber einen bleibenden Nutzen hat die Medicin von der Naturphilosophie Schelling's und seiner Anhänger nicht gehabt, in vieler Hinsicht dagegen erheblichen Schaden.

Zunächst einmal musste sich ein Nachtheil darin geltend machen, dass die Wissenschaft durch intellectuelle Anschauung sollte construirt werden können. Diese Lehre musste zu weitgehenden und oft ungezügelten Speculationen führen. Darin liegt hauptsächlich die ungünstige Bedeutung Schelling's für die Medicin. Die Pathologie wurde vielfach nicht mehr aus Erfahrungen am Krankenbette abgeleitet, sondern theoretisch construirt. Solche Auffassungen blieben dann aber auch auf solche Männer nicht ganz ohne Einfluss, welche im Uebrigen nicht nur geneigt waren, die Erfahrung zu verwerthen, sondern sie mit Nachdruck als die wichtigste Grundlage bezeichneten. Denn da die thatsächlichen Kenntnisse in den meisten Fällen durchaus unzureichend waren, benutzte man sie vor Allem zur Bildung von Hypothesen und schloss von diesen auf unbekannte Verhältnisse, oder man ging von einzelnen genügend gesicherten Beobachtungen aus, suchte sie auf andere unerforschte Erscheinungen zu übertragen und sie zur Systembildung zu verwerthen. So kam man z. B. dahin anzunehmen, dass das Nervensystem eine hervorragende Rolle bei der Genese der Krankheiten spiele, und man leitete daher mehr, als es berechtigt war, die pathologischen Processe aus seiner Einwirkung ab. Da solche Systeme zwar von irgend einer Erfahrung ausgingen, im Uebrigen aber durch Verstandesthätigkeit aufgebaut wurden, sind sie als rationalistische zu bezeichnen. Hierher gehört z. B. das von Henle (s. Anm. 97) geschriebene Handbuch der rationellen Pathologie (1846), von dem später noch die Rede sein muss. In ihm ist der Hypothese, deren Werth für die Inangriffnahme neuer Probleme nicht geleugnet werden darf, ein grosser Spielraum eingeräumt.

Brachte so die Naturphilosophie die Gefahr einer übertriebenen Speculation mit sich, so darf doch andererseits nicht verkannt werden, dass die Auffassung der Natur als eines in sich geschlossenen Ganzen die Veranlassung wurde, allen anderen Lebewesen eine gesteigerte Aufmerksamkeit zuzuwenden, die dann vor Allem der Physiologie zu Gute kam. Die Anatomie andererseits wurde durch den Gedanken einer forschreitenden Entwicklung der organischen Welt zu vergleichenden Studien angeregt und gewann daraus grossen Nutzen.

Die Speculation aber warf sich vor Allem auf die dem

Galvanismus, also auch einer Erfahrungsthatsache, entlehnte
Vorstellung eines polaren Gegensatzes einander entgegen-
wirkender Kräfte. Licht und Schwere nicht nur, sondern
auch die in der organischen Natur wirksamen Factoren sollten zu einander im Sinne eines negativen zum positiven
Pole stehen und Hemmungen und Missverhältnisse in den
Beziehungen dieser Kräfte machen nach Schelling das
Wesen der Krankheit aus. Von da an wurde die Polarität
immer weiter auf die organischen Lebensvorgänge ausgedehnt. Zwischen den einzelnen Thätigkeiten sowohl wie
zwischen den einzelnen Organen bestanden bestimmte Gegensätze, die mit der Bezeichnung der Polarität versehen wurden.
So sollten sich z. B. in diesem Gegensatz befinden der Kopf
und die unteren Körpertheile, die Brust und der Bauch, die
Arterien und die Venen, die Ernährung und die Secretion,
die irritablen und sensiblen Theile, die rechte und die linke
Körperhälfte, die Haut und die Niere u. s. w. Und auf die
Krankheiten wurden diese Anschauungen in dem Sinne übertragen, dass sie aus einem Ueberwiegen der positiven oder
der negativen Polarität hervorgehen könnten.

Die Gesundheit musste danach aufgefasst werden als
ein Zustand, in welchem sämmtliche Polaritäten der Organe
unter einander in dem richtigen Verhältniss stehen und zusammen genommen wiederum mit der Aussenwelt harmoni-
ren. So sprach sich u. A. Prochaska [28] aus: Nach
ihm erfolgte der Austausch der Polaritäten meist durch das
Nervensystem, doch seien auch alle anderen Theile dazu geeignet. Denn die Metastasen z. B. kämen dadurch zu Stande,
dass die Fortpflanzung der primären polaren Veränderung
durch alle dazwischen liegenden Körpertheile in ein anderes Organ vor sich ginge.

Es ist an dieser Stelle nicht angezeigt, den Einfluss

28) Georg Prochaska, Professor der Anatomie und Augenheil-
kunde in Prag, seit 1791 für dieselben Fächer und für Physiologie in
Wien wurde 1749 in Lispitz in Mähren geboren und starb 1820. Er
schrieb mehrere gute anatomische Abhandlungen über die Muskulatur,
die Struktur der Nerven, die Blutgefässe und gelangte erst im zweiten
Jahrzehnt des neunzehnten Jahrhunderts zu naturphilosophischen Speculationen „über das polare Naturgesetz und dessen Anwendung auf
die Thätigkeiten der organischen Körper“

der Naturphilosophie auf die Medicin noch weiter zu verfolgen. Wir werden im fünften und sechsten Abschnitt darauf zurückkommen.

Hier wollen wir uns in Kürze nur noch mit einem Manne beschäftigen, der sich durch eine charakteristische Weiterentwicklung der Gedanken Schelling's vor Allem über die Stufenfolge in der Natur auszeichnete und so das von der Naturphilosophie Schelling's in Kürze entworfene Bild vervollständigt. Es ist Lorenz Oken[29]), der sich im Uebrigen durch embryologische Untersuchungen bemerkenswerthe Verdienste erwarb, indem er vor Allem auf die Beziehungen des Nabelbläschens zur Entwicklung des Darmes hinwies. Er ist ferner viel genannt worden, weil er gleichzeitig mit Goethe die heute in dieser Form verlassene Wirbeltheorie des Schädels aufstellte.

Sein Lehrbuch der Naturphilosophie enthält Auseinandersetzungen über die Entwicklung der Welt aus dem All, über die Entstehung der Weltkörper, der anorganischen und der organischen Natur. Für uns genügt es, wenn wir die Genese der Organismen, insbesondere der Thiere ins Auge fassen. Sie beginnt mit der Bildung von Urbläschen aus dem Urschleim. Indem jene, die Analoga unserer Zellen, sich zusammen ordnen, entstehen die Organismen. Aber die Bläschen erfahren dabei mannichfache Metamorphosen, durch welche die Gewebe sich bilden. Oken unterscheidet im thierischen Organismus animale Grundformen und pflanzliche (vegetative) Gewebe. Jene zerfallen in Nervenmasse, Knochenmasse und Fleisch. Wir wollen bei ihnen einen Augenblick stehen bleiben, um wenigstens eine kleine Probe

---

29) Lorenz Oken (ursprünglich Oekenfuss) wurde 1779 in Bohlsbach im Breisgau geboren, studierte Philosophie und Naturwissenschaften in Würzburg und Göttingen und wurde 1807 ausserordentlicher Professor in Jena für Naturwissenschaften. Er las vor Allem über physiologische Themata. Als Herausgeber der „Isis" und Theilnehmer am Wartburgfest gerieth er in politische Schwierigkeiten und legte, da er jene Zeitschrift nicht aufgeben wollte, seine Professur nieder. Bis 1828 beschäftigte er sich dann privatim mit der Vollendung seiner Werke, wurde in diesem Jahre Privatdocent und Professor in München und endlich von 1832 an Professor in Zürich, wo er 1851 starb. Er war, wie uns der Text ausreichend lehren wird, einer der eifrigsten Vertreter der Philosophie Schelling's.

von der Darstellungsmethode O k e n 's zu geben. Er vergleicht nämlich jene drei Gewebsarten mit den drei Aether-
zuständen des Weltalls. Die Nervenmasse entspricht dem
Licht, die Knochenmasse der Schwere, die Muskelsubstanz
der Wärme oder in anderem Sinne, da das Licht von der
Sonne ausgeht, steht die Nervenmasse in Parallele mit ihr,
die Knochenmasse mit dem im Verhältnisse zur Sonne peripheren, irdischen und schweren Planetensystem, das zwischen Gehirn und Knochen ausgespannte Fleisch mit der
Wärme oder der zwischen Sonne und Erde befindlichen
Luft. In dieser Weise finden sich unzählige Analogien
durch das ganze Buch.

Ein glücklicher schon bei S c h e l l i n g vorhandener,
bei O k e n aber auf Grund besserer anatomischer Kenntnisse weiter ausgebildeter Gedanke geht durch das Werk,
d. i. die fortschreitende Entwicklung der organischen Natur
von dem Niederen zum Höheren bis zum Menschen herauf.
Freilich ist dieser Gedanke noch nicht wie in der Descendenztheorie verwerthet, aber er hat doch mit ihr eine un-
verkennbare Aehnlichkeit. Er kommt allerdings in sehr
eigenartiger Form zum Ausdruck. O k e n sagt: „Das Thierreich ist nur ein Thier, d. h. die Darstellung der Thierheit
mit allen ihren Organen, jedes für sich ein Ganzes." „Die
selbständigen Thiere sind nur Theile des grossen Thieres,
welches das Thierreich ist." „Ein einzelnes Thier entsteht,
wenn ein einzelnes Organ sich von dem allgemeinen Thier-
leib ablöst und dennoch die wesentlichen Thierverrichtungen
ausübt." Da nun der Mensch das höchste Thier ist und alle
die Organe in sich einschliesst, welche das Thierreich überhaupt zu bilden vermag, so ist dieses nichts anderes als der
zerstückelte Mensch. „Die Thiere werden edler, je mehr
Organe sich zusammen von dem Hauptthier lostrennen und
sich vereinigen." Sie vervollkommnen sich also durch An-
gliederung immer neuer Organe. Wir werden später genauer davon zu reden haben, in welcher Weise diese Auffassung der einzelnen Thiere als für sich abgegrenzter und
existenzfähiger Theile des ganzen Thierreiches und somit
auch der Menschen, der sie alle umfasst, von einzelnen
Aerzten für die menschliche Pathologie verwerthet wurde.

II. Die Bedeutung der Anatomie und der Physiologie.

--

Anatomie und Physiologie sind die wichtigsten Grundlagen der Medicin. Ohne sie ist ein Verständniss der Krankheitserscheinungen unmöglich.

Aber es hat zu allen Zeiten Aerzte gegeben, welche die Bedeutung der beiden Disciplinen nicht zu würdigen verstanden oder sie gar mit vollem Bewusstsein für überflüssig erklärten. Von jeher, schon im Alterthum waren immer wieder Manche der Ansicht, dass die Bobachtung der Patienten völlig ausreiche, um das Wesen der Krankheiten zu begreifen und die Therapie danach einzurichten. Andere gingen von bestimmten Vorstellungen über die pathologischen Processe aus, glaubten mit ihrer Hülfe Alles erklären und die Anatomie und Physiologie entbehren zu können. Dahin gehörte im Alterthum ein Theil derjenigen Aerzte, welche die abnormen Zustände auf eine verstärkte oder verringerte Dichtigkeit des Gefüges der einzelnen Körpertheile zurückführten und diese Veränderungen aus gewissen äusseren Merkmalen erschlossen, dahin ferner Andere, welche bestimmten geistigen Factoren die wichtigste Rolle bei der Entstehung und der Weiterentwicklung der Krankheiten zuerkannten und zu ihrer Erkenntniss die materiellen und functionellen Grundlagen des Organismus, die sie von jenen Factoren abhängig dachten, nicht unbedingt nöthig zu haben meinten.

Die meisten Mediciner haben allerdings die Wichtigkeit der anatomisch-physiologischen Kenntnisse wohl zu schätzen gewusst. Dass ihr Wissen nach unserer heutigen Auffassung unvollständig war, empfanden sie wenig oder gar nicht, denn sie waren in jedem Zeitpunkt im Wesentlichen von der

Richtigkeit ihrer Lehren überzeugt, hielten ihre Einsicht für ausreichend und liessen sich zuweilen nur schwer eines Besseren belehren. Hat doch die Anatomie und Physiologie Galen's fast fünfzehnhundert Jahre für völlig unangreifbar gegolten und für genügend zum Verständniss der Pathologie. Als aber endlich eine bessere Erkenntniss aufging, konnte sie nur in lebhaftem Kampfe mit den alten Anschauungen durchdringen.

Es ging unseren Vorgängern wie uns. Auch wir sind ja der Ansicht, dass wir mit Hülfe unserer anatomisch-physiologischen Grundlagen die Krankheitserscheinungen in der Hauptsache aufklären können, wenn uns auch in manchen Einzelheiten ein weiterer Fortschritt wünschenswerth erscheint. Aber wird man nicht in hundert oder tausend Jahren über uns ebenso urtheilen, wie wir es über die voraufgegangenen Generationen der Aerzte thun?

Unter allen Umständen aber mussten die Krankheitslehren jedes Zeitraumes bald mehr bald weniger deutlich den Zustand der Anatomie und Physiologie wiederspiegeln. Sie werden uns also nur voll verständlich sein, wenn wir die Entwicklung der Kenntnisse auf diesen beiden Gebieten etwas genauer kennen gelernt haben. Doch kann es uns dabei nicht in den Sinn kommen, jeden einzelnen Fortschritt zu verzeichnen, wir müssen uns vielmehr auf die wichtigsten und vor Allem diejenigen Thatsachen beschränken, welche für unsere späteren Betrachtungen unumgänglich nothwendig sind. In diesem Sinne werden wir auch die mikroskopische Anatomie, die Entwicklungsgeschichte, die experimentellen Errungenschaften und die pathologische Anatomie anschliessen.

Das **Alterthum** hatte vom Bau des Körpers noch recht unvollkommene Vorstellungen. Nur zum kleinen Theil findet das seine Erklärung in der oben erwähnten ablehnenden Haltung vieler Aerzte. Weit maassgebender war der Umstand, dass die Gelegenheit zur Untersuchung von Leichen ausserordentlich selten gegeben war. Ihr standen in erster Linie religiöse Bedenken entgegen. Man glaubte auch, die Todten nicht lange liegen lassen zu dürfen, sondern so bald als möglich beerdigen zu müssen. So haben wohl in Griechenland nur äusserst wenige Aerzte jemals eine Obduction vorgenommen. Haeser hebt allerdings hervor, dass die Möglichkeit dazu insofern nicht ganz gefehlt habe, als jene Beerdigungsvorschriften sich nicht auf die Leichen von Vaterlandsverräthern, Barbaren, Räubern, ausgesetzten Kindern bezogen hätten. Immerhin ist es zweifellos, dass in erster Linie die Untersuchung der Thierleichen die spärlichen und ungenügenden anatomischen Kenntnisse vermittelte.

Doch giebt es eine Ausnahme. Unter der Herrschaft der Ptolemäer nämlich, zur Zeit der höchsten Blüthe Alexandriens, wurden in dieser Stadt Zergliederungen menschlicher Leichen in gewisser Ausdehnung vorgenommen. Die Aerzte Herophilus[30]) und Erasistratus[30]), beide um 300 vor Christus, machten sich ganz besonders verdient, Herophilus hatte bereits eine gute Kenntniss des Gehirns, seiner Höhlen, der Plexus, der Hirnhäute. Im vierten Ventrikel rührt die Bezeichnung Calamus von ihm her. Er beschrieb ferner die venösen Sinus, unter denen die Kelter als Torcular Herophili seinen Namen trägt. Arterien und Venen unterschied er bereits, auch soll er die Chylusgefässe beschrieben haben ohne freilich zu wissen, worum es sich handelt. Am Darm unterschied er vor Allem das Duodenum u. s. w. Erasistratus ergänzte diese Schilderungen durch eigene Untersuchungen und machte sich besonders um die Beschreibung der Herzklappen und der Sehnenfäden verdient.

Auch die Ptolemäer selbst sollen sich nicht gescheut haben, Sectionen zu machen. Es wird sogar berichtet, dass sie die Erlaubniss gaben, Verbrecher bei lebendigem Leibe anatomisch zu untersuchen, doch ist diese Angabe nicht sicher verbürgt.

------

30) Herophilus lebte um 300 v. Chr., war in Chalcedon, einer Stadt am Eingang des Bosporus, geboren und ein Schüler des Protagoras von Kos und des Chrysippus von Knidus, durch die er mit den Lehren der koischen und knidischen Schulen bekannt wurde, welche uns in dem Abschnitt Humoralpathologie beschäftigen werden. Er lebte in Alexandrien. — Erasistratus lebte ungefähr zu gleicher Zeit in Alexandrien. Er war geboren in Julis, auf der zu den Cykladen gehörigen Insel Keos.

Die Leistungen der alexandrinischen Schule wirkten noch lange nach. Auch Galen, der ungefähr 500 Jahre später lebte, zog von ihnen noch Nutzen. Er hat auf einer Reise in Alexandrien zwei menschliche Gerippe gesehen und den Aerzten deshalb gerathen, zu ihrer weiteren anatomischen Ausbildung dorthin zu reisen. Er selbst hat, so viel wir wissen, niemals einen Menschen obducirt, dagegen eingehend die Anatomie der Thiere, besonders der menschenähnlichen Affen studiert, deren Bau nach seiner Meinung in allem Wesentlichen mit dem des Menschen übereinstimmte. So erklärt es sich, dass er den Organen vielfach thierische Eigenschafften beilegte. Um so bemerkenswerther ist es, dass Galen (S. 6) für fast ein und ein halbes Jahrtausend auf dem Gebiete der Anatomie massgebend blieb, ja von Manchen, wie wir sehen werden, geradezu für unfehlbar gehalten wurde. Der lange Zeitraum aber, während dessen seine Lehren ihre Gültigkeit behielten, bietet uns willkommene Veranlassung, bei ihm stehen zu bleiben und, ehe wir weiter gehen, zunächst einmal die wichtigsten Vorstellungen von dem Bau des menschlichen Körpers, wie sie sich bei den Alten mit Einschluss des Galen ausgebildet hatten, etwas genauer in's Auge zu fassen.

Wenn wir zu dem Zwecke mit dem **Blutkreislauf** und seinen Organen beginnen, so begegnen wir einer durchaus mangelhaften Anschauung von der Zusammensetzung und der Function des Herzens und der Gefässe. Die Alten kannten zwar, durch Beobachtung am lebenden Thiere, die Contractionen des Herzens, sahen auch in ihnen die Ursache der Blutbewegung, aber der innere Zusammenhang blieb ihnen verborgen. Hieran trug nicht in letzter Linie der Umstand die Schuld, dass man in der Leiche das Blut hauptsächlich in den Venen, die Arterien dagegen fast oder ganz leer findet. Dadurch gelangte man zu der Annahme, dass in letzteren und im linken Herzen auch während des Lebens kein Blut, sondern eine luftförmige Substanz das Pneuma des Hippokrates (S. 20) enthalten sei. Galen allerdings hielt nicht mehr ganz an dieser hauptsächlich von Erasistratus ausgebildeten Lehre fest, er sprach vielmehr auch den Arterin etwas Blut zu, welches durch feine, von ihm freilich nicht wirklich gesehene sondern nur angenommene Oeffnungen in der Herzwand, Poren, nach links hinüber gelangen sollte, um sich hier mit dem Pneuma zu mischen und dadurch eine wesentlich dünnere Beschaffenheit anzunehmen.

Wie nun aber auch der Inhalt der Arterien beschaffen sein mochte, jedenfalls dachte man sich seine Bewegung wie die des Blutes in den Venen peripher gerichtet, oder, wie Galen, pendelartig hin- und zurückgehend. An den Enden der Gefässe liess man dann eine Vermischung des Blutes und des Pneuma eintreten, die beide zur Ernährung des Gewebes bestimmt waren.

Das Blut wurde in der Leber aus den resorbirten Speisetheilen gebildet und floss von ihr aus theils direkt in beiden Hohlvenen in centrifugaler Richtung, theils in das Herz. Von hier aus gelangte es durch die Pulmonalarterie in die Lunge, um sie zu ernähren, nicht aber um durch sie hindurch auf dem Wege der Lungenvenen wieder abzufliessen. Den kleinen Kreislauf kannte Galen also nicht. Durch die Lungenvenen wurde vielmehr das in den Lungen aufgenommene Pneuma dem linken Ventrikel zugeführt. So war wenigstens die Vorstellung bei Erasistratus und Galen, während Aristoteles das Herz, dem er drei Höhlen gab, sich gegen die Lungen öffnen liess, so dass die Luft direkt hineingelangen konnte.

Die Triebkraft des Herzens wurde durch die besonders dem linken Ventrikel „eingepflanzte Wärme" ($\check{\varepsilon}\mu\varphi\nu\tau\grave{o}\nu\ \vartheta\varepsilon\varrho\mu\grave{o}\nu$) geliefert, auf die schon Hippokrates grosses Gewicht legte. Sie wurde durch den beständigen Zustrom des Pneuma unterhalten. Aristoteles dachte sich, das Blut würde durch jene Wärme gekocht und zum Theil in Dampf umgewandelt, der das Herz ausdehne und den Inhalt in die Gefässe treibe.

Die Meinung, dass die Arterien Pneuma enthielten, musste aber in einer Hinsicht grosse Schwierigkeiten machen. Wie sollte man es sich nämlich erklären, dass angeschnittene Arterien bluteten, wie man doch so oft beobachtete? Originell ist es, wie sich Erasistratus aus dieser Verlegenheit half. Er nahm an, es existirten Verbindungen zwischen Arterien und Venen, die im gesunden Zustande geschlossen sein, dagegen bei gewissen Krankheiten und bei Verwundungen sich öffnen sollten. Das Pneuma entwiche dann aus den Arterien zuerst, dann ströme aus den Venen Blut in sie hinein und nun erst komme es zur Haemorrhagie.

Mit der durch Vermittelung der Lunge erfolgenden Aufnahme des Pneuma in das Blut ist nun aber die Beziehung zwischen Herzthätigkeit und Athmung nicht erschöpft. Denn letzterer fällt auch die Aufgabe zu, das durch die eingepflanzte Wärme überhitzte Blut abzukühlen. Die Mechanik der Athmung aber findet ihre Erklärung darin, dass das erwärmte, ausgedehnte, theilweise dampfförmige Blut nicht nur die Circulation begünstigt, sondern auch den Thorax ausdehnt, der aber wieder zusammensinkt, sobald das Blut die Abkühlung erfahren hat. Die eingeathmete Luft wird aber nach Galen nicht ganz vom Blute aufgenommen, vielmehr geht der grösste Theil durch die Pulmonalvenen bei der Systole wieder nach aussen zurück. Die Mitralis hinderte dabei das Uebertreten in die Vene nicht, da sie ebenso wenig wie die anderen Klappen für schlussfähig galt. Mit der zurücktretenden Luft werden aber auch schädliche „russige" Bestandtheile des Pneuma entfernt.

Nicht minder unvollkommen als die Kenntniss des Kreislaufes und der Athmung war die des **Nervensystems.** Das Gehirn wurde noch nicht so ausschliesslich wie heute als der Sitz der geistigen Vorgänge betrachtet. In ihm sass nach Hippokrates, wie wir bereits sahen, die „eingepflanzte Wärme", nach Aristoteles ausserdem noch die Seele. Wegen seiner warmen Beschaffenheit wurde ihm eine ganz besonders grosse Bedeutung beigelegt. Denn das Gehirn dachte sich Aristoteles als einen feuchten, blutarmen Körper, der eben wegen der letzteren Eigenschaft sich durch eine kalte Beschaffenheit auszeichnete. Aber gerade dadurch erschien es nun wieder neben der eingeathmeten Luft geeignet, die Hitze des Herzens zu mässigen.

Doch wurde nicht von Allen das Gehirn so gering geachtet. Manche wiesen ihm wenigstens einen Theil der

Lebenskräfte oder Lebensgeister zu. Pythagoras[31] verlegte den Verstand und das Gemüth in das Gehirn, den Muth in das Herz, Galen das „Pneuma psychikon“ d. h. die vernünftige Seele in das Gehirn, die „natürlichen Kräfte“ in die Leber und die Lebenskräfte in das Herz. Das im Gehirn befindliche Pneuma, auch als Spiritus animalis, Lebensgeist bezeichnet, sollte im Stande sein, Lufttheile durch das Siebbein anzuziehen und auf diese Weise Nahrung zu gewinnen. Es hat seinen Sitz in den Höhlen, in die es abgeschieden und aus denen es durch die der Ein- und Ausathmung vergleichbaren Gehirnbewegungen ausgetrieben wird.

Neben dieser Beziehung des Gehirns zu den geistigen Factoren ging noch eine andere Fassung einher. Der Umstand nämlich, dass bei Catarrhen der Nase grosse Mengen schleimiger Massen ausfliessen, führte, da die Secretionsvorgänge auf Schleimhäuten noch ganz unbekannt waren, zu der Annahme, die Flüssigkeiten stammten aus dem Gehirn. Nach Hippokrates saugt das Gehirn einerseits Flüssigkeit aus dem Körper an wie ein Schwamm und lässt sie andererseits herabfliessen. Dadurch kann Krankheit wie z. B. Durchfall bedingt werden. Auch bei Aristoteles findet sich die Vorstellung vom Herabträufeln. Das heiss ins Gehirn gelangte Blut wird abgekühlt und wie der Regen durch Verdichtung der wässrigen Dünste flüssig, um dann in dieser Form herunterzuströmen. Auch bei Galen erhält sich die Vorstellung von der Entstehung der schleimigen Substanz im Gehirn. Das Siebbein sollte zu ihrem Durchtritt bestimmt sein.

Wie über das Gehirn selbst so herrschten auch nicht minder unklare Vorstellungen über seine Beziehungen zu den Nerven. Hippokrates vermochte diese noch nicht von den Sehnen und Bändern zu unterscheiden. Es war ihm auch unbekannt, dass sie aus dem Gehirn ihren Ursprung nehmen. Auch Aristoteles hatte noch keine wesentlich

---

31) Pythagoras, bekannt vor Allem durch die Entdeckung des Pythagoreischen Lehrsatzes, wurde um 575 auf Samos geboren. Sein Todesjahr ist unbekannt. Er soll den Pythagoreischen Bund in Kroton gestiftet haben, der sich die Pflege der ethischen Lehren des Stifters zur Aufgabe machte.

besseren Kenntnisse. Er spricht zwar von Nerven, denen er einen kanalförmigen Bau zuschreibt, hat aber darunter jene anderen strangförmigen Gebilde verstanden. Herophilus beschrieb zuerst einen Theil der Nerven genauer, nannte sie freilich auch noch Kanäle, leitete sie aber vom Gehirn ab. Doch war auch bei ihm die Grenze gegen die Sehnen noch nicht scharf gezogen. Erasistratus kannte die Beziehung zum Gehirn schon besser, liess aber einen Theil, wie es scheint die motorischen, aus den Gehirnhäuten hervorgehen. Dem Galen war der Ursprung der Nerven aus dem Gehirn und Rückenmark in der Hauptsache bekannt.

An die Circulation und das Nervensystem wollen wir noch die **Verdauung** anreihen, die uns desshalb besonders interessirt, weil wir der weiteren Entwicklung ihrer Verwerthung für die Pathologie noch wiederholt unser Interesse zuwenden müssen.

Dass die Speisen zunächst in den Magen gelangen und dass hier ihre Verdauung beginnt, war schon lange vor Galen bekannt. Auch nahm man schon an, dass der Process im Dünndarm seine Fortsetzung findet. Galen begründet nun aber die Lehre, die erst durch die Entdeckung des Blutkreislaufes ihr Ende fand, dass der im Duodenum gebildete Speisebrei durch die Blutgefässe der Leber zugeführt werde, um in ihr durch die natürlichen Kräfte, als deren Sitz eben deshalb das Organ angesehen wurde, in Blut verwandelt zu werden. Die Leber bilde dabei als Excrement die gelbe Galle, welche auf dem Wege über die Gallenblase in den Dünndarm gelange und ihn zur Thätigkeit anrege. Die ·Milz aber erzeuge aus dicken und erdigen Blutbestandtheilen die hypothetische, später nochmals zu erwähnende Flüssigkeit, die schwarze Galle, die zum Magen gelange und ihn zur Verdauung reize. Zwischen Milz und Magen sollte ein Gang existiren, dessen Nichtvorhandensein erst durch Vesal (S. 52) nachgewiesen wurde. Die Umwandlung der Speisen im Magen nannte Galen die erste, die Bereitung des Blutes in der Leber die zweite Verdauung, während er die dritte in die Körpertheile verlegte, welche das Blut und das Pneuma verarbeiten sollten.

Wir brechen damit die Erörterungen über die Anatomie ab. Für unsere Zwecke genügt das Gesagte. Sehr mangelhaft also, wie die angeführten Beispiele zur Genüge gezeigt haben, waren die Grundlagen, auf denen die Alten ihre Pathologie aufbauten. Wie sie dabei verfuhren, werden wir in späteren Kapiteln sehen, in denen sich ausreichende Gelegenheit zur Anführung weiterer Beispiele finden wird. X

An dieser Stelle interessirt uns jetzt hauptsächlich die charakteristische Erscheinung, dass mit dem Verfalle des römischen Reiches die weitere Entwicklung der Anatomie und Physiologie wie der gesammten Medicin aufhörte und während des ganzen **Mittelalters** keine nennenswerthen Fortschritte machte. Die Lehren G a l e n 's blieben während dieses grossen Zeitraumes in voller Geltung. Ueber sie kam man auch da nicht hinaus, wo man auf Grund von allerdings spärlichen Obductionen in der Lage gewesen wäre, sie weiter auszubilden. Freilich war während des grössten Theiles des Mittelalters die Ausführung von Sectionen nirgendwo gestattet. Erst im 13. Jahrhundert begann der Umschwung und zwar zunächst durch ein Gesetz Friedrich's II. von Hohenstaufen, der ausdrücklich auf den Nutzen der Obductionen hinwies. Doch wissen wir nicht, ob von der Erlaubniss damals bereits Gebrauch gemacht wurde. Die ersten beiden Leichenöffnungen, über welche sichere Nachrichten vorliegen, hat M o n d i n o (S. 23) im Jahre 1315 in Bologna vorgenommen. Er verfasste auch eine „Anatomie", in der er aber lediglich die nicht einmal genau gekannten Anschauungen G a l e n 's wiedergab, ohne sie durch eigene Erfahrungen zu bereichern. Auch als weiterhin die Leichenöffnungen nach und nach etwas reichlicher, im 14. Jahrhundert hauptsächlich in Bologna und Padua, im 15. in Wien vorgenommen wurden, gelang es noch nicht die alten Lehren zu corrigiren. Im Ganzen war eben doch das Material noch geringfügig und wurde von den secirenden Aerzten strenge genommen nur dazu benutzt die Richtigkeit dessen darzuthun, was von G a l e n überliefert worden war. In dieser Hinsicht gingen einzelne so weit, dass sie einen Irrthum bei G a l e n für völlig ausgeschlossen hielten und eher annahmen, dass der menschliche Körper sich

seitdem geändert habe. Noch während der ersten Hälfte
des **sechszehnten Jahrhunderts** wurde die Anatomie in dieser
Weise vorgetragen. Zu gleicher Zeit aber begann der
Mann seine Thätigkeit, der den Galen'schen Anschauungen
entgegentrat und sie wenn auch nicht ohne Kampf schliesslich beseitigte: Andreas Vesalius [32]). Er ist als der Begründer unserer neueren Anatomie anzusehen und hat auf
Grund zahlreicher Obductionen durch mündlichen Vortrag
und durch Herausgabe mehrerer Werke, vor Allem des
Buches „De humani corporis fabrica" die Anatomie in den
meisten Punkten so festgelegt, wie wir sie heute kennen.

---

32) Andreas Vesalius entstammte einer Familie, die aus Wesel
am Rhein nach Brüssel übergesiedelt war und ihren ursprünglichen
Namen in Wesalius umgeändert hatte. Er wurde 1514 (oder 1515) in
Brüssel geboren. Schon frühe fasste er den Entschluss sich anatomischen Studien zu widmen und ging in seinem neunzehnten Jahre
nach Paris, wo er durch Zergliederung von Thieren, durch Untersuchung der auf Friedhöfen umherliegenden Knochen und durch Zerlegung mehrerer menschlicher Leichen den Grund seiner Kenntnisse
legte. Nach kurzem Aufenthalt in Löwen, Brüssel, Venedig wurde er
bereits 1537, also in seinem dreiundzwanzigsten Jahre als Lehrer der
Anatomie in Padua angestellt. Er obducirte hier und in Bologna,
wohin er zu dem Zwecke reiste, menschliche Leichen öffentlich vor
mehreren Hunderten von Zuhörern. Die Demonstrationen, mit denen
Disputationen verbunden waren, dauerten an jeder Leiche mehrere
Wochen lang, wurden also äusserst sorgfältig ausgeführt. Anfänglich
musste Vesal natürlich entsprechend den damaligen Verhältnissen von
der galenischen Anatomie ausgehen, gelangte aber immer mehr dahin
sie zu corrigiren und schliesslich in den wesentlichsten Punkten richtig
zu stellen. Doch ging das nicht ohne Kampf ab, da er bei den Disputationen und auch im Druck von den Anhängern des Galen lebhaft angegriffen wurde. Er hatte aber immer die Thatsachen auf
seiner Seite, die ihn bald darüber belehrten, dass Galen niemals Menschen sondern in erster Linie Affen secirt habe. Seine Kenntnisse
legte er in mehreren Werken nieder, so in anatomischen Tafeln, die
er 1538 herausgab, vor Allem aber in seinem Hauptwerke „De humani
corporis fabrica", welches in Basel 1543 erschien, siebenhundert Seiten
und mehr als dreihundert Abbildungen enthielt. Vom Jahre 1544 bis
1564 war Vesal der Leibarzt des Kaisers Karl des fünften und (von
1556 an) Philipp des zweiten. Im Jahre 1555 erschien die zweite Auflage der Fabrica. Vesal starb 1564 auf einer Reise nach Jerusalem
unter unbekannten Umständen.

Seine Darstellung in Wort und Schrift wirkte, wenn es auch zunächst nicht an Gegnern fehlte, doch im Ganzen überzeugend und völlig umwälzend. Daran wird auch nichts Wesentliches durch den Umstand geändert, dass bei der grossen Ausdehnung des bearbeiteten Gebietes nicht gleich alle Einzelheiten vollständig und richtig dargestellt wurden, dass vielmehr hier und da noch Irrthümer bestehen und dass noch viele Lücken übrig blieben, deren Ausfüllung erst den folgenden Anatomen gelang. Die Aenderungen aber, welche Vesal an der alten Galen'schen Anatomie vornahm, waren so gleichmässig auf alle Theile ausgedehnt, dass es nicht angeht, einzelne besondere Punkte herauszugreifen. Auch handelte es sich ja nicht nur um Richtigstellungen des früher Angenommenen, sondern um eine völlig neue Bearbeitung des ganzen Gebietes.

Ein besonders wichtiger Gegenstand, über den auch Vesal kein neues Licht verbreitete, war die Frage des **Blutkreislaufes**. Hier blieb er im Banne der früheren Anschauungen und vertheidigte die periphere Leitung des Blutes in den Venen und des Pneuma in den Arterien. Doch hob er schon mehrfach Galen gegenüber die Undurchgängigkeit der Herzscheidewände hervor, ohne aber weitere Schlüsse daraus zu ziehen und ohne diesen Punkt zu sehr zu betonen. Denn da er einen anderen Weg, auf welchem das Blut nach links gelangte, selbst noch nicht angeben konnte, so glaubte er auch Galen's Annahme nicht mit voller Entschiedenheit verwerfen zu können. Langsam nur bereitete sich im 16. Jahrhundert die richtige Auffassung vor. Der Spanier Serveto[33] lehrte 1553 mit voller Bestimmtheit die völlige Trennung der beiden Herzhälften und schloss daraus, dass kein Blut von rechts nach links hinüberkommen könne. Fände

---

33) Miguel Serveto ist hauptsächlich dadurch bekannt geworden, dass er im Jahre 1553 auf Anstiften Calvins in Genf auf dem Scheiterhaufen verbrannt wurde. Er war 1509 in Villanueva in Arragonien (Spanien) geboren und hatte Theologie studirt. Abweichende Ansichten besonders über die Dreieinigkeitslehre zogen ihm Verfolgungen zu. Er floh nach Frankreich, studirte in Paris Medicin und practicirte einige Jahre unbehelligt, wurde dann aber denuncirt und ging nach Genf, wo ihn Calvin verhaften liess.

man also Blut im linken Ventrikel, so müsse es durch die Pulmonalarterie zur Lunge und von dieser wieder mit den Pulmonalvenen in das linke Herz gekommen sein. Dabei erhielt es dann in der Lunge eine Beimischung von Lebensgeistern. So war der kleine Kreislauf entdeckt. Noch etwas weiter gelangte der Italiener **Andreas Caesalpinus** [34]). Er kannte ebenfalls den kleinen Kreislauf sehr gut, hat auch beobachtet, dass bei Unterbindung einer Vene das Blut sich im peripheren Gebiet anstaut. Er nahm ferner an, dass während des Schlafes das Blut in den Venen in centripetaler Richtung zum Herzen zurückfliesse, aber er kam nicht zu der Erkenntniss, dass in den Arterien auch Blut enthalten sei, er glaubte es sei in ihnen nur eine vom Blut unterschiedene Nährflüssigkeit. So konnte er nicht bis zur Entdeckung des grossen Kreislaufes durchdringen. Das blieb dem Engländer **Harvey** [35]) vorbehalten, den wir demnach als den Entdecker des Kreislaufs anzusehen haben. Ihm gelang es, den Zusammenhang klar zu legen und in folgender Weise zu begründen. Er zeigte zunächst durch eine einfache Rechnung, dass die Blutmenge, die beständig in die Arterien übertritt, viel zu gross ist, um nach der gebräuchlichen Lehre durch die Nahrung ersetzt werden zu können. Also müsse es dasselbe Blut sein, welches immer zum Herzen zurückkehre. Er wies ferner mit Nachdruck auf die Circulationsstörungen bei Umschnürungen eines Gliedes hin, auf die dann eintretende centrale Anschwellung der Arterie und die periphere Füllung der Vene. Er betonte

---

34) **Andreas Cesalpinus** war seinem Hauptberuf nach Botaniker, zugleich aber Leibarzt Clemens VIII. Er ist insofern ein Vorläufer Linné's, als er den Bau der Blüthen zur Eintheilung der Pflanzen zu verwerthen suchte. Geboren wurde er 1519 in Arezzo, wurde Professor der Botanik in Rom und starb daselbst 1603.

35) **William Harvey** wurde zu Folkestone an der Südküste Englands geboren. Er studirte in Cambridge und später in Italien, vor Allem in Padua Medicin, ging dann nach England zurück, wurde Leibarzt Karl's I. und lebte von da bis zu seinem Tode (1678) grösstentheils in London mit wissenschaftlichen Studien beschäftigt. Seine grundlegende Arbeit über den Kreislauf führte den Titel „Exercitatio anatomica de motu cordis et sanguinis in animalibus". Er ist ferner bekannt geworden durch seine Lehren über die Erzeugung der Thiere, die er alle aus Eiern entstehen liess.

ferner, wie die Venenklappen nur im Sinne eines centralge-
richteten Blutstromes verständlich seien. Auch andere weniger bedeutsame Gründe wurden angeführt, so der Umstand,
dass das Herz die Quelle der Wärme sei, zu welcher das
Blut immer wieder zurückkehren müsse.

Harvey's Lehre fand keineswegs sofort die Anerkennung, die sie verdiente. Im Gegentheile traten zahlreiche Gegner auf. Sie machten geltend, dass jene Berechnung falsch sei, dass nicht alle Venen Klappen hätten, dass
das arterielle Blut von dem venösen verschieden sei, dass
bei Unterbindung einer Vene die Anschwellung stärker sein
müsse, als man sie thatsächlich beobachte, dass ferner der
Uebergang des Blutes aus den Arterien in die Venen unverständlich sei u. s. w. Die Bedenken waren nun allerdings
zum Theil der Art, dass sie sich damals noch nicht bestimmt zurückweisen liessen. Insbesondere bezeichnete der
letzte Einwand einen wunden Punkt der Anschauungen Harvey's. Er selbst war der Meinung, dass die Arterien in
feinen Aesten offen endeten, dass dann das Blut durch die
Gewebslücken ströme und die Anfänge der Venen aufsuche.
Er erlebte es nicht mehr, das der uns jetzt geläufige Verbin-
dungsweg zwischen Arterien und Venen entdeckt wurde.
Erst vier Jahre nach seinem Tode fand Malpighi[36]
(1661) den Capillarkreislauf in der Lunge und dem Ge-
kröse der Frösche, 1690 Leeuwenhook[37] mit verbesser-
tem Mikroskop auch die Circulation in den feinsten Haar-
gefässen bei Kaltblütern, Cowper[38] 1697 bei Meerschwein-
chen und Katze.

— —

36) Marcello Malpighi, ein vielseitiger Gelehrter, der vor
Allem um die Anwendung des Mikroskops auf pflanzliche und thierische Gewebe grosse Verdienste hat, wurde zu Crevalcore bei Bologna
1628 geboren. Er lebte als Professor in Pisa, Bologna, Messina und
wieder in Bologna, wo er 1694 starb.

37) Antony van Leeuwenhook ist hauptsächlich bekannt
geworden durch die Anfertigung von Vergrösserungsgläsern, meist
einfachen selten zu zweien oder dreien vereinigten Linsen, die bis zu
270facher Vergrösserung gingen und durch die Entdeckung der Infusionsthierchen mit Hilfe dieser Instrumente. Er wurde zu Delft 1632
geboren und starb daselbst 1723.

38) William Cowper, Arzt in London, lebte von 1666 bis 1709.

Aber der Zusammenhang zwischen Arterien und Venen war nicht das Einzige, was Harvey zu enträthseln nicht gelang. Auch über die Verschiedenheit des in beiden Gefässarten fliessenden Blutes kam er nicht in's Klare. Seine nächsten Anhänger gelangten ebenfalls nicht weiter, da ja erst die Entdeckung des Sauerstoffs (1774) die volle Möglichkeit dazu bot, während man allerdings schon vorher wusste, dass das dunkle Blut bei Berührung mit der Luft hellroth wird. Descartes (S. 31), der sich sehr lebhaft an Harvey anschloss, glaubte die Differenz aus einer verschiedenen Wärme der beiden Blutarten ableiten zu können. Er war es auch, der sich mit der Frage beschäftigte, weshalb die unterbundene Vene nicht stärker anschwelle und bereits einsah, dass die Erklärung in einem theilweisen Abfluss des Blutes auf anderen Wegen zu suchen sein müsse.

Harvey kam aber ferner auch noch nicht zur Einsicht über die Ursachen der Blutbewegung bezw. über die Art der Herzthätigkeit. Er wich hierin nicht von den Anschauungen seiner Zeit ab, die noch in einer Erwärmung und Ausdehnung des Blutes im Herzen die Quelle der Bewegung fand. Descartes lässt die Erwärmung noch bis zum Aufbrausen, bis zur völligen Umwandlung in Dampfform gehen. Doch kam man nun bald auf die richtige Vorstellung. Steno [39]) leitete 1657 die Zusammenziehung des Herzens von der Contraction der Muskulatur ab.

So waren nun mit dem Ende des siebzehnten Jahrhunderts die wichtigsten Fragen gelöst, welche sich auf den Blutkreislauf bezogen. Auch in der Kenntniss von der Zusammensetzung des Blutes hatte man Fortschritte gemacht. Malpighi entdeckte 1665 die rothen Blutkörperchen, deren genauere Beschreibung aber erst Leeuwenhook 1673 für viele Thierklassen gab. Ihre Bedeutung blieb freilich noch lange unklar. So erklärte noch 1770 John Hunter [40]), dass

---

39) Nicolaus Steno aus Kopenhagen wurde 1638 geboren und starb 1686. Er studirte Medicin und lebte in Paris, Padua, (als Professor der Anatomie in) Kopenhagen, Hannover und Hamburg. Er beschäftigte sich eingehend mit Anatomie und förderte sie an zahlreichen Stellen.

40) John Hunter, geboren 1728, der Bruder des als Anatom

die rothen Blutkügelchen nicht so grosse Wichtigkeit für
den Organismus hätten, wie die Blutflüssigkeit, die gerinnbare Lymphe. Denn diese komme allen Thieren zu, während die Blutkörperchen vielen fehlten. Er erklärte diese
sogar für den unwesentlichsten Bestandtheil des Blutes und
bestritt ferner entschieden, dass der Farbenveränderung bei
der Respiration eine wichtige Bedeutung zukomme. Sie sei
nichts weiter als ein Zeichen dafür, dass das Blut mit Luft
in Berührung gekommen sei.

Hunter hatte aber weiterhin noch die Ansicht, dass
die rothen Blutkörperchen nicht bis in die feinsten Arterien-
verzweigungen gelangten. Dahin fliesse nur die Lymphe.
In diesem Punkte befand er sich mit seinen Zeitgenossen
insofern in Uebereinstimmung, als man, wie auch Bichat [41])
im Anfang des neunzehnten Jahrhunderts, unterschied zwischen
Capillaren, die rothes Blut führen und solchen, besonders
engen, durch die nur Lymphe strömte. Man bezeichnete die
letzteren als „aushauchende" Gefässe. Durch sie wurden
die ernährenden Substanzen und andere Flüssigkeiten, Fett,
„Serosität", Gelenkschmiere, Schweiss, dem Gewebe zugeführt. Bichat sagte, sie gingen aus den Blutcapillaren
hervor, sie seien ausserordentlich fein, ihre Structur unbekannt. Unter pathologischen Verhältnissen könne Blut in sie

und Chirurg verdienten William Hunter, wurde von diesem in
Anatomie und Chirurgie unterrichtet. Ein regelrechtes Studium der
Medicin hat er nicht durchgemacht, doch erwarb er sich so weitgehende Kenntnisse, dass er eine grosse chirurgische Praxis gewann, Wundarzt am Georgs-Hospital und General-Chirurg der briti-
schen Armee wurde. Sein bedeutendstes Werk betitelt sich „Abhandlung über Blut Entzündung und Schusswunden" (1792). Grosses Verdienst erwarb er sich durch Anlegung eines grossen nach ihm benannten Museums, welches vor Allem durch zahlreiche anatomische Präpa-
rate werthvoll wurde.

41) Franz Xaver Bichat, als Begründer der Gewebelehre in
weiten Kreisen bekannt, wurde 1771 in Thoirette (Jura) geboren, studirte in Montpellier, Lyon und Paris und trieb anfänglich in erster
Linie Chirurgie. Später hielt er Vorlesungen über Anatomie, Physiologie und pathologische Anatomie. In seiner 1801 erlangten Stellung
als Arzt am Hotel-Dieu, widmete er sich hauptsächlich den Obductionen, deren er viele Hundert in einem Winter ausführte. Er überanstrengte sich dabei und starb schon 1802.

hineintreten und durch sie in's Gewebe durchschwitzen. Die weite Verbreitung ihrer Annahme erklärt sich daraus, dass man sie nöthig zu haben glaubte, um den Austritt ernährender Substanzen aus dem Blute zu erklären. Doch waren Andere der Ansicht, dass derselbe auch durch die Wände der Blutcapillaren vermittelst feiner Poren geschehen könne.

Mit diesen Erörterungen über die Entwicklung der Lehre vom Blutkreislauf wollen wir uns begnügen und uns nun zu einigen kurzen Betrachtungen über die **Respiration** wenden. Ihre Bedeutung fanden Vesal, Harvey und mit ihnen auch Descartes noch in einer Abkühlung und Verdichtung des zu heissen Blutes. Doch hatte letzterer auch noch die Ansicht, dass in den Lungen aus der Luft Substanzen aufgenommen würden, welche durch ihre Verbrennung die dem Herzen innewohnende Wärme unterhielten. Auch Andere kamen auf den Gedanken, dass bei der Athmung das Hineingelangen besonderer Luftbestandtheile in das Blut das Wirksame sein könnte. Man dachte dabei vor Allem an „salpetrige" Substanzen. Doch wurde ihre Wirkung verschieden aufgefasst. Während die Einen ihnen die Röthung des Blutes zuschrieben, fassten die Anderen den Einfluss der Salpetersäure mehr physikalisch auf. Sylvius[42]) liess sie an der Rarefaction des Blutes betheiligt sein, welche im linken Herzen ihren höchsten Grad erreicht. van Helmont[43]) andererseits sah die Bedeutung der „nitrösen" Salze

---

42) Franz de le Boë, gewöhnlich unter dem Namen Sylvius bekannt, ist der Gründer eines mit Hülfe der Chemie aufgebauten medicinischen Systemes, der desshalb sogenannten Chemiatrie, die sich weithin Beifall errang. Er wurde 1614 zu Hanau geboren. Seine Familie war ursprünglich französischer Abkunft, hatte eine Zeit lang in den Niederlanden gelebt und war dann in jene Stadt übergesiedelt. Nach seinem Studium practicirte er zunächst in Hanau, bildete sich dann in Paris und Leyden, wo er anatomische Vorlesungen hielt, weiter aus, liess sich in Amsterdam als Arzt nieder und wurde 1658 Professor der Medicin in Leyden, wo er 1672 starb. Er genoss einen weitverbreiteten Ruf, die Studirenden strömten seinetwegen von überallher nach Leyden zusammen.

43) Johann Baptista van Helmont ist hauptsächlich durch seine Weiterentwicklung und Umgestaltung der Lehren des Paracelsus von Bedeutung. Er wurde 1578 in Brüssel als Spross einer

gerade in einer Verdichtung des im Herzen zu sehr ausgedehnten Blutes.

Unserer heutigen Auffassung näherte sich Mayow (S. 11) schon etwas mehr, indem er den salpetrigen Theilen die Rolle zuerkannte an Verbrennungsprocessen im Körper mitzuwirken. So leitete er auch das Fieber aus einer zu weitgehenden Aufnahme der Salze und dadurch zu sehr gesteigerter Verbrennung ab. So blieb der Standpunkt, bis Priestley (S. 12) den Sauerstoff entdeckte.

Insoweit bei der Respiration mechanische Erklärungen in Betracht gezogen wurden, soll weiter unten erörtert werden. Dort wird ebenso auch die Rede sein von den physikalischen Theorien der **Verdauung**, während an dieser Stelle kurz auf die Weiterentwicklung der auf Seite 50 angeführten Anschauungen Galen's hingewiesen werden soll. Seine Lehren wurden vor Allen durch van Helmont abgeändert.

Er lässt allerdings auch den Magen die erste Verdauung besorgen. In dem Duodenum wirkt dann aber weiter die Galle auf den Speisebrei ein und da sie alkalisch ist, so nimmt sie dem bis dahin sauren Brei seine Säure. So ist die Galle also jetzt nicht mehr wie bei Galen ein blosses Excrement, sondern ein wichtiger Factor der Verdauung. Der im Duodenum gebildete Chylus gelangt nun in die Hohlvene, um unter dem Einfluss der Leber in Blut umgewandelt zu werden. Die galenische Auffassung von der Bedeutung der Leber blieb also noch bestehen. Damit war aber nach

--

alten adligen Familie geboren, war ausserordentlich wissbegierig und suchte (bei den Jesuiten) durch Studium der Philosophie sich eine möglichst tiefgehende Erkenntniss aller Dinge zu verschaffen. Als er aber darin keine Befriedigung fand, wandte er sich gegen das Vorurtheil seiner adeligen Stellung zum Studium der Medicin und hielt schon früh chirurgische Vorlesungen in Löwen. Aber auch diese Thätigkeit genügte ihm nicht, er ging desshalb auf weite Reisen durch die Schweiz, Italien, Frankreich und England und erwarb sich während derselben chemische Kenntnisse, die er zur Darstellung von Arzneimitteln verwerthete. Zurückgekehrt lebte er dauernd in Vilvorde bei Brüssel und vertiefte sich hier in die Schriften des Paracelsus, die ihn begeisterten und in ihrem Mysticismus seiner Frömmigkeit entgegenkamen. Er starb im Jahre 1644.

Helmont's Meinung die Verdauung noch nicht beendet.
Eine weitere Verarbeitung des Blutes erfolgte im Herzen
und die letzte, welche das Blut zur Ernährung der Gewebe
erst fähig macht, findet in den einzelnen Körpertheilen statt.
Alle diese Vorgänge stehen unter dem Einfluss von „Fermenten" d. h. besonderen, den einzelnen Organen eigenthümlichen Kräften, die u. A. an dem Magensaft und der Galle
haften.

Wieder andere Vorstellungen hat der ebenfalls im
17. Jahrhundert, aber nach van Helmont lebende Sylvius
(S. 58) ausgebildet, auf den die Fortschritte der Chemie ihren
Einfluss geltend machten. Er betrachtete die Verdauung
als einen chemischen Process. Die alkalische Galle, die von
der Leber gebildet wird und theilweise in das Blut der vena
cava übertritt, ist auch seiner Meinung nach dazu da, den
sauren Magensaft zu neutralisiren und ausserdem den Speisebrei in Chylus und Faeces zu scheiden. Dazu kam aber
nun der Pankreassaft, dem Sylvius eine saure Reaction
zuschrieb. Nachdem der Chylus unter der Einwirkung dieser
verschiedenen Säfte gebildet war, gelangte er nun nicht mehr
in die Leber. Denn Sylvius kannte nicht nur den Blutkreislauf, der ja mittlerweile durch Harvey gefunden war,
sondern auch die Existenz der Chylusgefässe. Aselli[44])
hatte sie 1622 entdeckt und als Gefässe eigener Art beschrieben, nachdem sie bis dahin zwar wohl schon und zwar
bereits von Erasistratus gesehen, aber falsch gedeutet
worden waren. Aselli selbst wusste zwar auch noch
nichts über ihren weiteren Verlauf, er liess sie noch zur
Leber gehen. Erst Pecquet[45]) fand 1647 den ductus thoracicus bei seiner Einmündung in die vena jugularis auf,
verfolgte ihn und gelangte so zu den Chylusgefässen. Mit
diesen Errungenschaften konnte also Sylvius rechnen und
war so van Helmont gegenüber wesentlich im Vortheil.

—

44) Gaspare Aselli war Professor zu Pavia. Er wurde zu
Cremona 1581 geboren und starb 1626. Die Schrift, in welcher er die
Chylusgefässe beschrieb, erschien erst ein Jahr nach seinem Tode, aber
ebensoviel vor der Abhandlung Harvey's.

45) Jean Pecquet (1622—1674, geb. zu Dieppe) fand den Ductus
thoracicus, als er noch Student in Montpellier war.

Wie sich das bei seinen pathologischen Vorstellungen geltend macht, werden wir später sehen.

Wir brechen hiermit unsere Betrachtungen über die Entwicklung der Anatomie und Physiologie ab. Wir haben für unsere Zwecke ausreichend gesehen, wie sich aus den groben Anschauungen des Alterthums allmählich über eine Reihe wichtiger Probleme gesicherte Auffassungen herausbildeten, die den unsrigen bereits sehr nahe kamen. Damit haben wir eine genügende Grundlage gewonnen zum Verständniss der weiterhin folgenden Erörterungen über pathologische Fragen.

Aber die Besprechung der Anatomie muss doch noch in doppelter Richtung ergänzt werden. Wir müssen uns zunächst einmal mit der feineren **mikroskopischen Zusammensetzung** des Körpers beschäftigen, deren volles Verständniss erst im neunzehnten Jahrhundert durch die Entwicklung der Zellenlehre möglich wurde.

Die Alten drangen in den geweblichen Aufbau unseres Körpers nur sehr wenig ein. Es musste ihnen zwar auffallen, dass der Organismus keine homogene Masse darstellt, dass er sich vielmehr aus immer wiederkehrenden, in bestimmter Weise angeordneten gleichartigen Theilen aufbaut, wie Häuten, Gefässen, Sehnen, allein eine genauere Einsicht in diese Structurverhältnisse gewannen sie nicht. Aristoteles und Galen nahmen an, dass jene gleichartigen Theile zuerst entständen und dann durch Aneinanderlagerung die Organe bildeten.

Wir begreifen heute, dass damals ein besseres Verständniss ja auch kaum möglich war, da wir uns eine Gewebelehre nicht ohne das Hülfsmittel des Mikroskops denken können. So dauerte es denn auch bis in die neuere Zeit, bis in das achtzehnte Jahrhundert, ehe wir wieder ausgedehntere Betrachtungen über die feinere Anatomie antreffen.

Die ersten mikroskopischen Untersuchungen haben allerdings schon Malpighi und Leeuwenhoek im siebzehnten Jahrhundert mit den damals noch recht primitiven Mikroskopen, bezw. nur mit einfachen Linsen vorgenommen. Aber sie kamen naturgemäss nicht weit und die Entdeckung der rothen Blutkörperchen war das einzige wichtigere Ergebniss. Auch im achtzehnten Jahrhundert waren die Fortschritte nur sehr gering, da eben das Mikroskop seine Vollendung erst im neunzehnten erreichte. Bis dahin aber führte die Unsicherheit seiner Anwendung nicht nur zu negativen Resultaten, sondern auch zu mancherlei Täuschungen, so dass Bichat (S. 57), der Begründer der Gewebelehre, es vorzog, ohne Mikroskop zu arbeiten. Auch seine Vorgänger urtheilten über den Aufbau des Körpers nur zum Theil nach mikroskopischen Untersuchungen, zum anderen Theil nach dem, was sie mit blossem Auge wahrnehmen konnten und nicht zuletzt auch auf Grund rein theoretischer, oft ganz willkürlicher Annahmen.

Die Beobachter wurden vor Allem aufmerksam auf die Structur des Hautbindegewebes und der faserig zusammengesetzten Theile. Bei jenem fiel unter Anderem der Umstand auf, dass bei Einblasen von Luft, wie es die Metzger machen, eine bestimmte Structur zu Tage tritt, bei diesen, dass man sie künstlich in Fibrillen zerlegen konnte.

Im Bindegewebe füllten sich mit der eindringenden Luft Hohlräume, die man Bläschen oder Zellen nannte, die aber demnach etwas ganz Anderes vorstellten, als was wir heute unter diesem Namen begreifen. Die verschieden gestalteten Räume werden durch Blättchen begrenzt, aber nicht allseitig, sondern so, dass sie noch mit einander communiciren. Die Blättchen als letzte Structurelemente bestehen aus einer organischen Grundsubstanz und werden wohl als schleimig bezeichnet. In den Zellen liegt unverbrauchtes Material, im Fettgewebe Fett, im sonstigen Gewebe Lymphe, oder auch ein bald öliges bald wässriges Wesen.

Andere nahmen die Fasern oder Fibern als die Grundbestandtheile an. Haller (s. K. 5) sagte, dass man zwar die letzten Fasern mit blossem Auge nicht wahrnehmen, aber durch den Verstand erschliessen könne. Denn die sichtbaren Fasern lösten sich bei Vergrösserung in immer feinere auf und man müsse sich vorstellen, dass das so bis ins Kleinste fortgehe.

Nach Brandis[46]) sind die Fasern durchweg kleine,

---

46) J. D. Brandis, Brunnenarzt in Driburg, Professor in Kiel,

mit blossem Auge nicht wahrnehmbare Gebilde, die durch Kreuzung und Zusammenlagerung, sowie durch Imprägnirung mit anorganischen Theilen undurchsichtig würden.

Um jenes Zellgewebe, Haller's schwammichtes Gewebe, zu erklären, dachte man sich, dass die Fasern auch blättchenförmig werden und so auch Zellen bilden könnten. Diese stellten sich Andere zum Theil auch so klein vor, dass durch ihre Aneinanderreihung die Fasern entstehen könnten, wobei sie dann unter Aufhebung ihres Lumens solide würden.

Blättchen und Fibern bauen sich aus Elementarsubstanz auf. Das eigentliche organische Substrat ist ein Gemisch aus Oel und Wasser, dem die Eigenschaft eines guten Klebemittels zukommt. Dahinein lagern sich die erdigen Stoffe ab, die man beim Verbrennen wieder frei werden sieht. Die feinsten Fasern entstehen nach einer Ansicht dadurch, dass zwei erdige Körnchen durch den Leim an einander gekittet werden.

Nach Haller wird nicht aller Leim zu Fasern, er kann auch als solcher ausgegossen und geronnen sein, wie z. B. in der Grundsubstanz des Knochens und des Knorpels. Bei der Bildung der Fasern ist aber wahrscheinlich auch ein Gerinnungsprocess betheiligt. Man erinnerte sich hier an die faserige Umwandlung der gelösten Stoffe des Blutes und wies wohl darauf hin, dass ja ausgeschwitzte Lymphe eine Metamorphose in Membranen erfahren könne.

So weit waren die Vorstellungen über den feineren Bau des thierischen Organismus bis zum Ende des achtzehnten Jahrhunderts entwickelt.

Bei den Pflanzen kam man den wirklichen, von uns so genannten Zellen eher nahe, da bereits Malpighi (S. 55) bei ihnen mit Flüssigkeit gefüllte kleine Kammern, die Zellen und Röhren entdeckte. Aber auch auf diesem Gebiete wurde ein weiterer Fortschritt erst im neuzehnten Jahrhundert erzielt, als man mit Hilfe der verbesserten Instrumente immer

---

ist zwar ohne grössere wissenschaftliche Bedeutung, giebt aber in seinem 1795 erschienenen Buche „Ueber die Lebenskraft" die damals geltenden Anschauungen übersichtlich wieder.

mehr auf jene Gebilde aufmerksam wurde und Schleiden (s. u. S. 65) schliesslich (1838) ihre Bedeutung bei der Pflanze erkannte.

Die Lehre von der Zusammensetzung des thierischen Organismus hatte allerdings schon 40 Jahre vor diesem Zeitpunkt einen bemerkenswerthen, wenn auch nicht nachhaltigen Erfolg zu verzeichnen. Ohne Kenntniss der Zellen und nur gestützt auf die soeben besprochenen Anschauungen hatte Bichat zur Zeit des Ueberganges des achtzehnten in das neunzehnte Jahrhundert, ohne wie bereits erwähnt das Mikroskop zu Hülfe zu nehmen, die Gewebelehre begründet. Er unterschied so verschiedene Arten von Geweben, darunter das Zellgewebe, Nervengewebe, Arterien-Venengewebe, ausdünstende Gefässe, einsaugende Gefässe, Knochen, Mark, Knorpelgewebe u. s. w. Durch ihre 6—8-fache Verbindung mit einander sollten sie die Organe bilden. Die von ihm angegebene Zahl der Gewebe ist grösser, als es unseren heutigen Anschauungen entspricht, aber die wichtigsten Formen benennen wir noch in der gleichen Weise, wenn auch vielfach in modificirtem Sinne. Manche allerdings erkennen wir als gesonderte Gebilde nicht mehr an, so u. A. das Gewebe der aushauchenden Gefässe.

Die einzelnen Gewebsarten wurden in mancherlei Beziehung zu einander gebracht, die wir nicht alle mehr für richtig halten. So sollten die Blutgefässe direkt mit den Drüsenausführungsgängen communiciren. So hatte man ferner die Vorstellung, dass die Gefässe im Gehirn in feine Lymphbahnen und dadurch in die Nerven übergingen, die man sich als feinste Röhren dachte, in denen Flüssigkeit peripher und und centripetal fliesse.

Derartige Meinungen mussten mit der weiteren Ausbildung der Mikroskopie hinfällig werden. Die Gewebelehre aber, von Bichat doch nur auf einer unzureichenden Basis aufgebaut, musste ein ganz anderes Aussehen gewinnen, als erst die Zusammensetzung der Gewebe aus der **Zelle** bekannt wurde. An den Pflanzen waren zuerst und zwar schon von Malpighi (S. 63) dahin gehörige Beobachtungen gemacht worden, die aber erst in den ersten Jahrzehnten des neunzehnten Jahrhunderts allmählich eine Vervollständigung erfahren und durch die Untersuchungen Schleiden's[47]) dahin verallgemeinert wurden, dass die Pflanzen sich lediglich aus Zellen aufbauten. Er verwerthete bei seinen Studien den hauptsächlich in jungen Pflanzenzellen leicht nachweisbaren Kern, der als wichtigstes Criterium des Vorhandenseins einer Zelle angesehen werden konnte. Als Schwann[48]) persönlich durch Schleiden von dessen Beobachtungen hörte, regte es ihn zu analogen Studien am thierischen Organismus an und indem er gleichfalls den besser als die ganze Zelle auffindbaren Kern in's Auge fasste, gelangte er vor Allem durch seine Forschungen an jugendlichen, embryonalen Geweben zu dem Schluss, dass auch der thierische Körper sich aus Zellen entwickelt. Freilich kam er noch nicht in allen Punkten zur Klarheit. Denn viele Gewebe verriethen ihre cellulare Abkunft nicht so ohne Weiteres und es bedurfte weiterer, im letzten Abschnitt noch zu berührender Studien, um die Lehre Schwann's nach jeder Richtung zu sichern.

Bis zu den vierziger Jahren des neunzehnten Jahrhunderts dauerte es also, bis die Basis gewonnen wurde, auf der unsere heutigen pathologischen Anschauungen in erster Linie aufgebaut sind.

Aber noch ein anderes Gebiet gewann erst in der neueren Zeit die für die Verwerthung in der Pathologie erforderliche Ausbildung: die **Entwickelungsgeschichte**, deren Bedeutung hauptsächlich in der Lehre von den Missbildungen hervortritt. Ihr müssen wir nun unsere Aufmerksamkeit zuwenden.

Bevor wir das aber thun, wollen wir in Kürze einen

47) Mathias Jakob Schleiden wurde 1804 zu Hamburg geboren, studirte Naturwissenschaften in Göttingen und Berlin und wurde 1839 Professor der Botanik in Jena, legte diese Stelle aber 1862 nieder. Von da an lebte er in verschiedenen Städten und starb 1881 in Frankfurt am Main.

48) Theodor Schwann wurde 1810 in Neuss am Rhein geboren, studirte Medicin in Bonn, Würzburg und Berlin und war Assistent bei dem Physiologen Johannes Müller. 1839 erschien seine Abhandlung: „Mikroskopische Untersuchungen über die Uebereinstimmung in der Structur und dem Wachsthum der Thiere und der Pflanzen". Er wurde 1838 Professor in Löwen, darauf in Lüttich und starb 1882 zu Köln.

Blick werfen auf die Lehren von der Entstehung der Organismen im Allgemeinen.

Bis tief in das neunzehnte Jahrhundert hinein ist man vielfach der Meinung gewesen, dass wenigstens die niedersten Organismen durch eine Urzeugung, **Generatio aequivoca oder spontanea, durch Abiogenesis** aus ungeformtem Materiale entstehen könnten.

In allgemeinster Form wurde diese Auffassung durch die Naturphilosophie vertreten (S. 36). Aus der aus dem Absoluten hervorgegangenen Urmaterie sollte sich ja die ganze Welt entwickelt haben und O k e n (S. 41) z. B. zweifelte nicht daran, dass auf einer bestimmten Entwicklungsstufe aus dem Urstoff, den er Aether nannte, durch polare Vorgänge das Organische gebildet werde. Zunächst entstehe der Urschleim und aus ihm der erste organische Punkt, das Bläschen, welches im philosophischen Sinne auch Infusorium genannt werden könne und das Analogon der Zelle darstellte. O k e n nennt diesen Vorgang Generatio originaria, Erschaffung. Aus den Bläschen setzen sich die Organismen zusammen, durch deren Zerfall die Infusorien wieder frei werden, um dann von Neuem zum Aufbau anderer Lebewesen verwendet zu werden. Das nennt O k e n Generatio aequivoca und darin liegt der Sinn, in welchem man von diesem hypothetischen Vorgange gewöhnlich redete. Denn man verstand darunter nicht sowohl die Bildung organischer Körper aus unorganischen Stoffen, als vielmehr ihre Entwicklung aus ungeformter durch Zerfall, Fäulniss etc. aus Pflanzen und Thieren frei werdender organischer Substanz. In dieser Weise hat man sich seit A r i s t o t e l e s die oft scheinbar so ganz unvermittelte und massenhafte Bildung niederer Thiere im Wasser und in faulenden Substanzen zu erklären versucht. Ganz besonders galt das auch für die Eingeweidewürmer, in welche sich Theile des Darminhaltes sollten umwandeln können. Freilich hat schon H a r v e y gegen solche Meinungen Einspruch erhoben und betont, dass die fraglichen Lebewesen sich alle aus Eiern entwickelten, die leicht an alle die Stellen gelangen könnten, an denen man nachher die ausgebildeten Thiere finde, die aber wegen ihrer Kleinheit dem Beobachter leicht entgingen. Indessen drang er mit seiner Behauptung nicht durch. Vor Allem war es immer wieder die Fäulniss, welche jenen alten Anschauungen Vorschub leistete. Bei J. F. Ackermann [49] z. B. findet sich mit Bezug darauf folgender Satz: „Während der organische Körper fault, geschieht es nicht selten, dass wieder einige Theile der sich zersetzenden organischen Materien einander anziehen und neue organische Körperchen formen, welche mit Leben begabt sind. So entsteht von faulendem Thierfleisch Priestley's „grüne Materie", ein Produkt, dessen Bildung in Gefässen mit faulenden Stoffen unter der Einwirkung des Sonnenlichtes beobachtet worden war, von faulenden Pflanzen eine ganze mikroskopische Thierwelt.

Die Fäulniss aber hat es nur mit niedrigen und niedrigsten thierischen und pflanzlichen Organismen zu thun, welche einer direkten Untersuchung und experimentellen Behandlung so schwer zugänglich waren. Bei ihnen hat sich denn auch die Lehre von der Generatio aequivoca am längsten erhalten und erst vom Jahre 1836 an wurde sie allmählich verdrängt. Allerdings hatte schon Spallanzani im achtzehnten Jahrhundert sich dahin ausgesprochen, dass zersetzungsfähige Flüssigkeiten dadurch vor der Zersetzung geschützt werden könnten, dass man sie kochte und nur erhitzter Luft den Zutritt gestatte. Aber zahlreiche, nicht immer exact zu widerlegende Einwände wurden dagegen erhoben und so blieb die Frage noch lange in der Schwebe. Im Jahre 1836 theilte dann aber Franz Schulze [50] mit, dass Infusionen aus thierischen und pflanzlichen Stoffen nicht faulten, wenn sie zuerst energisch gekocht waren und die hinzutretende Luft durch Schwefelsäure geleitet und so keimfrei gemacht wurde. Diese Anordnung des Versuches war

---

49) Jacob Fidelis Ackermann, geboren zu Rüdesheim 1765, war Professor in Jena und Heidelberg. Er schrieb u. A. über die Kreuzung der Sehnerven und ein zweibändiges Werk „Versuch einer physischen Darstellung der Lebenskräfte organisirter Körper" (1805). Er starb 1815.

50) Franz Schultze, Vorläufige Mittheilung einer experimentellen Beobachtung über generatio aequivoca. Gilbert's Annalen der Physik und Chemie 1836.

aber nothwendig, um dem gegen S p a l l a n z a n i [51]) gemachten Einwand zu begegnen, dass die Luft in ungenügender Menge zugegen und durch das Erhitzen verändert sei. Im Jahre 1837 berichtete sodann S c h w a n n (S. 65) über analoge Versuche und zeigte, dass auch die Alkoholgährung ausblieb, wenn der Traubensaft gekocht und die zutretende Luft durch Hitze sterilisirt war. Von da an wurden solche Experimente immer wieder und mit immer neuen Variationen ausgeführt und schliesslich von P a s t e u r mit solcher Umsicht und Vielseitigkeit vorgenommen, dass die Einwände verstummen mussten. Doch gehört die genauere Verfolgung dieser Forschungsperiode nicht mehr zu unserer Aufgabe.

Aber es war nicht nur das Gebiet der niedersten Lebewesen, auf welchem die Generatio aequivoca so lange ihr Wesen trieb. Auch in der Zellenlehre der höheren Organismen behielt sie lange grosse Bedeutung. S c h w a n n selbst war noch der Meinung, dass bei dem Wachsthum des Körpers die Zellen aus nicht geformter Leibessubstanz, aus dem „Blastem" sich durch eine Differenzirung entwickelten, bei welcher zuerst das Kernkörperchen, dann der Kern und schliesslich das Protoplasma entstünde. Wir werden später sehen, dass diese Blastemtheorie auch noch über S c h w a n n hinaus eine Zeit lang in Geltung blieb.

Das waren dieselben Anschauungen, die man früher auch für die erste embryonale Entstehung der Thiere und des Menschen vertheidigt hatte, zu einer Zeit, als man

---

51) L a z z a r o S p a l l a n z a n i, geb. 1729 zu Scandiano (Modena), war ein bedeutender Vertreter der Naturwissenschaften, besonders der Physiologie. Er hat sich durch zahlreiche ausgezeichnete Arbeiten über die Verdauung, über die künstliche Befruchtung der Froscheier, über die Infusionsthierchen, auf die sich vor Allem die oben im Text genannten Untersuchungen beziehen, über die Respiration u. A. bekannt gemacht. Er studirte in B o l o g n a und wurde Professor der Naturwissenschaften in Reggio, Pavia und Modena. Er machte ausgedehnte, zum Theil schriftstellerisch verwerthete Reisen nach der Schweiz, der Türkei, Troja, Sicilien, Deutschland und starb 1799. Er war nebenher auch Geistlicher und wird desshalb häufig als Abt bezeichnet.

von Spermatozoen und Eiern noch nichts wusste. Wir wollen darauf etwas genauer eingehen, indem wir uns zu der **Entwicklungsgeschichte** wenden.

So lange man von den geformten Zeugungsstoffen keine Kenntniss hatte, musste man nothwendig auf den Gedanken kommen, dass der Embryo sich aus einem flüssigen Substrat herausdifferenzire. Den Samen fasste man bei der Unkenntniss der mikroskopischen Structur als ein nicht weiter organisirtes Product auf und als man beim Weibe nach einem Analogon suchte, bot sich, da die Function des Ovariums noch völlig unerforscht war, lediglich das Menstrualblut dar. Kein Wunder, dass man diese beiden Stoffe zur Erklärung heranzog. Aber es überrascht uns auch nicht, wenn unter diesen Umständen die Deutung sehr verschieden ausfiel, wenn man bald dem einen, bald dem anderen Bestandtheile die wichtigste Aufgabe zuertheilte. Aristoteles liess den Embryo aus einer Vermischung des Sperma mit dem Menstrualblut hervorgehen. Der Same sollte dabei als ein Theil des Vaters dessen Eigenschaften in unbestimmter Form in sich enthalten und diese Beschaffenheit auf das Menstrualblut übertragen, welches dabei sich verdicke und alles zum Wachsthum nothwendige Material liefere. Andere hatten die Meinung, dass der Same selbst an der Bildung des Embryo noch weniger betheiligt sei und lediglich als ein Reiz auf das Menstrualblut wirke. Pythagoras (S. 49) stellte sich vor, dass das Sperma im Uterus erst das Herabfliessen einer Blutflüssigkeit (Ichor) veranlasse, welche dann den Embryo liefere. Anaxagoras[52] andererseits betrachtete nur das Sperma als die Quelle des neuen Individuums, die Mutter gebe nur den Ort und das Nährmaterial für die Entwicklung her. Die Kraft des Samens aber liege in der eingepflanzten Wärme. Galen glaubte, dass der männliche Same mit einem weiblichen, also nicht mehr eigentlich mit dem Menstrualblut zusammentrete. Er hatte schon die Vor-

---

52) Anaxagoras lebte etwa 500—428 v. Chr. grösstentheils in Athen. Er unterschied neben der einheitlichen, aber mit verschiedenen Qualitäten versehenen Materie eine vernünftige Weltseele, den Nus, welche alle Vorgänge leitet.

stellung, dass das Ovarium betheiligt sein könne, ohne damit aber die Auffassung, dass es sich um ein ungeformtes Substrat handele, zu verlassen.

Diese Lehren der Alten erfuhren nun wie die der groben und feinen Anatomie durch das ganze Mittelalter hindurch keine Förderung. Aber auch Paracelsus (S. 9) verzeichnet noch keinen Fortschritt. Er war der Ansicht, der Embryo entstehe nur aus dem Samen. Die Mutter sei gar nicht unbedingt nothwendig, da auch durch chemische Proceduren neue Individuen aus dem Sperma in's Leben gerufen werden könnten.

So blieb also über Paracelsus hinaus die Lehre von der Entstehung des Embryo aus ungeformtem Material bis in die Neuzeit bestehen.

Eine Aenderung trat erst ein, als Harvey (S. 54) seine Auffassung begründete, die in dem Ausspruch „Omne vivum ex ovo" gipfelte, als er demnach die Entstehung aller Organismen aus einem bestimmten morphologischen Gebilde, dem Ei, ableitete. Heute wissen wir, dass jener Satz für alle höher organisirten Thiere zutrifft. Harvey selbst vermochte aber seine Allgemeingültigkeit noch nicht zu beweisen. Denn das Säugethierei war ihm noch unbekannt. Auch als Regnerus de Graaf[53]) im Ovarium den nach ihm benannten Follikel und das Ei in der Tube des Kaninchens nachwies, kam noch keine völlige Klarheit in die Sache, da man zunächst noch den ganzen Follikel als das eigentliche Ei ansah. So konnte denn noch die Meinung bestehen bleiben, dass das Ei aus einem ungeformten flüssigen Substrat bestehe, in welchem erst die Organisation als etwas Neues anhebe. Hunter z. B. hat sich in diesem Sinne für das Hühnerei ausgesprochen. Erst Carl Ernst von

---

53) Regnerus de Graaf, Arzt in Delft, wurde 1641 in Schoonhoven (Niederlande) geboren. Er studirte in Löwen, Utrecht und Leiden Medicin und hielt sich vor seiner Niederlassung einige Zeit in Paris auf. Er war der erste, der, wenn auch noch unvollkommene, Injectionen der Blutgefässe vornahm. Sein grösstes Verdienst besteht in einer höchst sorgfältigen Beschreibung der männlichen, besonders aber der weiblichen Genitalien: De mulierum organis generationi inservientibus 1672. Er starb 1673.

Baer [54]) entdeckte in dem Graaf'schen Follikel das Ei bei Mensch und Säugethier (1829).

Immerhin hat aber schon Harvey einen ganz neuen Gesichtspunkt in die Entwicklungslehre hineingetragen. In der gleichen Richtung aber musste dann die von Ham [55]) (1677) gemachte und von Leeuwenhook gleich darauf bestätigte und für zahlreiche Thierklassen als gültig nachgewiesene Entdeckung der Samenthierchen umgestaltend wirken.

Seitdem nun machte man mehr und mehr die geformten Bestandtheile zum Ausgangspunkt der Embryogenese. Die Spermatozoen freilich, die „Animalculi" wurden von Manchen zunächst für unwesentliche Bestandtheile des Samens, ja für eine Art Infusorien gehalten, die sich in ihm, wie in stagnirenden Flüssigkeiten sollten entwickeln können. Im Jahre 1791 spottete Blumenbach (s. Kap. 5) über diejenigen, welche diesen „fremden Gästen" des Sperma eine besondere Bedeutung zusprachen und noch Joh. Müller (s. Kap. 5) schrieb in seinem Lehrbuche der Physiologie (1833), dass es noch nicht feststehe, ob die Spermatozoen Parasiten oder belebte Urtheilchen des Thieres seien, bei welchem sie vorkommen. Andererseits aber verstehen wir es sehr wohl, dass die überraschende Entdeckung Vielen, z. B. Leeuwenhook Veranlassung gab, den Embryo aus den Spermatozoen abzuleiten. Dieser Lehre trat dann die andere gegenüber, welche die wichtigste oder ausschliessliche Rolle dem Ei zuertheilte. Zwischen den beiden Rich-

---

54) Karl Ernst von Baer, geb. 1792 auf dem Gut Piep in Esthland, studirte Medicin in Dorpat, wurde Prosector in Königsberg, dann Professor der Zoologie und später Professor der Anatomie ebenda. 1829 folgte er einem Rufe nach Petersburg, wo er mit einer vierjährigen Unterbrechung blieb. Er starb 1876 zu Dorpat. Das grösste Verdienst v. Baers liegt auf entwicklungsgeschichtlichem Gebiete. Sein zweibändiges Werk „Entwicklungsgeschichte der Thiere" enthält eine sorgfältige Beschreibung der Embryogenese, die er durch viele neue Beobachtungen bereicherte.

55) Ham, Johann, geboren in Arnheim, machte die obige Entdeckung, als er noch Student in Leyden war. Er war später Arzt in seiner Vaterstadt.

tungen, den „Animalculisten" und den „Ovisten" entspann sich ein lebhafter Streit. Aber das war nicht die einzige Frage, welche die Gemüther bewegte. Denn indem man nun festzustellen suchte, in welcher Weise denn der Embryo aus den Samenfäden oder den Eiern hervorginge, boten sich zwei Wege. Entweder nämlich hatten die beiden Keimstoffe zwar eine gewisse äussere Gestalt, waren aber in sich im Uebrigen ohne Organisation, so dass das neue Individuum aus einem Differenzirungsprocess einer ungeformten Masse hervorging. Oder der Embryo war bereits in den Keimelementen vorgebildet und brauchte sich nur lediglich durch Wachsthum und weitere Ausgestaltung seiner Theile weiter zu entwickeln. Die zweite Ansicht führte aber nothwendig zu der Absurdität, dass wie das einzelne Individuum in dem Ei der Mutter vorgebildet war, dieses wieder in dem der Grossmutter vorhanden gewesen sein musste, so dass also schliesslich alle Menschen bereits in der Keimzelle der ersten Menschen eingeschachtelt gedacht wurden. Man hat denn auch berechnet, wie viel Keime der Eierstock der Eva enthalten haben muss!

Diese Lehre heisst die Präformations- oder Einschachtelungstheorie. Sie wurde hauptsächlich durch Albrecht von Haller, Ch. Bonnet[56]), den Philosophen Leibniz (S. 33) und durch Spallanzani (S. 68) vertreten. Ersterer stützte sich darauf, dass im bebrüteten Hühnerei die gefässhaltige Dotterhaut mit den gefässhaltigen Häuten des werdenden Küchelchens continuirlich zusammenhinge. Da nun die Dotterhaut schon im Eierstock präformirt gewesen sei, so müsse auch das Küchelchen als solches bereits vorhanden gewesen sein, so dass seine einzelnen Theile sich nur zu vergrössern und besser zu formen brauchten. Er sagte u. A.: „Alle Eingeweide und die Knochen selbst seien schon vorhero gebaut gegenwärtig, obgleich in einem

---

56) Charles Bonnet, geb. 1720 zu Genf, war Naturforscher und beschäftigte sich gern mit philosophischen und theologischen Fragen. Er schrieb über verschiedene biologische Themata und über die Zeugungstheorien in einem zweibändigen Werke: Considérations sur les corps organisés (1762). Er starb 1793.

fast flüssigen Zustande." Spallanzani sprach sich in gleichem Sinne aus. Er studirte z. B. die Entwicklung des Froscheies und von der eben als solche deutlich erkennbaren Larve rückwärtsgehend fand er keine Grenze gegenüber dem unbefruchteten Ei und glaubte deshalb, dass in diesem der Embryo schon enthalten, nur noch nicht für den Beobachter sichtbar sei und dass er sich also nach der Befruchtung nur entfalte.

Die Präformationslehre fand aber bald einen entschiedenen und erfolgreichen Gegner an C. F. Wolff[57]. Er zeigte, indem er die Pflanzen zum Vergleich heranzog, wie alle lebenden Wesen allmählich entstehen, ohne irgendwie vorgebildet zu sein, dass die Organe zu einer bestimmten Zeit an Stellen auftreten, wo vorher von ihnen noch nichts zu bemerken war, dass die Extremitäten als kleinste Höckerchen aus dem Rumpfe herauswachsen und sich erst später differenziren u. s. w. Das ist die Evolutionslehre, die sich von da ab einbürgerte und auch von Blumenbach (Kap. 5) in seiner später noch zu erwähnenden Schrift über den Bildungstrieb vertheidigt wurde. Welche Rolle freilich bei dieser Art der Entwicklung dem Sperma zufiel, blieb bis in unser Jahrhundert unklar. Nach Spallanzani setzt der Same das Ei lediglich in eine von Wachsthum gefolgte Spannung, er reizt vor Allem das Herz der Larve. Zu dieser Wirkung seien ausserordentlich geringe Mengen von Samen erforderlich. Er sah dies daran, dass, wenn er das eine von zwei oder mehreren zusammenliegenden Froscheiern mit einer in Samen getauchten Nadelspitze berührte, alle be-

----

57) Caspar Friedrich Wolff wurde als Sohn eines Schneiders 1733 in Berlin geboren. Er studirte in Berlin und Halle, wo er 1759 promovirte. 1763 trat er als Lehrer der Anatomie und Entwicklungsgeschichte in Berlin auf, konnte aber hier nicht festen Fuss fassen und folgte desshalb 1767 einem Rufe nach St. Petersburg, wo er als Mitglied der Academie sich fast ausschliesslich wissenschaftlichen Arbeiten widmete und 1794 starb.

Unter seinen anatomischen und physiologischen Arbeiten ist eine Dissertation, die den Titel „Theoria generationis" führt, die bedeutendste. Durch sie widerlegte er die Einschachtelungstheorie und wurde so der Begründer der neueren Entwicklungsgeschichte.

fruchtet wurden. Die Spermatozoen hielt er dabei wie die oben bereits erwähnten Beobachter nicht für nothwendig. Er glaubte auch mit der reinen, d. h. von Spermatozoen freien Samenflüssigkeit Befruchtung erzielt zu haben. Doch war er der Meinung, dass eine materielle Berührung zwischen beiden Theilen stattfinden müsse und dass nicht etwa flüchtige Theile des Samens das Wirksame darstellten. Später hat man seine Versuche auch wohl anders gedeutet. So nahm Reil (s. Kap. 5) an, dass die Einwirkung des Sperma eine dynamische sei, ähnlich der einer magnetischen Metallplatte auf eine andere.

Erst in der Mitte des neunzehnten Jahrhunderts wurde das Eindringen der Samenfäden in das Ei beobachtet und damit die Frage nach ihrer Bedeutung entschieden. So lehren uns also die bisherigen Betrachtungen über die verschiedenen Gebiete der normalen Anatomie und Physiologie übereinstimmend, dass erst in den letzten 3—4 Jahrhunderten eine raschere Zunahme der Kenntnisse zu verzeichnen ist. Zuerst war es die Anatomie, die durch Vesal gesicherte Grundlagen gewann, wenn sie auch noch mancher Ergänzungen bedürftig blieb. Erst hundert Jahre später feierte die Physiologie in der Entdeckung des Blutkreislaufs durch Harvey ihren ersten grossen Triumph. Die Entwicklungsgeschichte erhielt erst um die Mitte des vorigen Jahrhunderts eine ausreichende Basis und die Histologie gelangte gar erst im neunzehnten zur fruchtbringenden Ausbildung. So dauerte es also ausserordentlich lange, bis das Fundament genügend fest wurde, auf welchem die Pathologie, die doch der normalen Verhältnisse als unentbehrlicher Ausgangspunkte bedarf, ihr Gebäude errichten konnte.

Aber noch ein anderer Umstand erschwerte ihr und zugleich auch der normalen Anatomie und Physiologie die Entwicklung: die lange Zeit nur unvollkommene und erst spät sich ausbreitende Anwendung des **Experimentes** auf den lebenden und überlebenden Organismus. Erst in der neueren Zeit entwickelte sich in consequenter Anwendung diese Forschungsmethode, ohne welche wir uns heute eine wissenschaftliche Arbeit gar nicht mehr vorstellen können. Es hat aber bis in das achtzehnte Jahrhundert gedauert, bis die ersten und auch da noch spärlichen und wenig umfangreichen Thierversuche zur Aufklärung pathologischer Vorgänge angestellt wurden.

Viel früher hat man begonnen, das Experiment in den Dienst der normalen Physiologie zu stellen. Vor Allem benutzte man es, um die Functionen des Centralnervensystems festzustellen, doch bis in die neueste Zeit ohne durchgreifenden Erfolg. Schon Galen nahm Durchschneidungen des Rückenmarks vor und fand, dass dadurch Lähmung der nach hinten gelegenen Körperabschnitte eintrat. Auch machte er Eingriffe am Grosshirn, wie theilweise Entfernung desselben, gewann aber dadurch keine tiefere Einsicht und wurde von seiner Meinung, dass in ihm die Lebensgeister gebildet und Schleim secernirt werde nicht abgebracht.

Nach Galen dauerte es, wie in allen anderen Fragen, so auch hier bis über das Mittelalter hinaus, bis die experimentelle Forschung wieder aufgenommen wurde. Der im 17. Jahrhundert lebende Willis [58]) war der erste, der Versuche am Klein- und Grosshirn anstellte. Von da ab blieb das Experiment stetig in Benutzung. Man ging in der verschiedensten Weise gegen das Gehirn und später auch gegen das Rückenmark vor, reizte diese Theile durch Chemikalien, stach in sie hinein, verletzte sie auf mannichfache Art, trug Theile von ihnen ab oder exstirpirte sie ganz. Aber die Versuche wurden noch zu wenig gleichmässig und exact ausgeführt, die Resultate widersprachen daher einander vielfach. Wir haben deshalb keine Veranlassung uns eingehender mit ihnen zu befassen. Grössere Sicherheit gewannen die Experimente erst im Anfang des neunzehnten Jahrhunderts. Nun trugen sie reiche Früchte. Im Jahre 1826 entdeckte Charles Bell [59]) den Unterschied zwischen den vorderen und

<hr>

58) Thomas Willis war in London Arzt, nachdem er längere Zeit in Oxford Professor gewesen war. Er war geboren 1622 zu Great-Bedwin in Wiltshire und starb 1675.

59) Charles Bell, geb. zu Doune in Schottland 1774, wurde von seinem in Edinburg lebenden Bruder John, der Chirurg war, in der Medicin ausgebildet. 1807 gründete er in London eine medicinische Schule und war gleichzeitig Lehrer der Anatomie und Wundarzneikunde an der von Hunter gegründeten Schule. Von 1828 an widmete

hinteren Rückenmarkswurzeln und stellte fest, dass jene den Impuls des Gehirns zu den Muskeln, diese die Empfindung vom Zustande der Muskeln zum Gehirn leiteten. Schon früher, 1811, war ihm aufgefallen, dass er durch Reizung der vorderen Rückenmarkswurzeln die Muskeln zur Contraction bringen konnte, während es von den hinteren aus nicht gelang. Diese Entdeckung Bell's wurde in der Folge von mehreren Forschern ergänzt und vervollständigt, so u. A. und vor Allen von Magendie[60]), der anfänglich, allerdings ohne Bell's Arbeit zu kennen, sogar behauptete, die neue Thatsache selbst zuerst gefunden zu haben. Er war es auch, der sich der experimentellen Methode im weitesten Umfange bediente, sie als die einzige Quelle der Erkenntniss bezeichnete und so aus ausbildete, dass man ihn mit Recht als ihren eigentlichen Begründer ansieht.

Auf der Basis der Bell'schen Lehre baute man nun weiter und von ihr ausgehend gelangte 1833 Marshall Hall[61]) dahin, die Reflexbewegungen aufzuklären.

Unter den Forschern aber, welche die Funde von Bell und Hall nachprüften, ist ganz besonders noch Jo-

---

er sich nur der Praxis und starb 1842. Er war ein ausgezeichneter Anatom und schrieb u. A. eine Anleitung zur anatomischen Zergliederung. Hauptsächlich bekannt geworden ist er durch die oben besprochene Untersuchung, die enthalten ist in den Arbeiten: „Beschreibung des natürlichen Systems der Nerven des menschlichen Körpers" (1824) und „Das Nervensystem des menschlichen Körpers" (1830).

60) Francois Magendie wurde 1783 in Bordeaux geboren, studirte in Paris, wurde Arzt am Hotel Dieu und Professor der Physiologie am Collège de France. Hier wirkte er zugleich als Praktiker seit 1831. Er starb 1855 zu Sannois bei Paris. Seine Hauptverdienste liegen auf dem Gebiete der Experimentalphysiologie, über die er ein zweibändiges Werk schrieb: Précis de physiologie expérimentale (1816).

61) Marshall Hall wurde 1790 in Basford in Nottinghamshire geboren, studirte in Edinburg, machte Reisen nach Frankreich und Deutschland und liess sich 1817 in Nottingham, 1826 in London als Arzt nieder. In letzterer Stadt war er auch Lehrer am Sydenham College. Er veröffentlichte zahlreiche besonders experimentelle Arbeiten, unter denen die bedeutendste die ist, welche sich mit den Reflexvorgängen beschäftigt und den Titel führt: „Ueber die Reflexfunction der Medulla oblongata und der Medulla spinalis (1833). Hall starb zu Brighton im Jahre 1857.

hannes Müller (Kap. 5) zu nennen. Er verstand es
erst, ihre Bedeutung voll und ganz klarzulegen.

Auch in der Grosshirnphysiologie, bezw. der Frage
nach der Bedeutung der einzelnen Abschnitte des Centralnervensystems wurden erst im neunzehnten Jahrhundert er-
folgversprechende Gesichtspunkte gewonnen.

Schon seit langer Zeit war man zu der Ansicht gekommen, dass der Sitz der geistigen Functionen oder wie
man kürzer sagte, der Sitz der Seele im Gehirn zu suchen
sei. Während man aber in diesem Sinne meist das ganze
Organ gleichmässig in Anspruch nahm, hatten Einzelne sich
bemüht, jenen Sitz genauer zu umgrenzen. Descartes
(S. 31) stellte sich vor, dass die Zirbeldrüse die Seele beher-
berge. Denn da sie untheilbar sei, könne sie nicht in paari-
gen Theilen ihre Wohnung haben. Die Zirbeldrüse aber sei der
einzige unpaarige Abschnitt des Gehirns. Demgegenüber betrachtete am Ende des achtzehnten Jahrhunderts der Anatom
Sömmering [62] die Ventrikelflüssigkeit als Seelensitz. Ihre
wässrige Beschaffenheit spreche nicht dagegen, dass sie ani-
mirt sein könne und was Descartes für die Zirbeldrüse
anführe, lasse sich ebenso gut für jene Flüssigkeit, die ja in
sich einheitlich sei, verwerthen. Sie sei aber ausgezeichnet
geeignet, die mit den Nerven, welche auf der Innenfläche
der Ventrikel endeten, ankommenden Eindrücke aufzunehmen
und auf andere Nerven zu übertragen. Solchen Anschauungen gegenüber bedeutete die Lehre Gall's [63] einen bedeu-

---

62) Thomas von Sömmering wurde 1755 zu Thorn geboren,
studirte in Göttingen, wurde 1778 Professor der Anatomie in Cassel,
1784 in Mainz. Als hier die Universität aufgehoben war, prakticirte
er in Frankfurt am Main, siedelte aber 1805 nach München über, wo
er Mitglied der Akademie der Wissenschaften und Leibarzt wurde.
1820 ging er nach Frankfurt zurück und starb daselbst 1830. Er war
ein ausgezeichneter Anatom und arbeitete ausser über einige pathologische Themata (Missbildungen) über verschiedene Theile des menschlichen Körpers, vor Allem über das Gehirn und die Sinnesorgane.
Das erstere behandelt die Arbeit „Ueber das Organ der Seele" (1796).
Sein umfangreichstes Werk ist das fünfbändige „Vom Bau des menschlichen Körpers" (1791—1796).

63) Franz Joseph Gall, geb. zu Tiefenbrunn bei Pforzheim
1758, studirte in Strassburg und Wien Medicin und kam schon früh

tenden Fortschritt. Er sprach es aus, dass die Gehirnrinde der Sitz der Seelenthätigkeit sein müsse, dass diese aber nicht gleichmässig über die ganze Rinde vertheilt sei, sondern dass die einzelnen Abschnitte derselben eine verschiedene Bedeutung hätten. Er ging dann freilich wieder zu weit, indem er den einzelnen Seelenvermögen, deren er 27 annahm, ganz bestimmte, von ihm Organe genannte Theile der Gehirnoberfläche zuwies und die Lehre vertheidigte, dass man aus der äusseren Schädelform auf die Entwicklung jener Organe und damit der Seelenvermögen schliessen könne. Seine Anschauungen wurden unter der Bezeichnung „Phrenologie" zusammengefasst. Sie fanden fanden vor Allem in England und Amerika Anklang. Doch haben diese grösstentheils willkürlichen Annahmen für die Entwicklung der heute geltendem Lokalisationslehre nichts geleistet. Ihre Ausbildung fällt in die zweite Hälfte des neunzehnten Jahrhunderts, sodass wir hier nicht genauer darauf eingehen und uns begnügen, den ersten grossen mit verbesserten Methoden vorgehenden Grosshirnexperimentator Pierre Flourens[64]) nennen. Er schloss aus seinen zahlreichen Thierversuchen, dass das Grosshirn der Sitz der gesammten Intelligenz und der Seele sei, das Kleinhirn dagegen die geordneten Bewegungen leite. Er kam aber noch

---

auf den Gedanken eines Zusammenhangs zwischen Schädelbildung und den geistigen Anlagen. Er begann in Wien über diesen Gegenstand vorzutragen und fuhr damit in verschiedenen Städten Deutschlands und endlich in Paris fort, wo er von 1808 bis zu seinem Tode 1828 lebte. Seit 1804 bearbeitete er den Gegenstand gemeinsam mit Cristoph Spurzheim aus Longerich bei Trier. Bleibenden Werth hat das grosse von beiden Männern herausgegebene vierbändige, mit 100 Foliotafeln versehene Werk „Anatomie und Physiologie des Nervensystems" und die von Gall allein herausgegebene zweite Auflage unter dem Titel: Ueber die Functionen des Gehirns und seiner einzelnen Theile.

64) Marie Jean Pierre Flourens wurde 1794 zu Mauveilhon im Departement Hérault geboren und lebte von 1814 an in Paris. Er wurde 1828 Mitglied der Akademie der Wissenschaften und 1833 deren Secretär, 1830 Professor der vergleichenden Anatomie. Er bearbeitete vor Allem die Anatomie und Physiologie des Grosshirns und fand 1837 das Athemcentrum.

nicht zu der heute feststehenden Erkenntniss, dass die Vorgänge im Gehirn localisirt sind, vielmehr sollte jeder Theil
desselben sämmtliche intellectuelle Functionen ausüben
können.

Sehen wir so, dass das Experiment am Nervensystem
erst sehr spät zu sicheren Ergebnissen gelangte, so war es
auf anderen physiologischen Gebieten nicht wesentlich anders. Hier kam bis in's neunzehnte Jahrhundert der Versuch überhaupt nur wenig zur Anwendung. Es sei zunächst
daran erinnert, dass Harvey die Umschnürung der Extre-
täten heranzog, um die Stauung des venösen Blutstromes zu
demonstriren.

Im achtzehnten Jahrhundert wurde sodann das Experiment, wenn auch nur auf einem umschriebenen Gebiete,
durch Albrecht von Haller verwerthet. Er machte die
Beobachtung, dass ein Muskel sich zusammenzieht, wenn man
auf ihn irgend einen Reiz direkt einwirken lässt. Man kann
die Erscheinung hervorrufen durch „ein Eisen, und in den
hohlen Muskeln durch eingeblasene Luft, durch Wasser und
alles Scharfe, am allerkräftigsten aber durch den Reiz eines
electrischen Stromes." Diese Fähigkeit des Muskels, von der
später noch mehr die Rede sein muss, nannte Haller Irritabilität. Aus weiteren Versuchen schloss er, dass sie vom
Nerveneinfluss unabhängig sei, denn sie dauere fort, auch
wenn der Nerv unterbunden und das Gehirn verletzt oder
auch völlig entfernt wurde.

Nach Haller war es dann vor Allen im neunzehnten
Jahrhundert der bereits erwähnte Magendie, der auch
anderen als nervenphysiologischen Fragen seine Aufmerksamkeit zuwandte. Er arbeitete über die Circulation, die
Verdauung, die thierische Wärme. Sein Bestreben war darauf gerichtet, die Methode der Physik und Chemie auch auf
die Physiologie anzuwenden und alle Lebensvorgänge auf
physikalische und chemische Gesetze zurückzuführen. So
legte er den Grund zu der experimentellen physiologischen
Forschung, die von da an auf das gleiche Ziel gerichtet blieb
und zu den glänzendsten Resultaten führte. Ihre weitere
Besprechung fällt aber nicht in den Rahmen unserer Erörterungen.

Das Experiment auf pathologischen Gebieten konnte natürlich dem physiologischen nicht vorausgehen, ihm vielmehr nur nachfolgen. Es ist daher nicht anders zu erwarten, als dass es ebenfalls erst sehr spät in Aufnahme gelangte. Der erste, welcher von ihm Gebrauch machte, war John Hunter (S. 56). Er versuchte u. A. auf verschiedene Weisen Entzündungen zu erzeugen, indem er z. B. Kochsalzlösungen in Wunden einspritzte. Dann bemühte er sich die Temperatur des entzündeten Gewebes zu messen. Er führte ferner Fremdkörper in die Gewebe ein, um durch sie Eiterung hervorzurufen.

Im neunzehnten Jahrhundert war es wiederum Magendie, der auch das pathologische Experiment pflegte. Er spritzte u. A. faulige Massen in die Venen und erzielte so septische Processe. Er prüfte ferner an Thieren verschiedene Medikamente auf ihre Wirkung. Von da an verschwand auch der pathologische Versuch nicht wieder von der Tagesordnung, aber er wurde doch erst von den vierziger Jahren an in grösserer Ausdehnung verwerthet.

So ist also das Experiment überhaupt eine Errungenschaft der neueren Zeit, der letzten beiden Jahrhunderte, vor Allem des neunzehnten. Erst sehr spät konnte also die Medicin aus ihm Vortheil ziehen.

Nicht viel besser erging es ihr mit einem anderen ausserordentlich wichtigen Gebiet, welches als das Fundament der Pathologie betrachtet werden muss, mit der **pathologischen Anatomie**. Sie konnte nur gedeihen auf der Basis gesicherter normaler anatomischer und physiologischer Kenntnisse, ohne die ja eine Beurtheilung krankhafter Veränderungen und Functionen nicht denkbar war. Sie war aber ferner durchaus abhängig von der Vornahme von Leichenöffnungen. So lange daher überhaupt noch keine oder nur sehr spärliche Obductionen vorgenommen wurden, also bis zu Vesal, konnte für die Pathologie noch weit weniger als für die Erkenntniss der normalen Verhältnisse gewonnen werden. Denn letztere liessen sich wenigstens einigermaassen durch Untersuchungen an Thieren feststellen, während bei diesen erhobene pathologische Befunde schon allein deshalb nicht ohne Weiteres auf den Menschen über-

tragen werden konnten, weil ja die klinischen Krankheits-
bilder sich nur schwer vergleichen oder gar identificiren
liessen. Was man aber während des Lebens erkennen
konnte, reichte natürlich nicht aus, wenn es auch benutzt
wurde. So leitete Galen die vier Cardinalsymptome der
Entzündung aus der Beobachtung am Lebenden ab. Aber
auch als die Obductionen nicht mehr so sehr selten waren,
kam die Pathologie nicht sogleich zu ihrem Recht. Denn
man hatte zunächst noch so viel mit den normalen Struc-
turen und Functionen zu thun, dass man sie erst feststellen
musste, manche pathologische Abweichungen daher gar nicht
als solche erkannte und den unzweifelhaft vorhandenen nicht
die nöthige Aufmerksamkeit widmen konnte. Begreiflich ist
es daher, dass anfangs nur die auffallendsten Befunde das
Interesse erweckten und aufgezeichnet wurden, so dass die
allerdings seltenen pathologisch-anatomischen Werke des
sechszehnten bis siebzehnten Jahrhunderts besonders gern
Beschreibungen von ausserordentlichen Beobachtungen, Curiositäten und Monstrositäten enthalten. Doch war schon damals ein Verständniss für die Wichtigkeit derartiger und
anderer anatomischer Abweichungen des Körpers vorhanden.
So sagte Harvey, dass die Section an langwierigen Krankheiten Verstorbener lehrreicher sei, als die von zehn Ge-
henkten, und Bacon betonte den Werth der Untersuchungen
der „Spuren und Eindrücke“, welche die Krankheiten im
Körper hinterlassen haben. In das siebzehnte Jahrhundert
fällt denn auch schon ein grosses pathologisch-anatomisches
Werk, das Sepulchretum des Th. Bonet[65]), in welchem
ausserordentlich zahlreiche, allerdings wenig eigene, meist
aus den Beobachtungen Anderer gesammelte Befunde niedergelegt sind. Der Verf. verstand es freilich noch nicht, das
Wesentliche jedes Falles und die richtige Beziehung zu den
im Leben bestandenen Krankheitserscheinungen herauszufinden, aber dafür ist das Buch doch schon reich an einzelnen Thatsachen.

---

65) Theophile Bonet war Arzt zu Genf wo er 1620 geboren
wurde und 1689 starb. Sein Hauptwerk hat den Titel: Sepulchretum
seu Anatomia practica. Es erschien 1679.

Erst ungefähr hundert Jahre später lebte der Mann, der in seinem berühmten Werke „De sedibus et causis morborum" (1761) die erste wirklich brauchbare Grundlage der pathologischen Anatomie schuf, Jean Baptist Morgagni [66]). Er benutzte allerdings das Sepulchretum und andere Werke, verwerthete auch mündliche Mittheilungen vor Allem seines Lehrers Valsalva [67]), allein das Wichtigste hat er selbst festgestellt. Sein Verdienst besteht einmal darin, dass er die Leichenbefunde nicht nur als für sich bestehende interessante Erscheinungen ansah, sondern, dass er sie zu den im Leben beobachteten Vorgängen in direkte Beziehung zu setzen suchte und meist auch richtig zu setzen verstand. Immer freilich gelang ihm das nicht, weil er die Processe noch nicht verknüpfen und nicht in genetischen Zusammenhang bringen konnte. Er suchte auch aus dem Leichenbefund therapeutische Maassnahmen abzuleiten und auch insofern aetiologische Zusammenhänge festzustellen, als er auf die Einwirkungen hinwies, welche der Beruf auf die Organveränderungen haben konnte.

Das grössere Verdienst Morgagni's aber besteht, wie Virchow betonte, darin, dass er überhaupt darauf ausging, den Krankheitsprocessen einen Sitz anzuweisen und diesen bei der Obduction aufzufinden, ein Bestreben, in welchem wir zwar viel weiter gekommen sind, dessen Ziel wir aber auch heute noch nicht ganz erreicht haben. Die erste Grundlage dazu aber lieferte Morgagni. Er war es also, der nach dem Ausdrucke Virchow's den anatomischen Gedanken in die Medizin einführte.

---

66) Giambattista Morgagni, der Begründer der pathologischen Anatomie, wurde 1682 in Forli geboren. Mit 16 Jahren bezog er die Universität Bologna, wo er von dem Professor der Anatomie Valsalva, der sich auch mit pathologischer Anatomie abgab, den nachhaltigsten Einfluss erfuhr. Er wurde dann Prosector und sein Nachfolger in der anatomischen Demonstration. Im Jahre 1711 wurde er als Professor nach Padua auf den Lehrstuhl berufen, auf dem schon Vesal gewirkt hatte. Hier war er bis zu seinem Tode 1771 thätig.

67) Antonio Maria Valsalva wurde zu Imola in der Romagna 1666 geboren, war Professor der Anatomie in Bologna. Er starb 1723. Seine Untersuchungen erstrecken sich vor Allem auf das Gehörorgan (Valsalva'scher Versuch).

Nun erst begann die systematische Verwerthung der pathologischen Anatomie. In England war es vor Allen John Hunter, der die Bedeutung einer Kenntniss der krankhaften Veränderungen des Körpers einsah und ihr durch Anlegung des ersten grossen, noch heute nach ihm benannten pathologisch-anatomischen Museums in London Rechnung trug. Er beschäftigte sich auch mit allgemein pathologischen Fragen, besprach die Veränderungen des Blutes und seine Wichtigkeit für die Gewebsneubildungen und Entzündungen.

Hunter's Schüler Baillie [68]) lieferte die erste systematische, durch zahlreiche Abbildungen illustrirte Darstellung der pathologischen Anatomie. Das Werk wurde von Sömmering (S. 77) in's Deutsche übersetzt.

Besonders eingehende Pflege fand unser Gebiet am Ende des achtzehnten und am Anfang des neunzehnten Jahrhunderts in Frankreich und zwar in Paris. Hier ist zunächst Pinel [69]) zu nennen, der zuerst auf den Gedanken kam, dass gleichartige klinische Erscheinungen in den verschiedenen Körpertheilen darauf zurückzuführen sein könnten, dass gleichartige Gewebe erkrankt seien. Dieser histologische Gesichtspunkt machte sich am deutlichsten bei seiner Darstellung der Entzündungen geltend, die er in solche der Schleimhäute, der serösen Häute, des Zellgewebes, des Parenchyms, der Muskeln und der Haut unterschied. Doch waren für Pinel nicht sowohl anatomische Untersuchungen wie die symptomatischen Erscheinungen am Lebenden maassgebend.

Die consequente Durchführung fanden diese Lehren aber erst bei F. X. Bichat (S. 57), dem es wegen frühen Todes freilich nicht vergönnt war, seine Anschauungen auf Grund der oben (S. 64) bereits besprochenen Gewebelehre

---

68) Matthew Baillie wurde in Shots (Schottland) im Jahre 1761 geboren. Er studirte in Glasgow und wurde dann bei seinem Onkel William Hunter (dem Bruder von John Hunter s. o. S. 56), Demonstrator der Anatomie. Er starb 1823.

69) Philippe Pinel, geboren 1755, studirte erst vom 30. Jahre ab Medicin in Toulouse und Montpellier. Später lebte er in Paris und wandte sich hier der Psychiatrie zu. Er wurde schliesslich Professor der Hygiene und der Pathologie an der École de Paris. Er starb 1826.

des normalen Körpers nach allen Richtungen durchzuführen. Doch sprach er es aus, da jedes Gewebe sich von dem anderen durch seine vitalen Eigenschaften unterscheide, so sei es einleuchtend, dass es auch in Hinsicht auf seine Krankheiten, die nur Verletzungen der vitalen Eigenschaften seien, differiren müsse. In jedem aus mehreren Geweben zusammengesetzten Organe könne demnach das eine krank sein, während die anderen unangetastet blieben. Als Beispiel könne das häufige Vorkommen einer Gehirnhautentzündung gegenüber der Seltenheit einer Gehirnerkrankung dienen. Doch wird gewöhnlich an die Erkrankung des einen Gewebes die des benachbarten sich anschliessen. Der pathologische Anatom müsse daher von der Besprechung der Gewebsveränderungen ausgehen und dann erst die Anwendung auf die Organe und Körpertheile machen.

Unter den Schülern und Nachfolgern Bichat's folgten die meisten seinem Gedankengang nicht.. Die Gewebelehre wurde zunächst nicht weiter ausgebaut, man begnügte sich damit, die Veränderungen der Organe im Ganzen in's Auge zu fassen. So machten es auch die deutschen pathologischen Anatomen in den ersten Jahrzehnten des neunzehnten Jahrhunderts. Auf diese Weise musste zwar Vieles für die Localisation der Krankheiten, für die Feststellung ihres Sitzes geleistet werden können, aber eine tiefere Einsicht in die Genese der Erkrankungen war nicht denkbar.

Es hat für unsere Darstellung keinen Zweck, alle am Anfang des neunzehnten Jahrhunderts lebenden Aerzte, die sich mit pathologischer Anatomie befassten, genauer zu betrachten, wir beschränken uns darauf, einige hervorragende namhaft zu machen.

Unter den Franzosen verdient Bayle [70]) genannt zu werden wegen seiner Untersuchungen über die Tuberkulose. Er sah besonders die an den Lungen von Phthisikern vorhandenen hirsekorngrossen Knötchen als die charakteristischen tuberkulösen Veränderungen an. Der vor Allem als

---

[70] Gaspard Laurent Bayle war Arzt an der Charité in Paris. Er wurde in Vernet in der Provence 1774 geboren und starb 1816. Sein Hauptwerk hat den Titel: „Recherches sur la phthisie pulmonaire" (1810).

Kliniker bedeutende, aber auch um die pathologische Anatomie hochverdiente Laënnec [71]), der sehr eifrig Obductionen vornahm und die Leichenbefunde mit den klinischen Erscheinungen in Beziehung zu setzen versuchte, erweiterte Bayle's Anschauungen, indem er auf die Häufigkeit der käsigen Umwandlungen in den von ihm für das Wesentliche gehaltenen grösseren Knoten hinwies und in ihnen das Specifischtuberkulöse erblickte.

Der etwas später lebende Cruveilhier [72]) ist weniger durch einzelne Untersuchungen auf pathologisch-anatomischem Gebiet, als durch Herausgabe eines grossen, in vielen Lieferungen 1829—1842 erscheinenden Atlas bekannt geworden, in welchem in ausgezeichneten farbigen Darstellungen alle wichtigen Leichenbefunde niedergelegt sind. Zu gleicher Zeit erfuhr die pathologische Anatomie auch durch Andral [73]), von dem in einem späteren Abschnitt noch mehr die Rede sein muss, eine wesentliche Förderung, und Brétonneau [74]) schrieb seine mit Rücksicht auf die heu-

71) René Théophile Hyacinthe Laënnec war zuletzt Professor der medicinischen Klinik an der Pariser Universität. Geboren wurde er 1781 in Quimper in der Bretagne, studirte zu Nantes an einem Hospital und darauf in Paris. Er bekleidete verschiedene ärztliche Stellen, bis er jenes Amt erhielt. Sein Tod erfolgte im Jahre 1826. Laënnec beschäftigte sich mit verschiedenen Gebieten der pathologischen Anatomie, besonders mit der Tuberkulose. Für den Praktiker ist er deshalb wichtig, weil er die Auscultation in die Diagnose einführte.

72) Léon Jean Baptiste Cruveilhier wurde in Limoges 1791 geboren. 1824 wurde er Professor der Chirurgie in Montpellier, 1825 Professor der Anatomie in Paris und 1835 Professor der pathologischen Anatomie. Er starb 1874.

73) Gabriel Andral wurde in Paris 1797 geboren. 1827 wurde er Professor der Hygiene in Paris, 1830 der inneren Medicin, 1839 der allgemeinen Pathologie. Er starb 1876. Er schrieb über viele klinische Gebiete, immer mit Berücksichtigung der pathologischen Anatomie. Für uns ist er besonders von Bedeutung wegen seines im Abschnitt über die Humoralpathologie ausführlich zu besprechenden Précis de l'anatomie pathologique 1829.

74) Paul Brétonneau war Arzt in Tours, wo er 1771 geboren wurde. Seine wichtigste Abhandlung hat den Titel: „Des inflammations spéciales du tissu muqueux et en particulier de la diphthérite. connue sous le nom de croup (1826). Er starb 1862.

tige Lehre von der Diphtherie bemerkenswerthe Abhandlung, in welcher er als das Charakteristische der Erkrankung
die Bildung einer entzündlichen Pseudomembran, einer „Di-
phthera“ nachwies.

Unter den deutschen pathologischen Anatomen erwähnen
wir zunächst J. F. Lobstein [75]), der sich durch ein vortreffliches Handbuch seines Faches bekannt machte, in welchem
er die Bedeutung der gefundenen Organveränderungen für
die Erscheinungen im Leben nicht aus dem Auge liess und
in Anlehnung an Bichat wenigstens theilweise von den Geweben ausging. Wir werden ihn später noch einmal zu
nennen haben.

Für unsere Aufgabe kommt eine weitergehende Bedeutung Joh. Friedr. Meckel [76]) zu, der das grosse Verdienst
hat, zum ersten Male eine systematische Beschreibung der
Missbildungen geliefert zu haben, die man seit alten Zeiten zu
den Wundererscheinungen oder doch zu den Curiositäten zu
rechnen gewohnt war. Allerdings sind auch von Meckel
schon sorgfältige Darstellungen einzelner Monstra geliefert
worden und mehrere Anatomen des achtzehnten Jahrhunderts

75) Joh. Friedr. Lobstein wurde 1777 in Giessen geboren.
Sein Onkel gleichen Namens war Professor der Medicin in Strassburg,
wo er selbst zuerst Prosector und Vorsteher der anatomischen Arbeiten, dann Professor der pathologischen Anatomie und der inneren
Klinik wurde. Er starb in Strassburg im Jahre 1835. Neben verschiedenen Abhandlungen verfasste er vor Allem das zweibändige Werk:
„Traité d'anatomie pathologique“ (1829).

76) Johann Friedr. Meckel der Jüngere war der Sohn von
Ph. Friedr. Theod. Meckel, dem Professor der Anatomie und
Chirurgie in Halle (1756—1803), und der Enkel von Joh. Friedr.
Meckel, der im Jahre 1724 in Wetzlar geboren wurde, Albrecht
von Haller zum Lehrer hatte, seit 1748 in Berlin an der chirurgischen
Schule Anatomie lehrte und ausser durch andere Arbeiten durch seine
Beschreibung des Trigeminus bekannt wurde. Der Enkel wurde 1781
zu Halle geboren, studirte dort und in Göttingen und besuchte Würzburg, Wien und Paris. 1806 wurde er Professor der Chirurgie, kurz
nachher der Anatomie und Physiologie in Halle, wo er 1833 starb. Er
beschäftigte sich viel mit vergleichender, normaler menschlicher und
pathologischer Anatomie. Ueber letztere schrieb er sein zweibändiges
Handbuch (1812—1818), in welchem sich die Darstellung der Missbildungen findet.

haben schon darauf hingewiesen, dass die Missbildungen nicht als zufällige Erscheinungen, als beliebige Variationen der Körperform betrachtet werden dürften, sondern dass auch sie gesetzmässig entstandene Produkte seien. Diesen Gedanken führte aber zuerst Meckel in allen Consequenzen durch und legte ihn seinem die mannichfaltigen Formen übersichtlich ordnenden System zu Grunde. Dabei machte er die Entdeckung, dass viele Missbildungen frühere Bildungsstufen darstellen, „die einst normal waren, aber in einer späteren Lebensperiode regelwidrig sind", die also auf jener früheren Stufe verharrten. Er bezeichnet sie deshalb, wie wir es auch heute noch thun, als Hemmungsbildungen. So wurde durch Meckel ein höchst bedeutungsvolles Gebiet der pathologischen Anatomie, soweit es die damaligen Kenntnisse der Embryologie gestatteten, aufgeklärt und eine Grundlage für zahlreiche spätere Arbeiten gewonnen. Doch dürfen wir nicht vergessen, dass gleichzeitig auch in Frankreich die beiden Geoffroy St. Hilaire [77]), Vater und Sohn, in maassgebender Weise an der Deutung der Missbildungen arbeiteten.

Noch wichtiger für die Entwicklung der theoretischen Medicin ist Carl Rokitansky [78]), der vor Allem bekannt geworden ist durch sein vortreffliches Lehrbuch der pathologischen Anatomie, welches 1842 erschien. In ihm setzte er auseinander, wie das normale und pathologische Leben

---

77) Etienne Geoffroy Saint Hilaire wurde 1792 in Etampes geboren, studirte Naturwissenschaften und wurde Professor der Zoologie in Paris. Er pflegte die vergleichende Anatomie und studirte in seinen letzten Lebensjahren die Missbildungen. Sein Sohn Isidore wurde 1805 in Paris geboren, wurde 1841 Professor der Naturgeschichte und starb 1861. Auch er befasste sich mit vergleichender Anatomie und ist für uns durch seine Darstellung der Missbildungen von Bedeutung.

78) Karl, Freiherr von Rokitansky wurde 1804 in Leitmeritz in Böhmen geboren, studirte in Prag und Wien, wurde 1828 Assistent am pathologisch-anatomischen Institut zu Wien, 1834 ausserordentlicher und 1844 ordentlicher Professor der pathologischen Anatomie und war seit 1834 zugleich auch Prosector am Wiener Krankenhause. Dadurch verfügte er über ein aussergewöhnlich grosses Material, welches er bei Abfassung des oben genannten Lehrbuches verwerthete. Er starb 1878.

von Zuständen der organischen Materie abhängig sei und wie die krankhaften Erscheinungen auf eine von der Norm abweichende Beschaffenheit der Organe und Gewebe zurückgeführt werden können. In bestimmten Krankheiten findet man also materielle Veränderungen bestimmter Körpertheile. In diesen hat sich der Krankheitsprocess localisirt. Die Aufgabe des pathologischen Anatomen ist es, die Beziehungen der im Leben bestandenen Erscheinungen zu den Abnormitäten der Organe für jedes Stadium der Krankheit festzustellen. Daraus ergiebt sich dann die Nothwendigkeit, die einzelnen Leichenbefunde nicht nur für sich zu betrachten, sondern mit einander zu verknüpfen und so eine continuirliche Entwicklungsreihe womöglich von den ersten Anfängen an herzustellen. Dabei wird die Forschung dann zugleich auch die Wege gewahr werden, „welche die Natur zur Unschädlichmachung und Heilung vieler Krankheiten einschlägt“. Gelingt es das Alles festzustellen, so wird man ein vollkommenes Bild des pathologischen Lebensvorganges gewinnen, man wird der „Pathologie eine breitere und sichere Basis verleihen, dieselbe zu einer physiologischen Pathologie erheben“. Daraus geht hervor, welche ausserordentliche Bedeutung Rokitansky der pathologischen Anatomie beilegte. Er war der Meinung, dass sie völlig ausreiche, um uns ein in allen wesentlichen Punkten richtiges Bild von der Krankheit zu verschaffen. Darin ging er nun freilich zu weit. Denn die blosse Untersuchung der Leichenveränderungen kann, wie wir später noch kurz berühren werden, so viel nicht leisten.

Aber es ist begreiflich, dass eine solche Vorstellung aufkommen konnte. Je reicher seit Morgagni die an der Leiche gewonnene Erfahrung geworden war, je mehr man eingesehen hatte und immer wieder einsah, dass bestimmte Organveränderungen bestimmten Krankheitserscheinungen entsprachen, um so mehr musste sich die Ueberzeugung von der Wichtigkeit der pathologischen Anatomie befestigen. Wenn man dabei schliesslich etwas über das Ziel hinausschoss, so ist das nicht zu verwundern.

Aber darin hatte Rokitansky ja vollkommen Recht, dass die durch Obductionen erhobenen Befunde die wichtigsten Grundlagen der Pathologie bilden. Sie in allen Einzelheiten festzustellen war daher eine wichtige und lohnende Aufgabe. So weit sie zur damaligen Zeit durch pathologisch-anatomische Forschung gelöst werden konnte, hat R o k i t a n s k y sie bewältigt. Seine vortrefflich stilisirte Darstellung zeichnet sich durch eine in's Einzelne gehende Genauigkeit, Klarheit und durch die Verwerthung eines ausserordentlich grossen am Sectionstisch gewonnenen, vielseitigen Beobachtungsmateriales aus. Alle diese Vorzüge verschaffen dem Buche einen dauerden Werth und V i r c h o w konnte noch jüngst sagen, dass es bis auf den heutigen Tag unerreicht geblieben sei.

Allerdings ging auch R o k i t a n s k y auf dem von B i c h a t eingeschlagenen Wege nicht weiter. Er legte die Gewebelehre seinen Untersuchungen nicht zu Grunde, sondern betrachtete die Organe als Ganzes. Aber noch ein anderer Umstand beeinflusste die Bedeutung des ganzen Werkes. Das war die humoralpathologische Auffassung, der R o k i t a n s k y einen ganzen Band widmete und die er seiner pathologisch-anatomischen Darstellung, ohne dass diese freilich dadurch irgend welche Einbusse erlitt, zu Grunde legte. Indem er die Veränderungen genetisch zu erklären versuchte, leitete er sie in letzter Linie grösstentheils ab aus primären Abnormitäten des Blutes. Damit werden wir uns im nächsten Kapitel genauer beschäftigen müssen.

III. Die Humoralpathologie.

Unter Humoralpathologie sollten wir wörtlich genommen nur diejenigen Lehren verstehen, welche die Krankheiten aus einer primären Veränderung der Körperflüssigkeiten ableiteten. Doch dürfen wir uns daran nicht gar zu strenge halten. Denn einmal kamen auch abnorme Mischungsverhältnisse der übrigen Theile daneben in Betracht und zweitens fasste man die falsche Zusammensetzung der Flüssigkeiten hier und da auch als eine secundäre Erscheinung auf.

Eine gewisse Abwechslung kommt in das Bild der Humoralpathologie aber auch noch dadurch hinein, dass nicht immer alle Körperflüssigkeiten für gleichwerthig angesehen, dass vielmehr einzelne, wie besonders das Blut oder die Verdauungssäfte in den Vordergrund gestellt wurden.

Die ältesten griechischen Aerzte, von deren Lehren wir eine, wenn auch nur unvollständige Kenntniss haben, gingen von der Anschauung aus, dass die Krankheiten ganz allgemein auf einer veränderten Mischung der Körperbestandtheile beruhten. Sie machten dieselbe abhängig von einer ungenügenden Verarbeitung der Nahrung, die entweder in gewöhnlicher oder in übermässiger Menge aufgenommen wurde. Theils beschuldigte man eine unzureichende Thätigkeit des Darmes, der die Speisen nicht ordentlich wieder entleerte, theils einen Mangel an körperlicher Bewegung, ohne welche die Verdauung nur unvollkommen vor sich gehe. Wenn auf diese Weise abnorm grosse Speisemengen im Körper zurückbleiben, so erscheinen sie als Ueberschüsse, welche sich in ihm verbreiten und krankheitserregend wirken.

Man dachte sie sich als Flüssigkeiten, deren u. A. Herodikus[79] zwei unterschied, eine saure und eine bittere, wahrscheinlich veranlasst durch die bei dem Aufstossen beobachteten bald sauren, bald bitteren und galligen Massen. Besonders bedeutungsvoll war die Vorstellung, dass die überschüssigen Säfte zum Gehirn, welchem man die Natur einer Drüse zuschrieb, emporsteigen könnten, um hier wieder ausgeschieden zu werden. Diese Entfernung erfolgte hauptsächlich in Form eines durch die Siebbeinzellen in die Nase herabfliessenden Schleimes, von dem im vorigen Abschnitt bereits die Rede war (S. 49). Unter gewöhnlichen Verhältnissen wird dieser Schleim unschädlich beseitigt. Er ist aber andererseits im Stande, vor Allem durch Uebergang in den Darmtractus Krankheiten, wie Durchfall zu erzeugen.

Dass bei diesen Anschauungen einerseits eine oft übertriebene körperliche Thätigkeit, andererseits der Versuch einer Ausscheidung der Ueberschüsse therapeutische Verwerthung fand, ist begreiflich. Da die Aerzte, welche derartigen Lehren huldigten, hauptsächlich aus Knidos, einer an der kleinasiatischen Küste gelegenen Stadt hervorgingen, so fasst man sie unter der Bezeichnung der knidischen Schule zusammen.

In naher Beziehung zu ihm steht diejenige Gruppe von Aerzten, welche auf Kos, einer Insel an der ionischen Küste, ihren Sitz hatte und den grössten Arzt des Alterthums Hippokrates (S. 20) zu den ihrigen rechnete. Den Ausgangspunkt für die Lehren dieser koischen Schule und damit also auch des Hippokrates bildeten die damals herrschenden Vorstellungen der Naturphilosophen über die Zusammensetzung des Weltalls (s. o. S. 21). Je naehdem man alles Seiende aus einem Grundstoffe (aus Wasser oder aus Luft) oder aus zweien oder vieren (Feuer, Wasser, Luft und Erde) sich entwickeln liess, nahm man an, dass auch die Zusammensetzung des menschlichen Körpers durch diese Elemente bedingt sei. Die Krankheiten betrach-

---

79) Herodikus aus Megara war ein Zeitgenosse Plato's. Er ist vor Allem durch die Einführung ausgedehnter Gymnastik in die Therapie bekannt geworden.

tete man demgemäss als die Folge einer veränderten, abnormen Mischung der Grundstoffe, die freilich nicht in demselben groben Zustande, wie ausserhalb des Körpers, sondern in einer feineren, höheren Form in ihm enthalten sein sollten.

Für die wechselnde Mischung der Grundstoffe kamen aber nicht alle Theile des Körpers gleichmässig in Betracht. Man fasste vielmehr fast ausschliesslich die flüssigen in's Auge, wahrscheinlich, weil man sich ihre Aenderung leichter vorstellen konnte. Man unterschied aber wie vier Grundstoffe so auch vier Körperflüssigkeiten, nämlich das Blut, den Schleim, die gelbe und die schwarze Galle.

Die hervorragende Stellung des Blutes finden wir begreiflich, weniger dagegen für unseren heutigen Standpunkt die des Schleimes, der aber, wie wir bereits sahen, bis über das Mittelalter hinaus eine grosse Rolle spielte. Die älteren Vorstellungen von seiner Absonderung im Gehirn, seinem Herabfliessen durch das Siebbein und seiner eventuellen krankheitserzeugenden Wirkung wurden von der koischen Schule beibehalten. Die gelbe Galle fasste man in richtiger Erkenntniss als ein Produkt der Leber auf. Ihre pathologische Bedeutung verdankte sie wohl dem Umstande, dass sie oft dem Erbrochenen seine Farbe verleiht. Die schwarze Galle andererseits erscheint uns unverständlich. Sie ist ein Produkt der Phantasie und sollte in der Milz gebildet werden.

Die verschiedene Beschaffenheit dieser vier Flüssigkeiten wurde nun hauptsächlich bedingt durch den wechselnden Antheil, den die vier Grundstoffe an ihrer Zusammensetzung hatten. Aber die Differenz in dem Verhalten der Säfte macht sich uns nicht sowohl dadurch geltend, dass man das Hervorstechen des einen oder anderen Elementes selbst bemerkte, als vielmehr dadurch, dass die den Grundstoffen zukommenden Qualitäten, die Wärme und Kälte, Feuchtigkeit und Trockenheit das Bestimmende sind und dass von ihrer Aenderung in erster Linie die Krankheiten abhängen. So wurde durch das Blut die Wärme, den Schleim die Kälte, die gelbe Galle das Trockene, die schwarze Galle das Feuchte repräsentirt.

Die falsche Mischung (Crasis) nun der Elemente in den

Flüssigkeiten und die damit verbundene Qualitätsänderung, durch welche der Körper zu warm, zu kalt, zu feucht oder trocken werden kann, ist die Grundlage der Krankheiten. Ebenso wirkt die Beimischung eines Saftes zum anderen, wie der Galle zum Blute, eine Crasis, die im Alterthum eine ganz besondere Rolle spielte. So behaupteten also die Säfte, die Humores das Feld, insofern es sich um die theoretischen Anschauungen über das Wesen der Krankheiten handelte. Man hat der auf sie begründeten Lehre den Namen H u m o r a l p a t h o l o g i e gegeben. Man bezeichnet aber damit nicht nur jene Anschauungen der Alten, sondern alle diejenigen, welche die pathologischen Erscheinungen aus Anomalien der Säfte herleiten. Das geschah aber, wenn auch in stets sich ändernder Form, bis in das neunzehnte Jahrhundert. Daraus geht jedenfalls hervor, wie sehr die Humoralpathologie dem theoretischen und praktischen Bedürfnisse des Arztes entgegenkam.

Auch der Ausdruck Crasis ist auf uns gekommen und im Anfang des neunzehnten Jahrhunderts, wie wir unten genauer besprechen werden, mit besonderer Vorliebe gebraucht worden.

So sehr nun aber die koische Schule von einer Aenderung der Mischungsverhältnisse ausging, so ist doch diese Grundlage für sie fast eine rein theoretische geblieben. Auf die praktische Thätigkeit des Arztes gewann sie, wie uns das auch noch bei anderen Systemen begegnen wird, keinen maassgebenden Einfluss. Die hippokratische Schule ragt im Gegentheil gerade dadurch hervor, dass sie von Speculationen so viel wie möglich absieht und sich vor Allem der Krankenbeobachtung zuwendet. Durch sie allein gewinnt der Arzt die Erfahrung, ohne welche eine richtige Beurtheilung der Krankheiten unmöglich ist. Wie treu sie aber gehandhabt wurde, geht aus zahlreichen vortrefflichen Schilderungen pathologischer Zustände hervor. Auch in der Therapie war die Erfahrung maassgebend, es wurden die Mittel angewandt, welche sich in früheren Fällen bewährt hatten. Nehmen wir hinzu, dass H i p p o k r a t e s immer wieder betonte, wie nothwendig ein nach jeder Richtung gewissenhaftes und sittliches Verhalten des Arztes erforderlich sei, so begreifen wir, wie man später so oft auf die hippokratische Auffassung von der ärztlichen Kunst zurückverwies und diesem oder jenem Arzte den Ehrentitel eines Hippokraters zuerkannte. Wir werden gelegentlich solche Beispiele zu nennen haben.

Die Lehren der koischen Aerzte erfuhren nun bei den spätern Nachfolgern des Hippokrates manche Umwandlungen. Die theoretischen Anschauungen, die sich aus dem, was die Naturphilosophen gelehrt hatten, fast von selbst entwickelten, auf die aber die Hippokratiker für die Erkennung und Behandlung der Krankheiten verhältnissmässig geringen Werth legten, nahmen nach und nach eine dogmatische Form an. Die Aerzte erachteten mehr und mehr die durch Beobachtung gewonnene Erfahrung, obgleich sie auch hierin zum Theil Bemerkenswerthes leisteten, für nicht so wichtig wie die weitere Ausbildung der Krasenlehre. So konnte es dahin kommen, dass Praxagoras[80]) nicht weniger als elf verschiedene Säfte unterschied. Galen nannte diese Aerzte Dogmatiker.

Der Einfluss der Humoralpathologie machte sich aber noch über ihre eigenen Grenzen hinaus geltend. Denn ihren Lehren konnten sich auch die neben ihr aufkommenden anderen zum Theil später noch zu besprechenden Schulen, die mit ihr und unter sich vielfach in lebhaften Streit geriethen, nicht ganz entziehen. An der einen oder anderen Stelle mussten sie die Bedeutung der Körperflüssigkeiten für die Pathologie anerkennen.

Obgleich nun die Dogmatiker manche Aenderungen an den Lehren des Hippokrates vornahmen, so konnten sie doch ihren Grundcharakter nicht ändern. Noch weniger kann man von einer wesentlichen Förderung dieser Anschauungen reden. Erst Claudius Galenus, dessen wir bereits im vorigen Kapitel als des Mannes Erwähnung thaten, dessen Autorität in anatomischen und physiologischen Fragen bis über das Mittelalter hinaus in Geltung blieb, entwickelte

---

80) Praxagoras gehörte zur koischen Schule. Er war der Lehrer des (S. 45 erwähnten) Herophilus, lebte demnach vor 300 v. Chr. Bedeutung hat er besonders durch seine anatomischen Arbeiten erlangt.

die Lehre von den Mischungsänderungen weiter und gestaltete sie theilweise um.

Galen hielt an der grossen Bedeutung der Beschaffenheit der vier Cardinalsäfte für die Pathologie und vor Allem auch daran fest, dass die Aenderung der von den Mischungsverhältnissen abhängigen Qualitäten dasjenige darstellte, worauf der Arzt hauptsächlich zu achten habe. Von Hippokrates wich er dabei insofern ab, als er das Blut als diejenige Flüssigkeit bezeichnete, in welcher die Grundstoffe am besten gemischt seien und als er in der schwarzen Galle den erdigen Bestandtheilen, in dem Schleim dem Wasser die wichtigste Rolle zuertheilte.

Krankheit ist also eine in den normalen Lebensvorgängen eintretende Störung, die von einer als Dyscrasie bezeichneten Anomalie der Mischungsverhältnisse des Körpers, vor Allem der Säfte abhängt. Letztere können acht verschiedene Möglichkeiten einer Abweichung darbieten, je nachdem in ihnen nur ein Element, oder zwei zugleich übermässig hervortreten. Unter ihnen spielt das Blut die hervorragendste Rolle. Bei ihm ist ganz besonders von einer Verderbniss, einer „Fäulniss" die Rede, einer Bezeichnung, die aber auch auf die anderen Säfte Anwendung findet. Es kann ausserdem auch in zu grosser Menge (Plethora) vorhanden sein.

Wie wesentlich die Mischungsabnormitäten sind, ergiebt sich aus zwei Beispielen: Die Entzündung ist ein mit örtlicher Wärmesteigerung verbundener Process, der, abgesehen von den „trockenen" Formen, bei denen es sich nur um die Zunahme der Wärme handelt, durch vermehrten Zufluss der Körperflüssigkeiten ausgezeichnet ist. Als einfache Entzündung tritt sie auf, wenn nur Blut zuströmt, als erysipelatöse, wenn gelbe Galle, als oedematöse, wenn Schleim und als scirrhöse, wenn schwarze Galle herbeifliesst. Sie kann durch Zertheilung heilen, oder bei mehr oder weniger ausgesprochener Verderbniss des Blutes in Eiterung und Fäulniss enden. Stockt das Blut im Bereiche der Entzündung, so entstehen die bekannten vier Cardinalsymptome Tumor, Rubor, Calor und Dolor, die in so prägnanter Weise die wichtigsten Erscheinungen wiedergeben, dass wir noch heute von ihnen Gebrauch zu machen pflegen, wenn wir einen ungefähren Begriff von dem geben wollen, was wir Entzündung nennen. Neben ihr sei als zweites Beispiel das Fieber erwähnt, welches durch eine vom Herzen aus dem ganzen Körper sich mittheilende Wärmesteigerung charakterisirt wird und in den meisten Fällen aus einer Verderbniss, einer Fäulniss der Säfte hervorgeht. Dabei sollte die Verderbniss des Schleimes das tägliche, die der gelben Galle das dreitägige, die der schwarzen das viertägige Fieber erzeugen.

Ausser den Anomalien der Körperflüssigkeiten gab es nun aber bei Galen auch noch Krankheiten der festen und zwar der gleichartigen Theile, d. h. dessen, was wir heute Gewebe nennen. Aber damit war insofern keine andere Auffassung als bei den Humores gegeben, als es sich in erster Linie auch hier um Abweichungen der Qualitäten, also der Wärme, Kälte, Feuchtigkeit und Trockenheit handelte. Doch ist damit die Reihe der Abnormitäten nicht erschöpft. Denn die gleichartigen Theile können auch einerseits schlaffer gebaut, oder andererseits stärker angespannt sein. In diesen Punkten schob Galen also die Bedeutung der Mischung etwas in den Hintergrund und kam so mit einer Anzahl von Aerzten überein, den Systematikern (s. d. folg. Kap.), welche das physikalische Verhalten der festen Theile in's Auge fassten, und welche sonst lebhaft von ihm bekämpft wurden.

Eine dritte Gruppe von Krankheiten betraf die Organveränderungen, die sich auf Anzahl, Form, Lage und Trennung des Zusammenhanges bezogen.

Während wir nun bei Hippokrates sahen, dass die theoretischen Anschauungen für die Praxis verhältnissmässig wenig Verwerthung fanden, so ist das bei Galen anders. Seine Lehren sind die Grundlagen seiner therapeutischen Bemühungen und umgekehrt lernen wir aus diesen jene noch besser verstehen.

Die Therapie ist hauptsächlich auf eine Bekämpfung der aus der verschiedenen Elementarzusammensetzung sich ergebenden falschen Qualitäten gerichtet und daher bestrebt, diese durch Mittel entgegengesetzter Wirkung anzugreifen, also z. B. die kalte Qualität durch erhitzende Maassnahmen.

Indem er so die eine Erscheinung durch eine andere, einen Gegensatz zu ihr bildende, ihr feindliche zu beseitigen sucht, folgte er dem von da an viel gebrauchten und andererseits vielfach zurückgewiesenen Grundsatze: Contraria contrariis (sanantur).

Neben dieser charakteristischen Therapie aber war eine andere nicht weniger bezeichnend. Galen legte den grössten Werth darauf, diejenigen Stoffe, welche die Dyscrasie bedingten, womöglich aus dem Körper zu entfernen. Er wandte dazu geeignete Mittel, vor Allem also Abführmittel an, welche die Ausleerung jener die Mischung störenden Substanzen direkt bewirkten, oder den Körper in seinen das gleiche Ziel anstrebenden Bemühungen unterstützten. Dies war aber deshalb möglich, weil der Organismus, wie es schon Hippokrates gelehrt hatte, einen gewissen Grad von Naturheilkraft besitze, die oft allein zur Bekämpfung der Krankheit ausreiche.

Auch der Aderlass spielt in Galen's Behandlungsmethode eine nicht geringe Rolle. Er sollte übermässig vorhandenes und krankes Blut entfernen oder von dem erkrankten Organe, in dem es sich zu reichlich anhäufte, in den übrigen Körper ableiten. Letzteres geschah als „Revulsion" durch Venaesection an einem dem veränderten Organe fern liegenden Theile, als „Derivation" an der pathologischen Stelle selbst.

Diese wenigen Bemerkungen können aber die Anwendungsweise jener Methoden nicht erschöpfen. Die therapeutischen Eingriffe waren vielgestaltig, weil es einmal nicht leicht war, stets das gerade passende Mittel ausfindig zu machen und weil ferner auf mancherlei Indicationen, über die Galen sich ausführlich aussprach, geachtet werden musste, wie die Individualität des Kranken, das Alter und Geschlecht, der Charakter und das Stadium der Krankheit, die äussere Veranlassung derselben, die Jahreszeit u. s. w.

Die Lehren Galen's blieben nun durch mehr als dreizehn Jahrhunderte in voller Gültigkeit. Kein Arzt in dieser langen Zeit wagte ernsthaft an dem System zu rütteln. Das änderte sich erst mit dem Beginn des sechszehnten Jahrhunderts. Wie Vesal am Anfang des fünfzehnten Jahrhunderts es war, der die Herrschaft Galen's auf dem Gebiete der Anatomie und Physiologie brach (s. o. S. 52), so war es ungefähr zu gleicher Zeit Paracelsus (S. 9), der das Gebäude der bis dahin allgemein angenommenen Vorstellungen über das Wesen der Krankheiten erschütterte, wenn auch noch nicht zerstörte. Er trat in der für ihn charakteristischen kräftigen, vielfach derben und drastischen deutschen Ausdrucksweise dem Galen auf allen Gebieten, besonders auch auf dem der Therapie, energisch entgegen; er betrachtete die Krankheit nicht mehr als die Folge einer Mischungsänderung, sondern als einen von der Norm abweichenden Lebensvorgang, er führte neue Arzneimittel ein und betonte die Bedeutung der damals freilich noch sehr wenig ausgebildeten Chemie. Das sind die grossen Verdienste des Paracelsus.

Wenn wir uns nun aber darüber hinaus nach dem umsehen, was er selbst an allgemein pathologischen Lehren in die Medicin einführte, so stossen wir auf unklare, den damaligen mystischen Zeitanschauungen entlehnte Vorstellungen, von denen im fünften Abschnitt die Rede sein muss. Hier kann nur hervorgehoben werden, dass er den Hauptantheil an dem normalen und pathologischen Verhalten des Organismus einem geistigen Princip, dem sogenannten Archaeus zuschrieb, der die Zusammensetzung, die Mischung des Körpers regeln sollte. Der Krasis fiel damit nur noch eine secundäre Bedeutung zu. Immerhin verdient sie auch in dieser Form unsere Beachtung.

Paracelsus sprach sich mit Entschiedenheit gegen die 4 Elemente der Alten aus, die niemals in irgend einer Weise nachgewiesen, sondern lediglich erdichtet seien, aber er selbst konnte sich von der Vorstellung einer Mischung des Körpers aus Grundstoffen nicht losmachen. Er bezeichnete als solche Sulfur, Mercurius, Sal. Doch hatte er dabei keineswegs das im Auge, was wir heute unter Schwefel, Quecksilber und Salz verstehen, sondern betrachtete diese Bezeichnungen lediglich als Symbole. Der Schwefel bedeutete für ihn die brennbaren Stoffe des Körpers, das Quecksilber die flüssigen und unverändert sich verflüchtigenden und das Salz die festen, die als Asche zurückbleiben. Die richtige Mischung dieser Substanzen wird durch den Archaeus gewährleistet, während dessen abnorme Wirkung die pathologische Crasis bedingt.

Die Annahme abweichender Mischungen führte aber zu einer eigenartigen, bemerkenswerthen Vorstellung. Mit den Speisen nimmt der Mensch Brauchbares und Unbrauchbares in sich auf, weil Beides auch schon in den zur Nahrung dienenden organischen Körpern enthalten ist. Denn sowohl Pflanzen wie niedere Thiere haben nicht wie der normale Mensch die Fähigkeit, die für den Aufbau des Körpers ungeeigneten Substanzen, das Unreine, „Stercus“, wieder auszuscheiden, müssen sie vielmehr in sich behalten und ablagern. So gelangen dann die nicht verwerthbaren Stoffe in den menschlichen Körper, aus dem sie indessen unter gewöhnlichen Verhältnissen wieder ausgeschieden werden. Unter pathologischen Bedingungen aber, sei es bei zu grosser Menge der Stercora, sei es bei ungenügender Thätigkeit des Archaeus wird das Unbrauchbare aus der Lösung, in der es sich befindet, ausgefällt und erscheint als fester Niederschlag in Gestalt von Steinen, Sand, Leim etc. Paracelsus vergleicht den Process mit der Bildung des Weinsteins in den Fässern und bezeichnet das ausgefallene Produkt daher als „Tartarus“. Alle diejenigen Krankheiten aber, in denen derartige Processe, wie z. B. die Bildung der Harnsteine, die Ablagerungen bei der Gicht, stattfinden, bezeichnet Paracelsus als tartarische Krankheiten.

So sind also auch bei ihm die Krankheiten, insofern sie durch Aufnahme werthloser, nicht wieder entfernter Stoffe in dem Körper entstehen, von einer Mischungsanomalie abhängig. Darin liegt aber, wie der etwa 100 Jahre später lebende van Helmont (S. 58) tadelnd hervorhob, noch eine Annäherung an Galen. van Helmont selbst, der im Uebrigen manche Lehren des Paracelsus übernommen bezw. weiter ausgebildet hat (s. d. fünften Abschnitt), suchte sich von allen solchen Anschauungen frei zu machen. Er lehnte deshalb die drei Grundstoffe seines Vorgängers ab, die im lebenden Organismus seiner Meinung nach nicht für sich vorhanden sind, sondern in ihm ein einiges Ganze bilden. Er verwarf daher auch die tartarischen Krankheiten und führte, wie wir später ausführlich sehen werden, die gesammte Pathologie auf die Thätigkeit des Archaeus zurück.

So überwand er also die Vorstellungen Galen's von der grundlegenden Bedeutung der Mischungsverhältnisse. Darum ist es für uns nicht erforderlich, an dieser Stelle auf van Helmont's Ansichten genauer einzugehen. Doch müssen wir, um zu dem nächsten uns hier interessirenden Arzte, zu Sylvius (S. 58) überzuleiten, an seine Auffassung des Verdauungsprocesses kurz erinnern. Wie bereits (S. 60) hervorgehoben wurde, liess er die Speisen zunächst im Magen durch das Ferment des sauren Saftes beeinflusst, dann durch das Ferment der Galle im Duodenum weiter verarbeitet werden. Der so gebildete Chylus gelangte dann in's Blut.

Für Sylvius nun, der etwa 36 Jahre jünger als van Helmont war und aussergewöhnlichen Einfluss gewann, bildete die damals noch in den ersten Entwicklungsstadien befindliche Chemie die Grundlage seiner medicinischen Lehren. Durch sie wurde er dahin geführt, die Lebenserscheinungen in chemische Vorgänge aufzulösen. Das brachte ihn selbstverständlich in einen ausgesprochenen Gegensatz zu Paracelsus und van Helmont, stellt ihn aber den in diesem Kapitel von uns betrachteten Aerzten nahe, welche die Pathologie auf die abnorme Mischung begründen. Daher erfordert er eine genauere Würdigung.

Beginnen wir mit der Verdauung, so ist für Sylvius neben dem Speichel, dem sauren Magensaft und der unter allen Drüsensecreten allein alkalischen Galle noch der saure Pankreassaft und ein hypothetischer Milzsaft von Wichtigkeit. Diese Verdauungssäfte wirken durch „Fermentation". Doch wusste Sylvius bei der damaligen geringen Kenntniss solcher Vorgänge mit diesem Ausdruck eine bestimmte Vorstellung nicht zu verbinden. Die Fermentation erfolgt aber auch im Innern des Körpers überall da, wo jene Drüsensecrete, nachdem sie aufgenommen wurden, mit anderen und mit sonstigen Körperbestandtheilen zusammentreffen. Sie ist der Process, der den normalen und pathologischen Lebensvorgängen zu Grunde liegt.

Von den Missbildungen und mechanischen Veränderungen abgesehen, sind fast alle Krankheiten zurückzuführen auf eine abnorme Zusammensetzung der festen und flüssigen Theile des Körpers, die ihrerseits wieder abhängt von einer abnormen Beimischung jener fermentativ wirkenden Secrete. Die zu reichlich in das Blut übertretenden Stoffe werden acrimonia, Schärfen genannt und in saure und alkalische eingetheilt. Eine ganz besonders wichtige Rolle spielt die übermässige Aufnahme der alkalischen Galle. Mit dieser mischt sich im rechten Herzen die von der Peripherie des Körpers durch den Ductus thoracicus zurückkehrende Lymphe, welche sauer reagirt. Sie ist hauptsächlich zusammengesetzt aus den vom Gehirn durch die Nerven bis zu deren Enden strömenden feinen lebenswichtigen Flüssigkeiten, die Syl- vius als Spiritus animales bezeichnet. Beim Durchströmen der Lymphdrüsen wird ihnen ein Saft beigemischt, der ihnen eine saure Reaction verleiht. Trifft nun diese Lymphe, die u. A. bestimmt ist, die im Gehirn durch Secretion der Lebens- säfte erfolgte Verarmung des Blutes an diesen wieder aus- zugleichen, im rechten Ventrikel mit der Galle zusammen, so entsteht ein Aufbrausen, welches zum normalen Leben gehört, so lange es bei richtigen Mengenverhältnissen der beiden Säfte eine gewisse Intensität nicht überschreitet. Un- richtige Quantitäten von Galle und Lymphe haben dagegen abnormes Aufbrausen zur Folge. Das macht sich u. A. beim Fieber geltend, dessen wichtigstes Symptom bei Sylvius nicht die erhöhte Wärme, sondern die Beschleunigung des Pulses ist. Dieser aber entsteht als Folge einer passiven Ausdehnung des Herzens, durch jenes Aufbrausen und einer darauf folgenden muskulären Contraction. Geschieht nun die Mischung von Galle und Lymphe zu heftig und schnell, so muss der Puls beschleunigt werden.

Auch in der speciellen Pathologie suchte Sylvius die Mischungsveränderungen, insbesondere die Abweichungen des Blutes ausgiebig zu verwerthen. Wie wenig er damit zu einer den wirklichen Verhältnissen entsprechenden Vor- stellung kommen konnte, ergiebt sich ohne Weiteres daraus, dass die ganze Lehre als einzige thatsächliche Grundlage die freilich völlig ungenügende Kenntniss der Verdauungs- säfte hatte, dass alles Uebrige theoretisch construirt wurde. Auch sonst verlor sich Sylvius vielfach in Speculationen.

So sollten die Krankheiten des Nervensystems auf einem abnormen Verhalten der Lebensgeister beruhen, die in ihrer Bewegung gehindert seien, an den kranken Stellen sich anhäuften und so die Nervenbahnen verlegten.

Bei der klinischen Beurtheilung der Krankheiten war aber maassgebend die abnorme Beschaffenheit, welche die Körperbestandtheile in Folge der falschen chemischen Umsetzungen darboten. Sie bedingte ein abweichendes, physikalisches Verhalten, insofern die Theile eine andere Dichtigkeit, Consistenz und Farbe, eine andere Gestalt, andere Mengenverhältnisse und Lagerungen, andere Beweglichkeit u. s. w. darboten. Die bis in's Einzelne durchgeführte Betrachtungsweise erinnert durchaus an die galenische Lehre von den Qualitäten.

Aber sie machte sich auch geltend in der Therapie. Auch Sylvius suchte die Qualitätsabweichungen durch Anwendung entgegengesetzt wirkender Methoden zu beseitigen. Auch für ihn gilt also der Satz contraria contrariis. Dabei kam es ihm entweder darauf an, durch „Alterantia" die abnormen Qualitäten zu modificiren, zu verbessern, oder durch ausleerende oder Erbrechen erregende Mittel die in überreichlicher Menge und die an falscher Stelle befindlichen fermentativ wirkenden Substanzen, vor Allem die Galle, zu beseitigen. So finden sich also in der Therapie manche Anklänge an Galen.

Die Lehren des Sylvius, die man auch unter der Bezeichnung **Chemiatrie** zusammenzufassen pflegt, fanden nun in allen Ländern eine rasche und ausgedehnte Verbreitung. Die Zahl seiner Anhänger ist daher eine sehr grosse. Doch ist es für unsere Zwecke nicht erforderlich, ihnen eine eingehende Besprechung zu widmen, da sie das chemiatrische System nur in untergeordneten Punkten modificirten. Ein Mann indessen kann nicht übergangen werden, Thomas Willis (S. 75), der nur wenige Jahre jünger als Sylvius war. Er rechnet allerdings nicht zu seinen unbedingten Anhängern, weicht vielmehr in manchen Punkten von ihm ab. Auch für ihn ist ein Gährungsprocess die Grundlage des normalen und pathologischen Lebens. Hauptsächlich zur Gährung geneigt ist das Blut, welches im Herzen aufbraust, die Lebenswärme liefert und überall hinträgt. Das Aufbrausen kommt aber auf andere Weise als bei Sylvius zu Stande. Um das zu verstehen, müssen wir von der Anschauung ausgehen, die Willis über die Körperzusammensetzung hatte.

Wie Paracelsus nahm er drei Grundsubstanzen an, aber für den Mercurius liess er den Spiritus eintreten, eine Substanz von tropfbar flüssiger Beschaffenheit, die im Gehirn durch eine Art Destillation gebildet wird. Ihr fällt die Aufgabe zu, die Lebensvorgänge zu überwachen und zu leiten. Sie thut das, indem sie in den Nerven fliesst und so in alle Theile gelangt. Ausser ihr sollte als zweite Grundsubstanz das Salz, d. h. die feuerbeständigen Theile und als dritte der Schwefel, d. h. das Brennbare zugegen sein. Bei der Verdauung wird nun durch die Verbindung des sauren Magensaftes mit dem Schwefel der Speisen der Chylus gebildet. Wenn dieser in das Herz gelangt, so entzündet sich der Schwefel mit dem Salz des Blutes und so entsteht jenes Aufbrausen. Von Säuren und Alkalien ist bei Willis kaum noch die Rede.

Die Krankheiten leitet nun Willis aus den Anschauungen über die Gährungsprocesse in ähnlicher Weise ab, wie Sylvius. Auch das Fieber lässt er durch die gleichen Vorgänge, durch eine „Effervescenz" des Blutes entstehen. Dass auch die Therapie in vielen Punkten mit der des Sylvius übereinstimmen musste, ist unter diesen Umständen begreiflich. In einem Punkte aber vor Allem unterschied er sich von ihm, das ist in seiner Auffassung der Seele und ihrer Bedeutung für das normale und krankhafte Leben. Doch darauf werden wir an anderer Stelle eingehen.

Hatte so die Chemiatrie des Sylvius schon durch Willis in einigen Punkten eine Aenderung erfahren, so wurde sie von etwas später lebenden Aerzten theils noch mehr modificirt, theils immer lebhafter bekämpft. Ein Hauptgegner war z. B. Bohn, der vor Allem in Fragen der Verdauung einen anderen Standpunkt einnahm. Er lehrte, dass bei ihr keine Gährung in Betracht komme, dass die am leichtesten gährenden Speisen nicht auch am besten verdaut würden, dass die Galle nicht mit Säuren aufbrause, also

kein Laugensalz enthalte, dass in dem Pankreassaft andererseits keine Säure vorhanden sei und dass daher in ihm
durch Laugen keine chemische Umsetzung angeregt würde.

Von anderer Seite, von Pitcairn, der uns hauptsächlich in seiner Eigenschaft als Iatromechaniker (Kap. 4 S. 121)
beschäftigen wird, wurde geltend gemacht, dass sich die
Gährung des Blutes nicht mit der Ruhe und Gleichmässig-
keit des Kreislaufes vertrage.

Aber so sehr auch die chemischen Lehren von manchen
Seiten bekämpft wurden, so war es doch bezeichnend für
ihre ausserordentliche Verbreitung und für den Einfluss, den
sie gewonnen hatten, dass auch solche Aerzte, welche ihnen
nicht anhingen, nicht nur manche aus ihnen abzuleitende
Ausdrücke unbedenklich gebrauchten, sondern die Säftefehler
zur Erklärung der Krankheitsn bald mehr bald weniger verwertheten. So redet z. B. der grosse englische Arzt Sydenham (S. 11), den wir bereits im ersten Kapitel wegen seiner
sorgfältigen Verwerthung der am Krankenbett gewonnenen
Erfahrungen erwähnten und der uns später wieder begegnen
wird, von Fermentation und Aufbrausen der Säfte und legt
ihnen eine nicht geringe Wichtigkeit als Krankheitsgrund-
lage bei. Die Säftefehler sollten durch Verderbniss oder
Zurückhaltung normaler Secrete entstehen. Auch die am
Ende des siebzehnten und am Anfang des achtzehnten Jahrhunderts lebenden bedeutenden Aerzte konnten sich der Annahme von Mischungsanomalien nicht ganz entziehen. So
sprach der Holländer Boerhave [81]), den wir wiederfinden

---

81) Hermann Boerhave, Professor der Medicin (theilweise
auch der Botanik und Chemie) in Leyden hat sich vor Allem als aka-
demischer Lehrer eines Weltrufes erfreut. Aus allen Ländern strömten
die Studirenden zu ihm. Gleichzeitig war er ein ausgezeichneter Praktiker und hatte eine hohe Auffassung von der Bedeutung des ärztlichen Berufs.
Er wurde 1668 in Voorhout bei Leyden geboren, studirte anfangs Theologie, später Philosophie, Mathematik und Medicin. Nachdem er unter ungünstigen Verhältnissen eine Zeit lang in Leyden
praktiert hatte, wurde er 1701 Professor der theoretischen Medicin.
Seine Stellung wechselte im Lauf der Jahre nach dem Inhalt des
Lehrauftrages mehrere Male. Er starb 1738. Er hatte das Bestreben,
die neuesten physiologischen Entdeckungen, besonders den Blutkreis-

werden, wenn wir die iatromechanischen Lehren besprechen, viel von Säftefehlern, die neben den später zu betrachtenden Abnormitäten der festen Theile die wichtigste Rolle spielen sollten. Aber er verbindet damit andere Vorstellungen, als es die Chemiatrie that. Einmal kann es sich handeln um eine Vermehrung der Säfte (Plethora), sodann aber hauptsächlich um diejenigen Veränderungen, die er Acrimonia, Schärfen nennt. Er unterscheidet deren sieben, eine saure, salzige, herbe, aromatische, fettige, alkalische und glutinöse. Dabei hatte er aber nicht sowohl eine geänderte chemische Zusammensetzung im Auge, als eine Abweichung in der Form der Atome, welche aus einer runden in eine eckige u. s. w. übergehen und dadurch fähig werden die anderen Körpertheile mechanisch zu schädigen. Mit besonderer Vorliebe wandte Boerhave diese Vorstellungen auf eine Krankheit, den Scorbut an, bei welchem hauptsächlich eine saure, salzige oder alkalische Veränderung der Säfte zu Grunde liegen sollte.

Ein Schüler Boerhave's, Hieronymus David Gaub [82]), hat die Anschauungen seines Lehrers mit eigenen Ideen verarbeitet und in einem Lehrbuche niedergelegt, welches noch im neunzehnten Jahrhundert im Gebrauch gewesen ist. Gaub spricht in einer an Paracelsus anklingenden Weise von der Zusammensetzung des Körpers. Dieser besteht aus feuchten und trockenen Stoffen. Jene erhalten ihre Eigenschaften durch das Wasser, nach dessen Entfernung das Trockene übrig bleibt, welches sich aus drei Bestandtheilen, dem „Brennbaren", „Salzigtem" und dem „Erdigten" aufbaut. Das Brennbare ist der Sitz der Farbe und Wärme, das Salzigte vermittelt die Mischung des Wassers

lauf, für die Medicin zu verwerthen und schloss sich bei diesen Bemühungen an die im nächsten Kapitel zu besprechenden Iatrophysiker an.

[82]) Hier. Dav. Gaub war Professor der Medicin in Leyden, Nachfolger Boerhave's, seines Lehrers. Er wurde 1704 in Heidelberg geboren, studirte in Amsterdam Medicin, docirte von 1731 zunächst Chemie in Leyden, später Medicin. Er starb 1780. Irgend welche neuen Bereicherungen der Medicin hat er nicht geliefert. Sein grösstes Verdienst ist die Abfassung seines Lehrbuches „Institutiones pathologiae medicinalis", welches vielfach neu aufgelegt und übersetzt wurde.

mit dem Brennbaren, das Erdigte giebt den festen Theilen ihre Festigkeit. Die gleichmässige Mischung dieser Stoffe bedingt die angemessene Consistenz aller Körpertheile, insbesondere auch der Säfte, die bei G a u b für die Erklärung der Krankheiten eine nicht geringe, wenn auch, wie wir sehen werden, nicht die einzige Rolle spielen. Sie können einmal eine zu grosse Dichtigkeit, eine „Verdickung“, andererseits eine zu geringe, eine „Verdünnung“ zeigen. Aber wichtiger ist das Vorhandensein von „Schärfen“ (Acrimonia), die in mechanische und chemische unterschieden werden, beide aber abhängig sind von einer veränderten Form der feinsten Theile, welche durch scharfe Kanten und Ecken schädigend sind. Bei den mechanischen Schärfen nehmen wir diese Eigenschaft durch unsere Sinne direkt wahr, bei den chemischen ist sie nicht sinnfällig und ihrer Natur nach nicht weiter zu bestimmen. Das Vorhandensein der Schärfen, besonders im Blut, lässt sich entweder auf eine Aufnahme aus der Aussenwelt, z. B. mit der Nahrung, oder auf eine mangelhafte Thätigkeit der ausscheidenden Organe beziehen, welche die im Körper gebildeten Stoffe nicht entfernen. G a u b unterscheidet verschiedene Schärfen, darunter die durch Säuren und die durch flüchtige laugenartige Substanzen bedingten. Eine besondere Art stellt die Fäulniss dar, bei welcher zugleich ein Laugensalz und ein „stinkendes Oel“ vorhanden ist. Sie entsteht nicht im lebenden Menschen, aber das Blut und andere Säfte haben eine Neigung zur Fäulniss. Unter den verschiedenen Säften widmet G a u b dem Blute besondere Aufmerksamkeit. Es besteht aus dem wässrigen, dem rothen und dem faserigen Theil. Jeder dieser drei kann Veränderungen zeigen. Es mag aber genügen, darauf hinzuweisen, dass im Blutwasser das Wässrige überwiegen und dass es durch zu reichliche eigene oder fremde Salzmaterie leiden kann.

Bei einem Zeitgenossen Boerhave’s, bei F r i e d r. Hoffmann [83]), ist von den Säftefehlern weit weniger die

83) F r i e d r. H o f f m a n n wurde 1660 in Halle geboren, studirte Medicin in Jena und einige Zeit Chemie in Erfurt. Er liess sich in Minden nieder, kam auf Reisen durch Frankreich und England mit

Rede. Er spricht zwar auch von einer sauren, scharfen, putriden Beschaffenheit der Flüssigkeiten, aber an Bedeutung tritt sie in den Hintergrund gegenüber den sonstigen von ihm gepflegten und im nächsten Kapitel zu besprechenden Anschauungen.

Dagegen macht ein anderer Arzt des gleichen Namens, Chr. L. Hoffmann[84]), der etwas später lebte, wieder ausgiebigen Gebrauch von den Säftefehlern. Auch er redet von Schärfen, ist aber nicht der Meinung, dass sie mechanisch durch scharfe Beschaffenheit der feinsten Theile auf den Organismus einwirken, sondern lässt sie dadurch Schaden stiften, dass sie in die Lücken der festen Theile mit grosser Kraft wie in Capillarröhrchen eindringen und sie auseinandersprengen. Je nach der Intensität, mit der das geschieht, unterscheidet Hoffmann „fressende", „Schmerz erregende" und „gelinde" (z. B. Fieber hervorrufende) Schärfen. An ihrer Entstehung sind vor Allem ungenügende Thätigkeiten der ausscheidenden Organe betheiligt, deren Hoffmann vier unterscheidet, die Nieren, die Lungen, die Haut und die Drüsen, welche Flüssigkeiten aus der Darmwand an den Koth abgeben. Gehen diese Absonderungen ungenügend vor sich, so entstehen die Schärfen durch Anhäufung der zurückgehaltenen Stoffe. Doch ist eine falsche Mischung auch dadurch möglich, dass solche Säfte, die nicht durch jene Organe und nicht aus dem Blute entfernt, daher auch nicht eigentlich zurückgehalten werden können, in das Innere des Körpers übertreten, z. B. die Thränen, der Schleim, der Speichel, die Galle etc. Aber auch aus entzündeten und faulenden Theilen kann eine Auf-

---

Boyle in Beziehung, wurde später Physikus in Halberstadt, 1688 Professor in Halle und blieb hier, einen dreijährigen Aufenthalt in Berlin, wo er königlicher Leibarzt war, abgerechnet, bis zu seinem im Jahre 1742 erfolgten Tode. Er war mit Leibniz befreundet, dessen Lehren auch für ihn, wie später zu erwähnen sein wird, bedeutungsvoll wurden. Er ist der Verfasser sehr zahlreicher Schriften.

84) Christ. Ludw. Hoffmann war hauptsächlich als Praktiker bekannt. Er wurde in Rheda (Westfalen) 1721 geboren, lebte als Arzt in Münster und Mainz und starb 1807. Er schrieb ein vierbändiges Werk: Vermischte medinische Schriften und einige einzelne Abhandlungen.

nahme von schädlichen, die Säfte verderbenden Stoffen stattfinden, so z. B. aus gequetschten und in Zersetzung ge-
rathenen Extremitäten.

Es ist selbstverständlich, dass diese Vorstellungen über
die Aufnahme schädlicher Stoffe dahin führen mussten, die
Stätte der Verunreinigung hauptsächlich in das Blut zu ver-
legen. So musste aus der Humoralpathologie nothwendig
mehr und mehr eine Haematopathologie werden. Bildete bei
Hippokrates das Blut nur einen und für die Entstehung
der Krankheiten nicht einmal den wichtigsten der Cardinalsäfte, waren dann zur Blüthezeit der Chemiatrie die Verdauungssäfte in den Vordergrund getreten, so fand nun vom
achtzehnten Jahrhundert an das Blut eine hervorragende
Beachtung.

Zunächst freilich waren es hauptsächlich physiologische
Fragen, deren Lösung man anstrebte. Wir finden das ohne
Weiteres begreiflich, wenn wir bedenken, dass durch Harvey's grosse Entdeckung das Interesse am Kreislauf ein
ausserordentlich lebhaftes werden musste. Anfänglich waren
es, wie wir später besprechen werden, die mechanischen
Bedingungen der Circulation, die man aufzuklären und im
Interesse der Pathologie zu verwerthen suchte. Später kamen
die morphologischen Verhältnisse und die Forschungen über
die Zusammensetzung des Blutes an die Reihe. Besonders
gern beschäftigte man sich mit der Gerinnung, über welche
vor Allen Hewson[85] eingehende Studien machte. Er gelangte z. B. zu dem Schluss, dass der bei der Coagulation
auftretende Faserstoff nicht aus den körperlichen Bestandtheilen herrühre, sondern in der Blutflüssigkeit entstehe.

Sehr eingehende Erörterungen wurden dem Blute durch
John Hunter (S. 56) gewidmet. In seiner wichtigsten Arbeit, der Abhandlung über „Blut, Entzündung und Schusswunden", befasst er sich freilich nicht so sehr mit den abnormen Mischungsverhältnissen des Blutes wie mit seinem
physiologischen Verhalten und seiner Bedeutung für die
Heilung pathologischer Processe und vor Allem der Ver-

---

85) William Hewson war Lehrer der Anatomie in London. Er
wurde in Hexam (Northumberland) geboren, war in London ein Gehülfe
Hunter's und starb 1774.

letzungen und Entzündungen. Da aber aus diesen Untersuchungen sich die hohe Werthschätzung ergiebt, die man
dem Blute damals zu Theil werden liess, so sei hier wenigstens auf die wichtigsten Ergebnisse hingewiesen.

Hunter misst den körperlichen Bestandtheilen des
Blutes nur wenig Werth bei (vergl. o. S. 57), die Hauptsache
ist für ihn der flüssige gerinnbare Theil. „Die Coagulation
ist der erste Schritt, den das Blut thut, um sich dem Organismus nützlich zu machen". Aus dem innerhalb oder
ausserhalb der Gefässe geronnenen Materiale liess er neben
anderen Geweben auch Gefässe durch Umwandlung hervorgehen. Er war also ganz abweichend von unserem heutigen Standpunkte der Meinung, dass neue Gewebstheile
nicht durch Neubildung aus den alten, sondern aus der geronnenen Lymphe entständen. Auch grosse Gefässe könnten
auf diese Weise nach Durchschneidung wieder vereinigt werden. Das geronnene Blut nimmt die Natur der Theile an,
in die es ausgetreten ist. Daher vereinigen sich z. B. auch
die durchschnittenen Nervenenden durch Metamorphose des
Gerinnsels mit einander. Ebenso ist das bei der Entzündung
aus dem ausgetretenen Blute gebildete Gerinnungsprodukt
im Stande neue Gewebe zu bilden.

Hunter's Werk erschien im letzten Jahrzehnt des
achtzehnten Jahrhunderts. Auf das Studium der Mischungsveränderungen des Blutes konnte es seinem Inhalt nach
keinen unmittelbaren Einfluss ausüben. Thatsächlich dauerte
es denn auch noch einige Jahrzehnte, bis die Haematopathologie auf ihr Höhestadium gelangte. Denn zunächst machte
sich, zumal in Frankreich, die Richtung geltend, welche
Bichat (S. 64) vertrat. Wir sahen bereits, wie er die allgemeine Anatomie, die Gewebelehre begründete. So musste
er denn naturgemäss hauptsächlich die festen Theile in's
Auge fassen, ohne dass er allerdings die Bedeutung der
Säfte ganz leugnen wollte. Doch werden sie von ihm nur
wenig in Betracht gezogen. Immerhin sagte er: „Die krankhaften Phaenomene kommen von den Festtheilen, aber man
glaube nicht, dass die Flüssigkeiten für nichts in den Krankheiten seien. Sehr oft tragen sie den Keim zur Krankheit
und sind das Vehikel der krankmachenden Potenz."

Der erste bedeutende Vertreter der neueren **Humoral-pathologie** war Andral (S. 85). Er wandte die mittlerweile vervollkommnete Chemie auf das Blut an, suchte durch Analysen seine Zusammensetzung festzustellen und gewann dadurch bessere Grundlagen als die alten Chemiater.

In seinem 1832 erschienenen Grundriss der pathologischen Anatomie legte er hervorragenden Nachdruck auf die Abnormitäten des Blutes. Von ihnen lässt er einerseits die Beschaffenheit der festen Theile ebenso abhängig sein, wie diese andererseits wieder das Blut beeinflussen. Eine scharfe Grenze beider Bestandtheile existirt ja ohnehin nicht.

Veränderungen des Blutes können nun einmal dadurch bedingt sein, dass zu viel oder zu wenig Fibrin vorhanden, dass dieses selbst auch wieder falsch zusammengesetzt, zu viel oder zu wenig zur Gerinnung geneigt ist. Auch das mit dem Wasser gemeinsam das Serum bildende Albumin könne in gleicher Weise wie das Fibrin Abnormitäten darbieten, das Serum selbst als Ganzes zu reichlich oder zu spärlich vorhanden sein. Aehnliche Abweichungen fänden sich am Blutfarbstoff. In sehr wichtiger Weise kann ferner das Blut durch fremde Beimischungen geschädigt werden, z. B. durch „Encephaloidmassen", die zum Theil wohl nichts anderes bedeuten, als weisse Blutkörperchen bei Leukaemie, deren Wesen damals noch unerforscht war. Dahin gehören ferner giftige Stoffe bei Infectionen, die man experimentell übertragen kann, ebenso eingeathmete und mit der Nahrung aufgenommene Gifte. Auch Stoffe, die unter normalen Verhältnissen durch Drüsen ausgeschieden werden, können sich, wie die Galle im Blute anhäufen. Es giebt aber auch abnorme Zustände des Blutes, die unter gewöhnlichen Bedingungen gar nicht bemerkt werden, die aber geeignet sind, äusseren Schädlichkeiten leichteren Eintritt zu gewähren.

Diese und andere Gesichtspunkte waren es, die Andral zu dem Schlusse führten, dass es Veränderungen des Blutes giebt, die vor denen der festen Theile auftreten und dass folglich die nächsten Ursachen vieler Krankheiten im Blute zu suchen sind. Ist dieses aber in gewissen Fällen ursprünglich krank, so folgt daraus, dass es allgemeine, nicht nur lokale Krankheiten giebt, da ja das Blut den ganzen Körper durchströmt.

Nach Andral hat es nur noch einen zweiten ihn an Bedeutung übertreffenden Humoralpathologen gegeben; Rokitansky, den wir schon (S. 87) als einen höchstverdienstvollen Vertreter der pathologischen Anatomie kennen gelernt haben. So sicher und klar er aber auf diesem Gebiete urtheilte und so vortrefflich er die anatomischen Befunde zu verwerthen verstand, so sehr gab er sich bei Darstellung der allgemeinen Pathologie speculativen Betrachtungen hin.

Sein Ausgangspunkt war die schon von Hewson und Hunter gemachte Annahme, dass die gerinnbaren Stoffe, das Fibrin des Blutes, innerhalb und ausserhalb des Gefässsystems allen normalen und pathologischen Neubildungsprocessen zu Grunde lägen. Sie wurden daher als „plastische" Stoffe bezeichnet. Im Blut befand sich neben dem Fibrin noch das Albumen und diese beiden Substanzen werden nach dem Vorgange von Schultz-Schultzenstein unter dem Namen „Plasma" zusammengefasst. Das Fibrin bildete sich vor Allem ausserhalb des Gefässsystems durch Gerinnung des ausgetretenen Plasmas und wurde hier als die wichtigste plastische Substanz betrachtet. Doch bezeichnete Rokitansky alle aus den Ernährungsflüssigkeiten stammenden zur Gewebsbildung geeigneten Stoffe noch mit einem besonderen Namen, indem er sie nach dem damaligen Sprachgebrauche (s. S. 68) Blasteme nannte. Wir werden ihnen im letzten Abschnitt wieder begegnen.

Diese Blasteme zeigen nicht immer das gleiche fernere Verhalten. Sie können nämlich in verschiedener Weise progressiv sich entwickeln, sie können in dem ursprünglichen rohen Zustand verharren, sie können zerfallen oder resorbirt werden. Wenn nun auch, wie Rokitansky ausführt, zuzugeben ist, dass alle diese Differenzen bis zu einem gewissen Grade auf den äusseren Bedingungen der Umgebung, auf dem Einfluss der anstossenden Gewebe beruhen, so müssen sie doch zum grössten Theil auf bereits vorgebildete Eigenthümlichkeiten des Blastems d. h. in letzter Linie auf eine primäre schon in der Blutbahn vorhandene Beschaffenheit zurückgeführt werden. Das Blut sollte also primär falsch zusammengesetzt sein. Es sollte eine abnorme Mischung besitzen. Um diese zu bezeichnen griff Rokitansky auf den Ausdruck „Krasis“ zurück, den wir schon bei Hippokrates antrafen, und um den pathologischen Charakter der falschen Zusammensetzung schon im Namen wiederzugeben, sprach er von „Dyscrasie“. Auf ihr baut sich die Humoralpathologie Rokitansky's auf. Die Veränderung des Blutes ist also meistens das primäre, die örtliche Erkrankung, welche durch Localisation der allgemeinen Krasis zu Stande kommt, das secundäre. Doch kann umgekehrt auch die Dyscrasie erst als Folge einer örtlichen Abnormität zu Tage treten. Jener erste Fall ist aber der weitaus häufigere und wichtigere.

Nun hätte man erwarten sollen, dass Rokitansky über die primäre dyscrasische Veränderung des Blutes genauere Mittheilung machte. Aber dazu war er nicht in der Lage und darin giebt sich der speculative Charakter seiner Anschauungen ohne Weiteres zu erkennen. Ueber das Wesen, d. h. in diesem Falle über die chemische Bedeutung der abnormen Krase wusste Rokitansky nichts auszusagen. Er sprach nur die Hoffnung aus, dass die Zukunft weiter führen würde und begnügte sich einstweilen damit, die Dyscrasie aus dem anatomischen Verhalten des Blutes und der vorgefundenen Organveränderungen zu erschliessen. So war das Fundament von vornherein unzulänglich.

Aber es genügte Rokitansky, um auf ihm eine Eintheilung der vorausgesetzten Krasen durchzuführen. Als erste bezeichnete er die Faserstoffkrase, bei welcher das Fibrin im Blut erheblich vermehrt war („Hyperinose“). Hierher rechnete er zahlreiche entzündliche Erkrankungen. Bei der einfachen Faserstoffkrase hat das Exsudat Neigung in Gewebe überzugehen (z. B. bei der adhaesiven Entzündung seröser Häute). Die croupöse Krase zeichnete sich (z. B. bei der Pneumonie) dadurch aus, dass das Exsudat einem baldigen Zerfall entgegenging. Die tuberkulöse Faserstoffkrase lässt aus dem Exsudat knötchenförmige Gebilde hervorgehen, die in ihrem ferneren Verhalten theils mehr der Gewebsneubildung der einfachen, theils mehr dem Zerfall der croupösen Faserstoffkrase zuneigen. Bei der pyaemischen

Krase endlich wird der Faserstoff sehr schnell destruirt und verflüssigt (zu Eiter). Dass alle diese Erkrankungen auf einer primären Dyscrasie basiren, ergebe sich unter Anderem daraus, dass der Localisation gewöhnlich allgemeine der Blutveränderung entsprechende Störungen vorausgingen.

Die zweite wichtige Krasengruppe umfasst die Venosität, Albuminose und Hypinose. Das Blut ist arm an Fibrin, reich an Albumen. Hierher gehören sehr viele acute und chronische Krankheiten, z. B. Plethora, Gicht, Rachitis, Osteomalacie, Typhus, acute Tuberkulose, B r i g h t 'sche Nierenkrankheit, Krebs, acute Convulsionen, Tetanus, chronische Geisteskrankheiten, Metallvergiftungen, Säuferdyscrasie. Bei dieser nur nach den quantitativen Verhältnissen des Fibrins und Albumins vorgenommenen Zusammenfassung so ausserordentlich verschiedener Affectionen wäre natürlich eine genauere Kenntniss der Dyscrasie in hohem Maasse erwünscht gewesen. Aber R o k i t a n s k y musste sagen: „Das Wesen der speciellen Krase bei so heterogenen Zuständen aufzufinden, ist die Aufgabe künftiger Zeiten und nicht wohl der Anatomie, sondern der Chemie."

Die dritte Krasengruppe umfasst Hydraemie und Anaemie. Bei dieser ist das ganze Blut an Menge herabgesetzt, bei jener ist das Blutwasser vermehrt, jeder andere Bestandtheil vermindert.

In der vierten Gruppe finden sich aufgeführt die „Zersetzung, faulige septische Krase, Sepsis des Blutes", in der das Fibrin sowohl vermehrt wie vermindert sein kann.

Das sind die Grundzüge der Krasenlehre R o k i t a n s k y 's , wie sie sich bis zur Mitte der vierziger Jahre des neunzehnten Jahrhunderts entwickelt hatte. Wir werden über ihr ferneres Schicksal im letzten Kapitel noch Einiges mitzutheilen haben.

IV. Die Solidarpathologie, die iatrophysischen Lehren, die Neuropathologie.

— ---

Wenn uns der vorhergehende Abschnitt in den wichtigsten Grundzügen die Kenntniss derjenigen Lehren vermittelte, welche die Krankheiten aus einer veränderten Mischung der Körperbestandtheile, vor Allem der flüssigen, abzuleiten suchten, so sollen uns in diesem Kapitel die Aerzte beschäftigen, welche mit physikalischen Gesichtspunkten an die Erklärung der Krankheiten herangingen. Man kann sie zumeist, insoweit sie nämlich hauptsächlich die festen Theile in's Auge fassten, im Gegensatz zu den Humoralpathologen als Solidarpathologen bezeichnen. Aber man darf nun aus dem Namen nicht etwa entnehmen wollen, dass die Vertreter dieser Richtung die Flüssigkeiten ganz ausser Acht gelassen hätten. Sie betrachteten sie nur mit geringerem Interesse und in anderer Weise als die Humoralpathologen, indem sie vor Allem die mechanischen Bedingungen ihrer Bewegung festzustellen versuchten.

Bei einer hier zu besprechenden Gruppe von Aerzten des siebzehnten Jahrhunderts machte sich die Neigung zu physikalischen Erörterungen über den Umlauf der Flüssigkeiten und zwar fast allein des Blutes, über den Mechanismus der Herzcontraction, der Athmung und der allgemeinen Körperbewegung ganz besonders geltend. Die krankhaften Erscheinungen wurden aus Störungen dieser Vorgänge aufgefasst. Man pflegt die Männer, welche solche Anschauungen vertraten als Iatrophysiker, Iatromechaniker und, weil sie die Erscheinungen mathematisch zu bezeichnen versuchten, auch Iatromathematiker zu nennen.

Ihre Lehren blieben freilich nicht lange in Geltung, sie befassten sich eben zu einseitig nur mit bestimmten vitalen Processen und vernachlässigten die übrigen. Als man dann

an den festen Theilen die durch den Reiz ausgelöste Contractilität und Sensibilität und an ihnen ferner in der Leiche
charakteristische pathologische Veränderungen entdeckte,
mussten wieder die Solida, auch abgesehen von mechanischen Gesichtspunkten, das Interesse erwecken. Unter ihnen
waren es eine Zeit lang die Vermittler der Sensibilität, die
Nerven, die man unter physiologischen und pathologischen
Bedingungen eifrig studirte. So klang die Solidarpathologie
schliesslich am Ende des achtzehnten Jahrhunderts und im
Anfang des neunzehnten Jahrhunderts in eine Neuropathologie aus. Sie beschränkte sich also in ähnlicher Weise auf
ein engeres Gebiet, wie es die Humoralpathologie als Haematopathologie that.

Verfolgen wir nun den so kurz skizzirten Entwicklungsgang genauer. Die ältesten Lehren, welche das normale
und das kranke Leben auf die festen Körpertheile zurückzuführen suchten, entwickelten sich in ausgesprochenem
Gegensatz zu den humoralpathologischen Anschauungen der
hippokratischen Schule. Ihr Ausgangspunkt war die Annahme des D e m o k r i t (S. 24), dass die Körper sich aus
Atomen aufbauten. A s k l e p i a d e s [86]) (geb. 142 v. Chr.)
war der erste, der darauf ein System gründete. Die Atome
bildeten nach seiner Lehre durch ihren Zusammentritt theils
Röhren, die er Poren nannte, theils blieben sie, besonders
als Flüssigkeiten in beweglicher Form bestehen, um in jenen
Poren zu circuliren. Von der Art dieser Bewegung war der
Verlauf des Lebens abhängig. Ging sie nicht ordentlich vor
sich oder stockte sie ganz, oder sind die Poren zu enge, die
Atomgruppen zu dick, so wird das Leben abnorm. Die
Therapie musste dann vor Allem darauf gerichtet sein, die
normale Circulation wiederherzustellen. Daher denn z. B.
die Gymnastik therapeutisch ausgedehnte Verwerthung fand.

Die Nachfolger des A s k l e p i a d e s bildeten seine
Lehren weiter aus und modificirten sie. Sie sprachen nicht
mehr von der Circulation der Atome und Flüssigkeiten in
den Poren, fassten diese vielmehr nur noch allein in's Auge.

---

86) A s k l e p i a d e s lebte als Arzt in Rom von 107 v. Chr. ab.
Er war in Prusa in Bithynien geboren (142) und lebte vor seiner
Ankunft in Rom u. A. auch in Athen.

Unter normalen Verhältnissen haben die einzelnen Körpertheile jeder für sich eine bestimmte Weite der Poren. Davon hängt die Dichtigkeit des Baues, der „Tonus" ab, der nun wieder unter pathologischen Bedingungen insofern Verschiedenheiten zeigt, als durch Zusammenziehung der Theile eine Verengerung, durch Erschlaffung eine Erweiterung der Poren erfolgen kann. Im ersteren Falle redeten jene Aerzte von einem status strictus, im anderen von einem status laxus. Daneben wurde dann, wenn auch nicht allgemein, noch ein status mixtus angenommen. Man nannte diese Zustände, die den verwandten Krankheiten gemeinsam sind, die „Communitäten" und die mit ihnen sich beschäftigende Wissenschaft erhielt die Bezeichnung „Methode". Daher führten ihre Anhänger den Namen **Methodiker.**

Die Beurtheilung des vermehrten Tonus und der Erschlaffung wurde theils auf eine direkte Untersuchung der Theile gestützt, theils aus anderen Symptomen erschlossen. Soweit dabei der Zustand der einzelnen Organe in Betracht kam, wurde eine Kenntniss der Anatomie für nöthig gehalten. Doch schrieben ihr nicht alle die gleiche Bedeutung zu, da man vielfach nicht den einzelnen Körpertheilen, sondern den Communitäten des ganzen Organismus seine Aufmerkkeit zuwandte.

Zu jenen Symptomen rechnete man vor Allem eine Veränderung der Ausleerungen. Waren diese unterdrückt oder vermindert, so nahm man den status strictus, waren sie übermässig, eine Erschlaffung an. Zu den mit vermehrtem Tonus einhergehenden Erkrankungen wurde auch die Entzündung gestellt.

Für die Behandlung der Krankheiten war ausschliesslich die Beschaffenheit des Tonus maassgebend ohne Rücksicht auf die Einwirkung, die seine Abnormität herbeigeführt hatte. Die Aufgabe war daher sehr einfach. Der verstärkte Tonus musste herabgesetzt, der verminderte erhöht werden. Um Erschlaffung herbeizuführen wurde vor Allem der Aderlass angewandt, von Medikamenten die schlafmachenden Mittel. Zusammenziehung erschlaffter Theile strebte man z. B. durch adstringirende Mittel und durch Reibung an.

Durch die Einfachheit ihrer Lehren und durch die den Patienten meist zusagende Therapie fanden jene Aerzte grossen Anklang. So blieb die methodische Schule lange Zeit in Geltung und ihre Anschauungen fanden auch bei Anhängern anderer Systeme in grösserem oder geringerem Umfange Beachtung. Selbst bei G a l e n sehen wir noch Reste davon. Er führte noch einen Theil der Krankheiten auf Erschlaffung und Anspannung der Körpertheile zurück. Nach ihm aber verliert sich die methodische Schule und es treten nun die im vergangenen Abschnitt besprochenen Galenischen Lehren allein herrschend auf. Nur selten ist noch hier und da von Strictum und Laxum die Rede. Erst im achtzehnten Jahrhundert werden vor Allem von G a u b wieder ähnliche Anschauungen ausgesprochen. Aber es ist noch nicht die Zeit darauf einzugehen. Denn vorher müssen wir noch eine bedeutsame Richtung in's Auge fassen, die in das siebzehnte Jahrhundert fällt. So lange, d. h. mehr als fünfzehn Jahrhunderte, hat es also seit G a l e n 's Zeiten gedauert, bis wieder in hervorragender Weise Vorstellungen Platz griffen, die in den Kreis unserer jetzigen Erörterungen gehören.

Schon seit Beginn des sechszehnten Jahrhunderts waren allerdings die humoralpathologischen Grundsätze der Alten theils beseitigt, theils wesentlich geändert. Aber die an ihre Stelle getretene Chemiatrie und die im nächsten Kapitel zu besprechende Lehre des P a r a c e l s u s und des v a n H e l m o n t vermochte nicht alle Aerzte zu befriedigen. Nun trafen aber damals gerade mehrere sogleich zu erwähnende Umstände zusammen, welche das Studium der gesammten Naturwissenschaften in andere Bahnen lenkten und eine mathematisch-mechanische Betrachtungsweise nahelegten. Unter ihrem Einfluss kamen mehrere Aerzte auf den Gedanken, die pathologischen Lebenserscheinungen aus physikalischen Gesichtspunkten zu erklären. Sie haben daher den Namen **Iatromathematiker** oder **Iatrophysiker** erhalten.

Grundlegend war für sie vor Allem die Entdeckung des Blutkreislaufs durch H a r v e y (S. 54). Damit war ein ausgesprochen physikalisches Problem, das der Bewegung einer Flüssigkeit in einem Röhrensystem gegeben. Der zweite Umstand wurde repräsentirt durch die grossartigen Entdeckungen G a l i l e i 's und N e w t o n 's auf dem Gebiete der Astronomie und verwandter Disciplinen, das dritte durch die Philosophie eines B a c o n (S. 29), L o c k e (S. 31) und C a r t e s i u s (s. o. S. 31). Während B a c o n die ausschlaggebende Bedeutung der inductiven Methode, L o c k e die ausschliessliche Wichtigkeit der Erfahrung betonte, war C a r t e s i u s dadurch von grösstem Einfluss, dass er eine scharfe Trennung von Leib und Seele vornahm und nun den Körper im Sinne eines mechanischen Apparates betrachtete. Seine eigenen mathematischen Studien mussten ihn darin sehr wesentlich unterstützen. Durch Jahre lang fortgesetzte eingehende Beschäftigung aber mit Anatomie und Physiologie gewann er die Grundlage, auf welcher er seine Vorstellungen über die Mechanik der Lebensvorgänge aufbauen konnte. Wir sahen bereits, dass er den Kreislauf daraus ableitete, dass das Blut im Herzen aufbraust und dadurch vorwärts getrieben wird, dass andererseits auch die Athmung in physikalischem Sinne wirkt, indem die kalte Luft die Wärme des Blutes wieder herabsetzt. Aber auch auf die übrigen Lebensvorgänge dehnte er seine Anschauungen aus. Die Ernährung der Organe erfolgt nach seiner Meinung dadurch, dass die mit dem Blute zugeführten Stoffe in das Gewebe hineingeschleudert werden, die hier bereits vorhandenen Theile etwas vorwärtsschieben und sich an ihre Stelle setzen. Dadurch wird dann also die Gesammtmasse der Gewebe vermehrt. Die Absonderung der Drüsen beruht darauf, dass die Poren der Organe nur eine bestimmte Weite haben, so dass aus dem Blute nur die gerade passenden Theile austreten können. Die Bewegung der Muskeln wird so vermittelt, dass die dampfförmig gedachten Lebensgeister aus dem Gehirn in die Nerven übertreten und in ihnen bis in die Muskeln gelangen. Diese stellt sich nun D e s c a r t e s als blinde Schläuche vor, welche durch den eindringenden Dampf erweitert und auf diese Weise verkürzt werden.

Hat so der Philosoph C a r t e s i u s den Iatrophysikern wichtige physiologische Grundlagen geliefert, so ist unter den Aerzten als erster, der physikalische Methoden anwandte,

Sanctorius Sanctorinus[87]) zu nennen, der einige Jahrzehnte vor jenem lebte. Sein Bestreben war darauf gerichtet, die Bedeutung der von ihm entdeckten durch Haut und Lungen erfolgenden unmerklichen Ausdünstung „Perspiratio insensibilis" aufzuklären. Er stellte demgemäss während eines Zeitraumes von 30 Jahren fortwährend Untersuchungen über das Gewicht seines Körpers an, wie es sich unter dem Einfluss der Speiseaufnahme und nach derselben änderte. Er kam zu ganz auffallenden, nur aus der Unvollkommenheit seiner Methoden erklärbaren Ergebnissen. So sollte fast die Hälfte der aufgenommenen Speisen den Körper durch die unmerkliche Ausdünstung, die andere Hälfte durch Koth und Harn wieder verlassen. Bei diesem Resultat ist es verständlich, wenn er der Perspiratio insensibilis für Gesundheit und Krankheit grossen Werth zuschrieb und insbesondere der Unterdrückung jener eine grosse Wichtigkeit für die Entstehung pathologischer Zustände beilegte. Daraus ergab sich dann naturgemäss die therapeutische Anwendung schweisstreibender Mittel.

Zu den eigentlichen Iatrophysikern rechnet aber Sanctorinus noch nicht. Die hauptsächlichsten Vertreter dieser Schule sind die Italiener Borelli, Bellini und Baglivi.

Für sie war zunächst einmal die Verdauung ein lediglich mechanischer Akt. Die Speisen sollten im Magen durch Zerreibnng verkleinert werden, wobei das Organ nach Borelli[88]) eine ganz ausserordentliche Kraft entfalten kann.

---

87) Sanctorius Sanctorinus war Professor in Padua und Venedig. Er war in Capo d'Istria 1561 geboren und starb 1636. Sein in zahlreichen Ausgaben erschienenes und in mehrere Sprachen übersetztes Hauptwerk hat den Titel „Ars de statica medicina" (1614).

88) Alfonso Borelli wurde 1608 in Neapel geboren. Er trieb mit grossem Erfolge Mathematik, Physik, Astronomie und Physiologie. Er war ein Schüler von Castelli, der seinerseits wieder Galilei zum Lehrer hatte. Zunächst wurde er Professor der Mathematik in Messina, dann in Pisa und wieder in Messina. Darauf lebte er lange Zeit am Hofe der damals in Rom sich aufhaltenden Königin Christine von Schweden. Er starb 1679.

Sein wichtigstes und höchstbedeutendes Werk erschien, nachdem

Die Thätigkeit der Drüsen wurde hauptsächlich von Bellini[89]), der sich um den Bau der Niere Verdienste erwarb, erläutert. Er nahm Bezug auf die wechselnde Schnelligkeit des Blutes, insofern aus dem verlangsamten Strome Theile zum Entweichen kämen, auf den Winkel, unter welchen die Aeste vom Stamm abgehen, auf den verschiedenen Durchmesser der Gefässe u. s. w.

Bei der Athmung handelt es sich nach Baglivi[90]) darum, dass die Luft zunächst in den Thorax eindringt, der sich durch ihre Ausdehnung erst secundär erweitert. Der Nutzen der Respiration soll darin liegen, dass die elastische und an Volumen zunehmende Luft das nach Beendigung des Kreislaufes träger fliessende Blut in bessere Bewegung versetze.

Die Contraction der Muskeln wurde von Borelli in ähnlicher Weise erklärt, wie es Cartesius gethan hatte. Die aus dem Gehirn durch die Nerven in sie hineindringenden Lebensgeister bewirken die Anschwellung und Verkürzung und zwar sowohl bei den willkürlichen Muskeln wie bei denen des Herzens, dessen Kraft Borelli durch mathematische Berechnung genau festzustellen versuchte. Doch kam er dabei durch ganz willkürliche Annahmen zu höchst übertriebenen Vorstellungen.

---

es vorher schon in zwei Abtheilungen veröffentlicht war, 1680 (also kurz nach seinem Tode) unter dem Titel „De motu animalium“. Es ist ein umfangreiches Buch mit zahlreichen Tafeln und enthält ausführliche Auseinandersetzungen über die Bewegung der Säugethiere, Vögel, Fische und Würmer, unter Anwendung mathematischer Berechnungen und besonders der Hebelgesetze, zu deren Illustration in erster Linie die vielen Figuren dienen.

89) Lorenz Bellini war Professor der Anatomie in Pisa und ein Schüler Borelli's (s. Anm. 88). Er wurde 1643 in Florenz geboren und starb 1704. Für die Iatrophysik bedeutsam ist sein Werk: „De urinis et pulsibus, de missione sanguinis etc.“ (1683). Sein Name ist in der Anatomie dadurch erhalten geblieben, dass die Harnkanälchen nach ihm die Bezeichnung Bellini'sche Röhrchen führen. Er beschrieb sie in seiner grundlegenden Abhandlung „Exercitatio anatomica de structura et usu renum“ (1662).

90) Baglivi, Georgio lebte von 1669—1707. Er war ein Schüler Malpighi's und Professor der Anatomie und Chirurgie in Rom. Er beschäftigte sich u. A. mit dem Bau und der Bewegung der Muskulatur und war ein hochgeachteter Arzt.

Die Arterien und Venen verglich B a g l i v i mit hydraulischen Röhren, das Herz mit einem Stempel, die Eingeweide mit Sieben, weil sie nach Art von solchen die Speisen hindurchtreten liessen, die Brust mit einem Blasebalg u. s. w.

Ausserhalb I t a l i e n s fand die Iatromechanik hauptsächlich nur noch Anhänger in England. Hier ist vor Allem P i t c a i r n [91]) zu nennen. Seine mechanischen Betrachtungen betreffen in erster Linie die Blutbewegung, die für ihn das wichtigste Criterium des Lebens ist. Durch die Reibung des Blutes an der Gefässwand wird die Wärme erzeugt. Doch auch auf andere Gebiete wandte er die mechanische Erklärung an. So wirkt der Magensaft durch Auflösung der Speisen. So bewirken die Nervengeister die Muskelbewegung, und ihr Zurückströmen zum Gehirn ist die Grundlage der Empfindung.

Aus dieser Uebersicht über die Lehren der iatromathematischen Schule sehen wir also, dass es ihren Anhängern zunächst darauf ankam, die physiologischen Verhältnisse klarzustellen. Die Uebertragung auf die pathologischen Processe ergab sich daraus von selbst, wurde indessen auf allgemeine Grundlagen beschränkt ohne eingehend in specielleren Fragen Verwerthung zu finden.

B a g l i v i sagt ganz allgemein, die Theorie sei für die Erklärung der Krankheitsprocesse nicht zu entbehren. Es waren aber hauptsächlich Bewegungsstörungen, auf welche man Nachdruck legte. B o r e l l i redete von Stockungen der Nervensäfte in den Nerven und von ihrer daraus folgenden Verderbniss, B e l l i n i nahm besonders Bezug auf gestörte Circulation des Blutes in den Gefässen und auf eine dadurch bedingte dyscrasische Veränderung desselben. Unter Anderem erklärten sich aus derartigen Bewegungsstörungen fieberhafte und entzündliche Processe. Auch P i t c a i r n

---

91) A r c h i b a l d P i t c a i r n wurde 1652 zu Edinburg geboren. Er studirte Theologie, Jurisprudenz und in Montpellier Medicin. 1692 wurde er Professor in Leyden und dort der Lehrer B o e r h a a v e's (s. Anm. 81 S. 104). Er blieb aber nicht lange in dieser Stellung, kehrte nach Edinburg zurück, prakticirte dort und starb 1713. Sein Hauptwerk ist betitelt „Elementa medicinae physiko-mathematica" (1717).

verwerthete die Theorie für die Pathologie. Bei ihm finden sich folgende Sätze: „Gesundheit ist eine freie von keinem Schmerz begleitete Blutcirculation." „Krankheit ist eine zu grosse Vermehrung oder Verminderung des Blutkreislaufes." „Alle Krankheit beruht in der veränderten Qualität oder Bewegungsquantität der flüssigen Bestandtheile." „Der Tod ist die Aufhebung der Blutcirculation." „Fieber ist eine Vermehrung des Blutlaufes." Wie die normale Wärme durch die Reibung des Blutes an der Gefässwand bedingt ist, so muss die fieberhafte Steigerung die Folge einer verstärkten Reibung sein. Auf mechanischem Wege wurde auch zum Theil der Hydrops erklärt. Wenn nämlich ein zu schleimig-gewordenes Blut die Gefässe der Schweissdrüsen und Nieren nicht passiren könne, werde die Flüssigkeit zurückgehalten.

Für die Therapie liessen sich aus den iatromathematischen Anschauungen nur geringe Grundlagen gewinnen. Pitcairn wies darauf hin, dass die pathologischen Zustände durch eine Veränderung der abnormen Bewegungsprocesse nach mechanischen Gesetzen beseitigt werden könnten. Er leitete eine Heilung fieberhafter Zustände daraus ab, dass das in lebhafter Bewegung befindliche Blut entweder durch Blutungen oder stärkere Ausscheidung von Flüssigkeit durch den Schweiss auf das normale Verhalten zurückgeführt werde.

Aber grossen Gewinn hat die Therapie aus der Iatrophysik nicht gezogen. Die Theorie liess sich nicht mit Erfolg in die Praxis übertragen. In dieser blieb die sorgfältige Beobachtung der Kranken und die daraus und aus früherer Erfahrung abgeleitete Behandlung, d. h. die hippokratische Methode maassgebend.

Es ist daher auch nicht merkwürdig, dass die iatromathematische Schule nicht lange, in reiner Form überhaupt nur während des Lebens jener Männer bestehen blieb. Dann verlor sie sich allmählich, aber doch nicht, ohne dass der eine oder andere Gesichtspunkt nicht noch längere Zeit Geltung behalten hätte. Bei einem grossen Arzte der nächsten Generation, bei dem am Ende des 17. und Anfang des 18. Jahrhunderts lebenden Boerhaave finden wir sogar die meisten Anschauungen der Iatrophysiker wieder. Freilich ist das insofern nicht auffallend, als Pitcairn zu den Lehrern Boerhaave's zählte. Wie dieser nun die physikalischen Anschauungen verwerthete, müssen wir genauer betrachten.

Grundlegend für ihn war die Circulation des Blutes, die durch die Thätigkeit des den Mittelpunkt aller thierischen Bewegung bildenden Herzens bedingt und in ihrem Verlauf durch die Elasticität der Gefässwände beeinflusst wird. Wie hier lediglich mechanische Momente in Betracht kommen, so auch bei den übrigen körperlichen Functionen, bei der Verdauung, Ernährung, Muskelcontraction, die alle nach den Lehren der iatrophysischen Schule gedeutet werden.

Die Gesundheit ist von einem richtigen Verlaufe aller mechanischen Proeesse abhängig, eine Störung derselben führt zur Krankheit. Besonders bedeutsam ist wiederum der Umlauf der Säfte und vor Allem des Blutes. Er kann durch eine aus mancherlei Umständen, so z. B. aus einer abnormen Grösse oder veränderten, z. B. spitzen, scharfen Gestalt der rothen Blutkörperchen, sich ergebende Verstopfung der Kanäle gestört werden und ist dann die Grundlage zahlreicher krankhafter Erscheinungen. In erster Linie muss die Entzündung aus der Gefässverstopfung erklärt werden und zwar trifft diese hauptsächlich die Enden der arteriellen Verzweigungen, die so enge werden können, dass rothe Blutkörperchen nicht mehr hindurchgehen. In Folge dessen stockt das Blut in den Gefässen, wird aber durch die Kraft des nachdrückenden in vermehrter Menge in sie hineingepresst.

Auch das Fieber wird auf mechanischem Wege erklärt. Es hat sein wichtigstes Symptom in den vermehrten Herzcontractionen, durch welche das Blut lebhafter in das Gefässsystem hineingetrieben wird, dessen Capillarsystem zugleich vermehrte Widerstände darbietet. Die erhöhte Reibung an der Gefässwand bedingt die Temperaturerhöhung, die aber, trotzdem Boerhaave zu ihrem Nachweis das Thermometer benutzte, für weniger wichtig gehalten wurde, als die vermehrte Pulsfrequenz. Zu dieser Anschauung kam Boerhaave dadurch, dass er meinte, die Wärmesteigerung sei nicht eine eonstante Eigenthümlichkeit des Fiebers, da er das subjective Kältegefühl, welches der Kranke im Froststadium empfindet, für den Ausdruck einer Herabsetzung der Körpertemperatur hielt. Erst in späterer Zeit wurde durch de Haen [92]) gezeigt, dass auch während des Frostes die Temperatur erhöht ist.

Des Weiteren unterscheidet Boerhaave zwischen Krankheiten der festen und der flüssigen Theile. Erstere können zu fest oder zu lax gefügt sein, sowie in der Form, Zahl, Grösse und Zusammensetzung Abweichungen bieten. Von den flüssigen Theilen redet er, wie wir bereits sahen, mit humoralpathologischen Ausdrücken, meint aber damit allerdings nicht eigentlich Mischungsanomalien, sondern vor Allem Abnormitäten in der Form der kleinsten Theile.

Alle diese theoretischen Anschauungen geben aber der praktischen Thätigkeit ebensowenig, wie es bei den Iatrophysikern der Fall war, die bestimmende Richtung. Boerhaave lässt sich vielmehr wie jene von hippokratischen Grundsätzen leiten und wird in dieser Hinsicht das Vorbild eines bedeutenden Schülers, des später in Wien lebenden Gerhard van Swieten [93]). Die Theorien aber gehen, wenn auch in modificirter Form, über auf einen anderen Schüler, auf seinen Amtsnachfolger Gaub (S. 105), der aber den Lehren der Iatrophysiker nur theilweise anhängt.

Neben mechanischen Anschauungen spielen bei ihm, wie wir bereits sahen, einerseits humeralpathologische und andererseits dynamistische, die wir noch kennen lernen werden, eine grosse Rolle. Aber von den Störungen in der Bewegung der Säfte macht auch er reichlichen Gebrauch. Die Circulation kann beschleunigt oder verlangsamt sein. Im letzteren Falle, der besonders die langwierigen Krankheiten betrifft, kommt es zu Stockungen des Blutes und zu Ver-

---

92) Anton de Haën, geboren in Haag 1704, ein Schüler Boerhaave's, war Professor der Medicin in Wien, wo er 1776 starb. Er hat grosse Verdienste um den klinischen Unterricht und um die Einführung des Thermometers.

93) Gerhard van Swieten wurde 1772 zu Leyden geboren. Er studirte in Löwen und Leyden und wurde hier einer der eifrigsten Schüler Boerhaave's. 1745 wurde er nach Wien als Professor der Medicin berufen und wurde hier der Gründer einer erfolgreichen Schule. Auf seine Veranlassung erfolgte die Berufung de Haën's (Anm. 92).

stopfungen der Gefässe. Die Strombeschleunigung andererseits bedingt grössere Reizung und Erschütterung der festen Theile, stärkere Reibung und Zunahme der Wärme, d. h. Fieber, Aufwallung der Säfte, Ausdehnung und Zerreissung der Kanäle u. s. w.

Ueber die festen Theile im Allgemeinen ohne Rücksicht auf die Organe machte sich Gaub Vorstellungen, die im Wesentlichen denen der alten Methodiker entsprachen. Er redet davon, dass der Zusammenhang der Theile durch Verminderung und Uebermaass leiden kann. Die Schwäche, also die geminderte Zusammenhangskraft der festen Materie beruht darauf, dass die in ihr enthaltenen Erdtheilchen (s. S. 63) sich weniger innig berühren. Sie zeigt in sich wieder verschiedenes Verhalten, welches charakterisirt wird als das Schlappe, Träge, Biegsame, Zarte, Schmelzende, Geschlitzte, Brüchige. Der verstärkte Zusammenhang der Theile ist darauf zurückzuführen, dass die Erdtheilchen sich wegen Mangels der sonst zwischen ihnen liegenden Luft und Feuchtigkeit zu dicht berühren. Er zeigt Verschiedenheiten, welche durch die Bezeichnungen, das Zähe, Harte, Spröde gekennzeichnet werden. Von diesen beiden Arten der Veränderung fester Theile sind ausserordentlich viele krankhafte Folgezustände abhängig.

Wir sind mit dem kurzen Bericht über die Lehren Gaub's, des Schülers Boerhaave's, chronologisch etwas zu rasch vorgegangen. Wir müssen auf des letzteren Zeit zurückgehen und seinen Zeitgenossen Friedr. Hoffmann (S. 106) in's Auge fassen. Auch er stand unter dem Eindruck, den die Iatrophysiker hinterlassen hatten. Aber er wich von ihnen noch etwas mehr ab als Boerhaave.

Der Blutkreislauf bildet auch bei ihm den Mittelpunkt des Lebens und das so sehr, dass er geradezu Leben und Blutkreislauf identificirt. Wie wenig eine derartige Auffassung haltbar ist, ergiebt sich ohne Weiteres schon aus dem einen Umstande, dass mit ihr allen Thieren ohne Herz oder wenigstens ohne regelmässige Circulation und allen Pflanzen der Charakter lebender Wesen abgesprochen wird.

Der Kreislauf ist abhängig von den Zusammenziehungen des Herzens. Diese wieder erfolgen auf Grund des allen

Fibern des Körpers zukommenden Tonus, d. h. der Fähigkeit sich zu contrahiren. Nun ist zwar die Contractionsfähigkeit eine allen festen Theilen innewohnende Eigenschaft, aber sie wird ihrerseits wieder ausgelöst durch eine besondere feine Substanz, den Aether, den die Organismen aus der Aussenwelt in sich aufnehmen und der sich im Gehirn in das Nervenfluidum umwandelt. Dieses wird den Körpertheilen durch die Nerven zugeführt und zwar durch die Thätigkeit der harten Hirnhäute, die, wie das Herz, sich abwechselnd zusammenziehen und erschlaffen. Wir haben früher gesehen, dass diese Vorstellung auf die alten Anatomen zurückgeht.

Als Freund und Anhänger von Leibniz (s. o. S. 33) acceptirt er dessen Lehre von den Monaden und lässt auch den Aether, bezw. die Nervenflüssigkeit daraus bestehen. Die Bewegungen der Aethermonaden werden nun auf die festen Theile übertragen und diese wirken dann in der ihnen mitgetheilten Weise. Dabei setzt aber Hoffmann voraus, dass die Aethermonaden eine bestimmte Idee ihrer Aufgabe haben und danach thätig sind. Auf diese Weise entfernt er sich allerdings sehr wesentlich von den Iatrophysikern. Denn diese leiteten die mechanischen Vorgänge aus den Qualitäten der festen Theile ab, während Hoffmann dem Aether, als einer mit besonderen Eigenschaften ausgestatteten Substanz, die führende Rolle zuertheilt. Er nähert sich dadurch wieder den Vorstellungen der Alten über die eingepflanzte Wärme. Andererseits aber verwischt sich so der scheinbar so scharfe Gegensatz gegen seinen bedeutenden Gegner Stahl, welcher, wie im nächsten Kapitel erörtert werden wird, die Seele als das alle Lebensvorgänge regelnde Agens ansah. Gegen diese Auffassung trat Hoffmann freilich entschieden auf, indem er betonte, dass den festen Theilen selbst die Bewegungsfähigkeit innewohne, aber er beschränkte doch nun selbst wieder diese Vorstellung durch seine Lehre vom Aether, der sich ja, soweit der Einfluss auf die Körperbestandtheile in Betracht kommt, der Stahl'schen Seele an die Seite stellen lässt.

In der Pathologie sucht Hoffmann seine physiologischen Anschauungen ausgiebig zu verwerthen. Die Krankheiten beruhen auf abnormen Bewegungen, die bald zu heftig, bald zu schwach sein können und hauptsächlich für den Blutkreislauf in Betracht kommen. Zu starke Contraction führt zu Krämpfen in den contractilen, zu Schmerzen in den empfindlichen Theilen, Mangel an Contraction zu Atonie in jenen, zu Anaesthesie in diesen. Man sieht ohne Weiteres, dass in diesen Vorstellungen eine weitgehende Annäherung an den Status strictus und Status laxus der alten Methodiker gegeben ist.

Unter die krampfhaften Zustände rechnen Fieber und Entzündung. Ersteres entsteht bei allgemeinem Krampf der kleinen Gefässe, durch den das Blut im Körper zurückgehalten und das Herz zu stärkerer Thätigkeit angeregt wird. Daher denn auch bei Hoffmann die vermehrte Pulsfrequenz das wichtigste Fiebersymptom ist. Die Entzündung beruht auf localen Gefässkrämpfen, die zu Stockungen des Blutes und zu Uebertritt desselben in andere dadurch zu stark gefüllte und auch in die serösen Gefässe führt, die sonst nur Lymphe führen (S. 57). Die Hyperaemie erzeugt dann die Entzündung und als deren Ausdruck Schwellung, Blutung, seröse Ergüsse und Schmerz.

Den Vorstellungen Hoffmann's über Krampf und Atonie entspricht die Therapie. Er verordnete gegen die zu starke Zusammenziehung gerichtete und beruhigende Mittel auf der einen, stärkende und den Tonus hebende auf der anderen Seite. Ausserdem suchte er auch die Krankheitsursachen zu beseitigen (s. Abschn. 6).

Noch weiter als Hoffmann entfernte sich von den Lehren der Iatrophysiker der gleichzeitig lebende G. E. Stahl, von welchem im nächsten Abschnitt ausführlicher berichtet werden muss. Die mechanischen Verhältnisse des

---

94) Georg Ernst Stahl wurde 1660 in Ansbach in Baiern geboren. Seine spätere Richtung in der Medicin wurde von Jugend auf durch eine religiöse (protestantische) Erziehung bestimmt. Daraus erklärt es sich, dass Stahl zur Deutung der normalen und pathologischen Lebensvorgänge in grossem Umfange als hauptsächlich maassgebenden Factor die Seele heranzog (s. Kap. 5). Im Jahre 1694 wurde Stahl auf Veranlassung des damals in Halle wirkenden Friedr. Hoffmann dorthin berufen als Professor für theoretische Medicin. 1716 wurde er Leibarzt in Berlin und starb daselbst 1734.

Körpers und der Tonus finden zwar auch in seinen Auseinandersetzungen ausgedehnte Verwerthung, aber sie bilden doch noch weniger als bei jenem selbständig für sich ablaufende Erscheinungen. Denn Stahl nahm an, dass sie von dem Einfluss der Seele abhängig seien. Aber seine Auseinandersetzungen über die Bewegungen des Blutes und über die Absonderungen klingen durchaus an die Iatrophysiker an. Er sah die Bedeutung des Blutumlaufs hauptsächlich darin, dass durch ihn die verdorbenen Produkte des Organismus zu den Secretions- und Excretionsorganen hingeführt würden, deren Leistung auf physikalischen Processen beruht. Denn wegen der Feinheit der Kanäle in diesen Organen können zwar die sehr dünnen auszuscheidenden Substanzen hineingelangen und nach aussen durchtreten, nicht aber das Blut, welches deshalb vorbeiströmt. Da nun aber jene Kanäle nicht überall gleich weit sind, so soll sich daraus die Verschiedenheit der Se- und Excrete erklären. So wird z. B. durch die engen Poren der Haut nur ein sehr feines Produkt, fast ein rein wässriges Secret ausgeschieden.

Mit **Boerhaave, Gaub** und **Friedr. Hoffmann** finden die Lehren der Iatrophysiker in der Hauptsache ihren Abschluss. In der Weise, wie alle diese Aerzte die Mechanik der Lebensvorgänge zur Erklärung eines grösseren oder kleineren Theiles der Krankheiten benutzten, geschieht es nachher nicht wieder.

Dagegen kommt nun hier und da allmählich wieder die Rede auf die festen Theile im Gegensatz zu den flüssigen, ohne dass sich aber daraus eine eigentliche **Solidarpathologie** entwickelte.

Im Ende des achtzehnten Jahrhunderts war es **Bichat** (s. o. S. 109), der die Meinung aussprach, dass die Lebensvorgänge nur an den festen Theilen abliefen, während die flüssigen lediglich anregend auf sie einwirkten. Der hauptsächliche Anstoss zu dieser Auffassung war gegeben durch die mittlerweile entdeckten Erscheinungen der Irritabilität und Contractilität, die in erster Linie an dem Muskel, also einem Solidum, zu beachten sind und von uns später eingehender berücksichtigt werden müssen.

Es war Albrecht von Haller (s. S. 157) gewesen, der die auf äussere Reize an den Muskeln eintretende Contractilität kennen gelehrt und sie scharf getrennt hatte von der Sensibilität, die an die Nerven gebunden ist und zunächst als der weniger bedeutsame Lebensvorgang angesehen wurde. Das änderte sich freilich allmählich. Denn entgegen der Ansicht Haller's, derzufolge die Contractilität eine vom Nerven völlig unabhängige Erscheinung darstellen sollte, kamen Andere auf die Vorstellung, dass alle Zusammenziehung durch die Sensibilität, also durch Einwirkung der Nerven vermittelt werde, dass sie also unabhängig von dieser nicht existire. So wurde den Nerven eine zunehmende Bedeutung beigelegt, sie waren es, durch deren Reizung man sich die Lebensprocesse ausgelöst dachte, ihre abnorme Beschaffenheit wurde zur Grundlage der Krankheiten. Da die Nerven nun zu den festen Theilen gerechnet werden und ihrerseits wieder auf feste Theile wirken, so pflegt man zu sagen, dass die Solidarpathologie in dem hier in Rede stehenden Zeitraum in **Neuropathologie** aufgegangen sei.

Der erste ausgesprochene Vertreter dieser Richtung war Cullen[95]). Der veränderte Einfluss des Nervensystems war der Ausgangspunkt der meisten Krankheiten. Er sagt: „So viel ich einsehen kann, so hängen fast alle widernatürliche oder Krankheitsbewegungen in dem Körper von gewissen Bewegungen in dem Nervensystem auf solche Weise ab, dass man fast alle Krankheiten Nervenkrankheiten nennen könnte." Immerhin schränkt er diesen Satz durch den folgenden etwas ein: „Man kann unterdessen doch sehr gut einen gewissen Unterschied machen und es verdienen blos diejenigen Krankheiten diesen Namen, welche auf das Nervensystem fast allein oder doch zuerst und vornehmlich wirken." Den Zusammenhang dachte er sich nun folgender-

---

95) William Cullen wurde in Schottland 1712 geboren, studirte hauptsächlich in Edinburg, wurde 1746 Lehrer der Chemie in Glasgow, 1751 Professor der Medicin ebenda und 1756 Professor der Chemie, 1763 der Pharmakologie, 1766 der theoretischen Medicin in Edinburg. Er starb 1790. Sein wichtigstes vielfach neu aufgelegtes und übersetztes vierbändiges Werk hat den Titel: „First lines of the practice of physik for the use of students" (1776).

maassen. Durch die Nerven wird den die festen Theile bildenden Fasern vermittelst des die Nerven füllenden Aethers beständig eine Anregung zugeführt, welche sie auf dem normalen Tonus erhält. Hier lehnt sich Cullen offenbar an Friedr. Hoffmann an, für den ja der Tonus von grundlegender Bedeutung war (S. 126). Aendert sich nun die Einwirkung des Nervensystems, so muss der Tonus nothwendig auch abnorm werden und zwar kann das nach zwei Richtungen geschehen. Es kann sich nämlich entweder um eine Verstärkung des Tonus handeln, dann redet Cullen von Spasmus, oder um eine Herabsetzung, dann spricht er von Atonie. Aber während diese nur auf einer verminderten Einwirkung des Aethers beruht, wird der Spasmus ausser durch verstärkten Einfluss desselben auch und zwar sogar vorwiegend durch eine Nervenschwäche hervorgerufen, welche nicht etwa eine verringerte Innervation, sondern im Gegentheil eine irritirende Einwirkung auf die Endorgane mit sich bringen sollte. In diesem Sinne würden also die meisten Krankheiten durch eine Schwäche des Nervensystems bedingt.

Aus ihr geht auch das Fieber hervor. Denn der nach Cullen's Meinung die charakteristische Erscheinung desselben darstellende Frost hängt von der Nervenschwäche ab, welche nun zugleich eine Contraction der peripheren Gefässe erzeugt, so dass in sie kein Blut mehr hineinströmt. Es staut sich deshalb in den inneren Gefässen und überfüllt diese und das Herz. Da dieses nun dadurch gereizt wird und sich in Folge dessen in wechselndem Maasse stärker und lebhafter contrahirt, so wird die Temperatur erhöht. Die Therapie muss demnach vor allen Dingen auf die Beseitigung der Schwäche gerichtet sein.

Auch die Entzündung hängt vom Nervensystem ab, welches bei gleichzeitig vermehrtem Blutzufluss eine Contraction der Gefässe des erkrankten Bezirkes herbeiführt.

Ausser für die Entzündung und das Fieber hat Cullen seine Anschauungen hauptsächlich für die Gicht verwerthet. Sie ist nicht durch eine Veränderung der Säfte des Körpers, durch die Anwesenheit eines gichterzeugenden Stoffes bedingt, sondern sie hängt durchaus vom Nervensystem ab und hat ihre wichtigste Grundlage in einer Atonie der Verdauungsorgane speciell des Magens. Die Erscheinungen an den Gelenken sind die in Form von entzündlichen Blutcongestionen eintretenden Gegenwirkungen gegen die Nervenschwäche.

So war also Cullen ausgesprochener Neuropathologe und insofern eben auch Solidarpathologe. Den humoralen Theorien trat er energisch entgegen. Aber ganz war er von ihnen doch nicht frei. Bei Scrophulose und bei Scorbut sprach auch er von einer Verderbniss der Säfte.

Den consequenten Anhängern Cullen's kommt eine grössere Bedeutung nicht zu, doch wurde sein Einfluss für eine Anzahl von Aerzten maassgebend, welche theils in ähnlicher, theils in wesentlich modificirter Weise das Nervensystem zum Ausgangspunkt ihrer Vorstellungen machten.

In Deutschland war es u. A. besonders J. U. G. Schäffer [96]), der die Wichtigkeit der Nerven betonte. Indem er sich fragte, in welcher Beziehung die den Muskeln eigenthümliche Irritabilität zu der Sensibilität der Nerven stehe, kam er zu dem Schluss, dass jene durchaus von dieser abhängig, dass also die Contractilität der Muskeln keine selbständige Erscheinung sei, sondern durch die Reizwirkung der Nerven veranlasst werde. Jeder Reiz kann und zwar innerhalb der ganzen organischen Natur nur durch die Nerven auf die Muskeln wirken. Wären diese unabhängig vom Nerven, so wäre es z. B. nicht verständlich, dass ein Schlag auf den Kopf, wie es doch thatsächlich der Fall sei, das ganze Muskelsystem seiner Irritabilität berauben könne.

Diese grosse Bedeutung der Sensibilität giebt sich auch im Krankheitszustande zu erkennen. „Wenn die Summe der auf die sensible Fiber wirkenden Reize nicht gross genug ist, um sie ihres Ueberschusses von Nervenkraft zu berauben, so artet dieser Ueberschuss von Gesundheit in einen widrigen Reiz, in Krankheit aus, welche erhöhte Nerventhätigkeit zur Folge hat. Ist hingegen die Summe der auf die sensible Fiber wirkenden Reize zu gross, so verlieren die Nerven mehr Grundstoff der sensiblen Kraft als sie be-

---

96) Joh. Ulrich Gottl. Schäffer war Arzt in Regensburg. Er lebte von 1753—1826 und schrieb u. A. eine Abhandlung: „Ueber Sensibilität als Lebensprincip in der organischen Natur" (1793).

kommen, sie müssen sich folglich bald in einem Zustande der Erschöpfung befinden." Das waren die Gesichtspunkte, von denen S c h ä f f e r die Erklärung aller Krankheitserscheinungen abzuleiten suchte.

Trat so bei einer Reihe von Aerzten die Neigung hervor, den Nerven in der Pathologie eine hervorragende Rolle anzuweisen, so war damit doch keine in sich scharf abgegrenzte Richtung gegeben. Denn wie man einerseits die Sensibilität und Irritabilität als die wichtigsten das Leben gegenüber dem Leblosen charakterisirenden Eigenschaften betrachtete, so machte man andererseits in jener Zeit das Leben von einer besonderen in den organischen Körpern vorausgesetzten Kraft abhängig. Unter diesen Umständen aber mussten jene beiden vitalen Erscheinungen lediglich als Aeusserungsformen dieser Lebenskraft aufgefasst werden. So lässt sich also die Neuropathologie nicht völlig trennen von jener Richtung, die wir wegen der eigenartigen Auffassung des Lebensprocesses als Vitalismus bezeichnen und der wir eingehende Betrachtungen widmen müssen. Wir werden dann des Zusammenhanges mit der Neuropathologie noch genauer zu gedenken haben.

Doch hat die letztere hier und da auch noch selbständigere Wege eingeschlagen. Das war unzweifelhaft zum Theil die Folge der bedeutsamen Entdeckungen auf dem Gebiete der Physiologie des Nervensystems. Als durch B e l l (S. 75) festgestellt wurde, dass die hinteren Rückenmarkswurzeln sensibler, die vorderen motorischer Natur seien und als M a r s h a l l H a l l (S. 76) den Reflexmechanismus aufklärte, musste das auch auf die Pathologie nothwendig anregend wirken.

So finden wir denn auch noch vor der Mitte des neunzehnten Jahrhunderts pathologische Systeme, in denen das Nervensystem eine grosse wenn auch durchaus nicht allein maassgebende Rolle spielte. Wir müssen vor Allem das früher (S. 39) bereits erwähnte Handbuch der rationellen Pathologie von H e n l e [97]) hervorheben. Es beschäftigt sich

---

[97]) J a c o b H e n l e, einer der bedeutendsten Anatomen des neunzehnten Jahrhunderts, wurde 1809 zu Fürth geboren und starb als

in einem grösseren Abschnitte eingehend mit den innerhalb des Nervensystems vorhandenen Sympathien, die darin ihren Ausdruck finden, dass von den zunächst afficirten Gebieten aus auch andere in Mitleidenschaft gezogen werden. So kann im Rückenmark die primäre Erregung eines sensiblen Nerven sich fortpflanzen auf den entsprechenden Nerven der anderen Körperseite, oder auf höher oder tiefer gelegene derselben Seite, oder auch von hinteren Strängen auf die vorderen und umgekehrt. Alle diese Arten der Sympathie nennt H e n l e Synergie. Andererseits kann aber auch die Reizung eines Gebietes die in einem anderen vorhandene Erregung beseitigen oder vermindern, also günstig beeinflussen. Solche Erscheinungen fasst H e n l e unter der Bezeichnung Antagonismus zusammen. Aehnliche Sympathien bestehen auch zwischen den Eingeweidenerven, den Bindegewebsbestandtheilen, den Gefässnerven und den einzelnen Theilen des Denkorgans. Das Nervensystem spielt aber auch ferner bei der Erklärung der Entzündung eine grosse Rolle. Vor Allem ist von seiner Einwirkung die charakteristische Hyperaemie abhängig. Im Uebrigen aber kommen in dem Handbuche H e n l e 's ausser den neuropathologischen auch andere Gesichtspunkte, so humoralpathologische ausgedehnt zur Verwerthung. Das gilt schliesslich auch für das letzte hier zu erwähnende Buch, für die „pathologische Physiologie" von S p i e s s [89]), der aber doch wieder weiter gehend als H e n l e das Nervensystem zu Grunde zu legen versuchte. Für ihn ist es das einigende Band aller Lebensprocesse des Körpers. Auf das Nervensystem wird alle Ernährung, kurz alle Lebensthätigkeit zurückgeführt. Die Krankheiten werden eingetheilt in solche, die vom Centralnervensystem, dann in solche, die vom Rückenmark und in solche, die vom Gangliennervensystem abhängig sind. Die Entzündung beruht

---

Professor der Anatomie in Göttingen 1885. Er studirte in Heidelberg und war unter J o h a n n e s M ü l l e r in Berlin Prosector. 1844 wurde er Professor in Zürich, 1852 in Göttingen. Für die Pathologie ist er ausser durch das oben erwähnte Handbuch, welches 1846 erschien, von Bedeutung durch sein im Jahre 1840 erfolgendes Eintreten für das Contagium vivum bei den Infectionskrankheiten (s. Abschn. 6).

98) G u s t a v A d o l f S p i e s s (1802—1875), Arzt in Frankfurt.

auf einer Erkrankung der Gefässnerven, von denen Stase, Exsudation und Fibrinvermehrung bedingt werden. Die Geschwülste bringt Spiess unter den vom Gangliennerven-system hervorgerufenen Erkrankungen unter. Denn da alle Ernährung vom Nervensystem abhängt, die Neubildungen aber Ernährungsstörungen darstellen sollen, erscheint diese Auffassung als die einfachste.

V. Der Dynamismus, der Animismus, der Vitalismus.

In den beiden vorhergehenden Kapiteln haben wir gesehen, dass die Alten und die der Autorität G a l e n ' s folgenden Aerzte des Mittelalters die Krankheiten hauptsächlich auf Aenderungen der normalen Mischungsverhältnisse des Organismus bezogen und dass daneben eine andere aber nur kürzere Zeit in Blüthe stehende Richtung einherging, welche Abnormitäten der mechanischen Vorgänge verantwortlich machte. In beiden Fällen war man der Ansicht, dass die Abweichungen durch die Krankheitsursachen direkt hervorgebracht würden. Es war also noch keine Rede davon, dass der Organismus unter dem Einfluss der verschie denen Schädlichkeiten sich selbstthätig ändern könne. Die damaligen Vorstellungen vom normalen Leben, welches ja ebenfalls lediglich aus einer bestimmten Mischung der Elemente erklärt wurde, liessen eine derartige Auffassung nicht aufkommen. Sie erfuhren erst nach Beendigung des Mittelalters eine Aenderung. Nun sah man allmählich ein, dass das Leben so einfach nicht verstanden werden dürfe. Aber man schoss über das Ziel hinaus. Man vermochte an der Hand der damaligen wissenschaftlichen Grundlagen noch nicht einzusehen, dass die vitalen Processe nicht principiell von denen der leblosen Natur verschieden sind. Statt also, nachdem die besondere Mischung nicht mehr ausreichte, den Versuch zu machen, das Leben aus einer eigenartigen, complicirten und desshalb mit charakteristischen Erscheinungsweisen versehenen Anordnung des materiellen Substrates abzuleiten, nahm man seine Zuflucht zu der Aufstellung besonderer nur den Lebewesen eigenthümlicher „Kräfte", die nun den Stoff nach jeder Richtung beherrschen und die vitalen Vorgänge an ihm hervorrufen sollten. Als man aber einmal so weit war, ergab es sich ganz von selbst, dass man die pathologischen Vorgänge aus den gleichen Gesichtspunkten erklärte und von Abnormitäten jener Kräfte abhängig machte. Im Einzelnen folgten sich dabei je nach den Meinungen, die man über das Wesen dieser das Leben leitenden Factoren hatte, manche Besonderheiten.

Man fasst alle diese Vorstellungen unter der Bezeichnung **Dynamismus** zusammen, wenn man ausdrücken will, dass dem Leben besondere Kräfte zu Grunde gelegt wurden. Man gebraucht den Namen **Vitalismus,** so weit man auf eigene Lebenskräfte zurückging und man spricht von **Animismus,** insofern die Seele als das leitende Agens angesehen wurde. Wir wollen nun die Entwicklung und Wandlung dieser Lehren etwas genauer kennen lernen.

In den Schriften der Alten ist viel von Lebensluft, Lebensgeistern und Kräften die Rede, welche den Organismus regieren. Man könnte daher leicht auf den Gedanken kommen, als sei damals bereits in der Medicin ausgedehnter Gebrauch von selbständigen geistigen Factoren gemacht worden. Das trifft indessen nicht zu. Denn man stellte jene Momente den materiellen Bestandtheilen des Körpers nicht als etwas Gesondertes, principiell Verschiedenes gegenüber. Fasste doch Demokritos auch die Seele als aus besonders feinen Atomen zusammengesetzt auf. Man hielt die Lebensgeister entweder selbst für ein feines körperliches Substrat (Pneuma) oder man liess sie an dieses enge gebunden und nur dadurch wirksam sein oder man heftete sie untrennbar an den Stoff selbst.

Das Lebensprincip des Hippokrates, das Agens, welches das Leben des Organismus beständig unterhält, ist die dem Herzen eingepflanzte Wärme (S. 21), die aber auch nicht geistiger Natur ist, sondern ein aussergewöhnlich feines Feuer, also eines der vier Elemente darstellt. Ihre Unterhaltung geschah durch das mit der Athemluft in den Körper gelangende Pneuma, welches bei den Alten eine hervorragende, hier und da ausschliessliche Rolle spielt. Es wurde als eine äusserst feine luftförmige Substanz gedacht, war in dieser Form überall im Weltall vorhanden und sollte es in sich zusammenhalten.

Aber dem Pneuma wurde nach anderen Anschauungen

nicht nur die Rolle zugeschrieben, die eingepflanzte Wärme zu unterhalten. Wenn es richtig wäre, dass dem Hippo- krates die Schrift über das Pneuma als sein wichtigstes und als sein charakteristisches Werk zugeschrieben werden müsste, so würde auch er das Pneuma als die für Gesund- heit und Krankheit bedeutungsvollste Substanz angesehen haben. Jedenfalls giebt die Schrift bestimmte damals gel- tende Vorstellungen wieder und verdient also hier unter allen Umständen Erwähnung. Ohne die Athemluft mit dem darin enthaltenen Pneuma kann der Mensch nicht leben, er muss sie beständig in sich aufnehmen. Athmet er sie aber in verunreinigtem Zustande ein, oder ist er wegen unpassen- der Lebensweise nicht im Stande, den Umlauf des Pneuma im Körper ordentlich zu besorgen, so entstehen Krankheiten, die hauptsächlich dadurch bedingt sind, dass das Pneuma auf alle Organe drückt und ihre Thätigkeit hemmt.

Diese Anschauungen erfuhren sodann eine weitere Aus- bildung durch diejenigen Aerzte, die man als **Pneumatiker** zu bezeichnen pflegt, weil sie dem Pneuma für Leben und Krankheit eine ausserordentliche Wichtigkeit beilegten. Als der Stifter ihrer Schule ist Athenaeus[99]) anzu- sehen. Das Pneuma ist einerseits die Weltseele, anderer- seits aber auch die Seele der einzelnen Organismen. Aber ein geistiges Princip ist auch hier bei dieser Auffassung nicht vorhanden. Denn auch die pneumatische Schule be- trachtete das Pneuma als eine ungewöhnlich feine Luft. In dieser Form ging es in die Mischung des Körpers ein. Seine Bedeutung für die Pathologie wurde aber sehr hoch ange- schlagen. Seine Veränderungen waren es vor Allem, welche die Krankheiten erzeugten. So sollte ein dickes, trübes Pneuma eine „Verstopfung der Milz", Schwäche desselben Schwindel hervorrufen, während es in kalter und träger Beschaffenheit Darmgicht bedinge u. s. w.

Aus allen diesen Ansichten geht jedenfalls das Eine hervor, dass man schon damals das Bedürfniss empfand, die Lebenserscheinungen nicht lediglich auf eine Mischung der

---

99) Athenaeus lebte als weitbekannter Arzt im ersten Jahr- hundert in Rom. Er stammte aus Attalia in Cicilien.

groben Elemente zurückzuführen, sondern eine besonders feine Substanz zur Hülfe zu nehmen, der man die Leitung der vitalen Processe besser zutrauen zu können glaubte. Darin liegt immerhin eine Annäherung an die späteren Anschauungen über den Einfluss rein geistiger Factoren. Nach dieser Richtung ist Aristoteles noch weiter gegangen. Wie wir früher sahen (S. 22), spricht er von der Seele als dem Princip, welches den Körper aus dem an sich indifferenten Stoff formt. Aber es ist mit diesem untrennbar verbunden und hat daher keine selbständige Existenz. Daher ist auch von der Leitung der Seele bei der Zusammensetzung des Körpers aus den vier auch von Aristoteles angenommenen Elementen im gesunden und kranken Zustand keine Rede. Die Mischungsabnormitäten werden vielmehr durch die Krankheitsursachen direkt hervorgerufen.

Wieder etwas anders verhält sich Galen, der sich, wie wir bereits mehrfach hervorgehoben, sonst in so grosser Ausdehnung an Aristoteles anlehnt. Auch für ihn ist allerdings die Seele das oberste leitende Princip, aber er verwerthet daneben doch auch das Pneuma und zwar nicht als eine einfache, sondern als eine in drei verschiedenen Formen auftretende Substanz, von welcher die verschiedenen vitalen Vorgänge abhängen sollten. Das Pneuma physikon oder die natürliche Kraft sollte in der Leber, das Pneuma zotikon, der Lebensgeist, im Herzen und den Arterien, das Pneuma psychikon, der Seelengeist, im Gehirn und den Nerven seine Wirksamkeit entfalten. Die natürlichen Kräfte wurden in absondernde, austreibende, ausziehende u. s. w. unterschieden. Im Magen sollten sie z. B. die Speisen anziehen, in ihm verschlossen halten, sie verdauen und schliesslich austreiben. Die Lebenskräfte, deren Bedeutung für den Kreislauf wir bereits kennen lernten (S. 47 ff.), wurden durch Aufnahme des Pneuma aus der Luft ergänzt, das psychische Pneuma wurde in der Seite 49 besprochenen Weise im Gehirn gebildet.

Aehnliche Vorstellungen blieben nun das ganze Mittelalter über maassgebend.

Das Pneuma fand hier und da auch in der Pathologie seine Verwerthung. So leitete Alexander von

Tralles [100]) zahlreiche Krankheiten aus verdünntem und trübem, unordentlich bewegtem Pneuma ab. Aber die Vorstellungen über die feine körperliche Beschaffenheit desselben waren die gleichen wie bei den Alten.

Mit dem Abschluss des Mittelalters fanden diese Anschauungen aber noch nicht ihr Ende. Wir werden noch davon zu reden haben, dass auch später noch viel von materiell gedachten Lebensgeistern Gebrauch gemacht wird.

Zunächst aber wollen wir rückblickend noch einmal betonen, dass bis zum Beginn der Neuzeit Gesundheit und Krankheit, die normale und die abnorme Mischung der Körperbestandtheile nirgendwo aus der Wirkung selbstthätiger geistiger Factoren abgeleitet wird. Das ändert sich erst bei Paracelsus (S. 9), der nun seinerseits die abnorme Zusammensetzung des Körpers zwar, wie wir bereits sahen, nicht vernachlässigte, aber doch in den Hintergrund schob gegenüber den geistigen Factoren, die für ihn die maassgebenden waren.

Aber er betrachtete sie, soweit sie für das normale und pathologische Leben in Betracht kamen, nicht als gleichbedeutend mit der Seele. Neben dieser giebt es noch ein geistiges Princip, welches mit dem Körper in engstem Zusammenhang steht und ihn zu einem lebenden macht. Es wird auch als ein astralisches oder siderisches Wesen bezeichnet, insofern es aus dem Weltall in die einzelnen Lebewesen hineingekommen ist und nach dem Tode dorthin zurückkehrt. Paracelsus bezeichnet es auch wohl direkt als das Leben selbst und nennt dieses deshalb ein geistiges, spiritualistisches, unbegreifliches Ding. Er personificirt es, indem er von dem astralischen Leib des Menschen spricht und giebt ihm den Namen Arehaeus. Dieses geistige Princip hat seinen Sitz hauptsächlich im Magen und regulirt von hier aus das normale Verhalten des Organismus. Es scheidet in der Nahrung das Brauchbare von dem Unbrauchbaren,

---

100) Alexander von Tralles wurde in diesem in Lydien gelegenen Orte 525 geboren, machte grosse Reisen und liess sich in Rom nieder, wo er 605 starb. Er lieferte in einem umfangreichen Werke eine werthvolle Darstellung der damals auf dem Gebiete der Pathologie herrschenden und von ihm ergänzten Lehren.

es überwacht die richtige Zusammensetzung des Körpers aus den drei Elementarbestandtheilen, die wir bereits früher (S. 98) kennen lernten, und sichert den richtigen Ablauf aller Lebensvorgänge.

Wie der normale Zustand, so ist aber auch der kranke von dem Archaeus abhängig. Wenn dieser nicht im Stande ist, den Einwirkungen der Krankheitsursachen gegenüber die normale Mischung aufrecht zu erhalten, wenn er insbesondere aus den Speisen nicht mehr die giftigen Bestandtheile ausscheidet und in den Darm befördert, sondern sie mit der Nahrung in den Körper übertreten lässt, so entsteht die Krankheit. Ihre wesentliche Grundlage ist also der pathologisch veränderte Archaeus. In diesem Sinne ist die Krankheit etwas Geistiges und Paracelsus sagt: „Die Krankheiten sind nit corpora."

Der Archaeus kann aber auch noch auf andere Weise wirken. Wenn er nämlich gelähmt ist, so dass die chemischen Processe im Organismus nicht ordentlich ablaufen, oder wenn er sie zu lebhaft vor sich gehen lässt, so dass die dabei abgeschiedenen, für gewöhnlich mit den Excrementen nach aussen entleerten Stoffe nicht alle entfernt werden können und durch eine Art von Gerinnung fest werden, so bilden sich Niederschläge, die sich bald hier bald dort anhäufen können. Paracelsus fasst sie, wie wir bereits sahen, unter der Bezeichnung Tartarus zusammen, und redet demgemäss von tartarischen Krankheiten.

Wenn aber nun der abnorm beschaffene Archaeus es war, von dem die pathologischen Zustände hervorgerufen werden, so lag es nahe, ihn mit der Krankheit als solcher zu identificiren. In diesem Zusammenhang sprach Paracelsus davon, dass die Krankheit einen unsichtbaren Leib habe, der in dem Menschen gleichsam als ein zweiter Mensch existire und in ihm gedeihe. So führte die Krankheit in dem befallenen Organismus eine Art von parasitärem Leben (S. 203).

Auf dem Boden aller dieser Vorstellungen musste nun nothwendig auch die Therapie ein eigenartiges Gepräge bekommen. Sie konnte nicht direkt auf eine Aenderung abnormer Mischungsverhältnisse gerichtet sein. Denn da die Krankheit geistiger Natur war, konnten auf sie auch nur geistige Factoren Einfluss gewinnen. Solche sind nun aber in allen Naturdingen vorhanden und es war die wichtigste Aufgabe, die geeigneten Medikamente herauszufinden, deren spiritualistische Seite auf den kranken Archaeus in zweierlei Weise einzuwirken vermöchte. Entweder nämlich sollte seine schlummernde Kraft geweckt werden, vermittelst deren er die Krankheit zu beseitigen im Stande wäre. Hierbei handelte es sich also um eine Unterstützung der von Paracelsus hochgeschätzten Naturheilkraft. Oder es sollte das Arcanum direkt den „Samen" der Krankheit austilgen. Bei der Wahl der Mittel wurde aber Paracelsus von dem Grundsatze geleitet, dass die Krankheiten durch gleichartige Mittel, d. h. durch solche bekämpft werden müssten, welche entweder mit den kranken Organen oder mit einzelnen Krankheitserscheinungen eine gewisse Uebereinstimmung zeigten. Similia similibus. Aber ganz consequent hat er selbst an diesem Wahlspruch nicht festgehalten. Denn indem er z. B. die Wassersucht mit einer Ueberschwemmung verglich, kam er dazu austrocknende Mittel anzuwenden, d. h. also im Sinne Galen's dem Ausspruch contraria contrariis zu huldigen. Aber im Allgemeinen war doch jener Satz die Grundlage seiner Lehre. Um nun aber die Medikamente, die Arcana, wie er sie nannte, richtig wählen zu können, dienten die ihnen zukommenden „Signaturen", die aber vielfach rein äusserlicher Natur waren. So sollten z. B. die hodenförmigen Wurzeln der Orchideen die Heilkräfte für die Geschlechtsorgane, die durchbohrten Blätter des Johanniskrautes diejenigen für die Stichwunden enthalten etc. In dieser Weise aber, dachte Paracelsus, sei es möglich, für alle Krankheiten in der Natur die geeigneten Stoffe zu finden. Denn eben mit Rücksicht auf die therapeutische Verwerthung seien eigens die verschiedenen verwerthbaren Naturgegenstände geschaffen worden. Aus ihnen mussten dann allerdings erst die eigentlich wirksamen Stoffe, die Essenzen, durch Extraction u. s. w. dargestellt werden. Hierin bestand die Hauptaufgabe der Alchemie in ihrer Anwendung auf die Medicin.

Die Lehren des Paracelsus machten nun zwar auf die Mitwelt grossen Eindruck, sie verschafften ihm viele Gegner und Anhänger, aber dauernden Einfluss gewannen sie nicht. Die Lehren Galen's blieben zunächst noch in weit verbreitetem Ansehen. Gegen sie trat erst wieder etwa 100 Jahre später ein Mann, van Helmont (S. 58) auf, der als ein Nachfolger des Paracelsus bezeichnet werden kann, dessen Anschauungen aber mannigfach modificirte und weiterentwickelte.

Auch bei ihm fällt dem Archaeus die Hauptrolle zu. Er sitzt wie bei Paracelsus im Magen, aber doch nicht allein hier, sondern zugleich auch in der Milz, also in dem Duumvirat, d. h. den beiden Organen, die auch Galen schon in nähere Beziehung gesetzt hatte (s. o. S. 50). Er veranlasst im Magen die Abscheidung des sauren Verdauungssaftes und die Oeffnung und Schliessung des Pylorus.

Der Archaeus des Duumvirates beherrscht aber nicht direkt den ganzen Körper, sondern unter ihm stehen wieder die Archaei der einzelnen Organe, die Archaei insiti im Gegensatz zu jenem, dem Archaeus influus, der also nicht selbst, sondern nur durch Vermittlung jener auf die körperliche Substanz Einfluss hat.

Der Archaeus influus selbst aber ist der Seele untergeordnet, die ihrerseits wieder dem Geist gehorcht, welcher nur dem Menschen zukommt, unsterblich ist und ihm Gottähnlichkeit verleiht.

Die Seele, anima sensitiva, die sich durch Empfindung und Verstand auszeichnet und auch den Thieren zukommt, ist demnach im Sinne van Helmont's nicht unsterblich, sondern ebenso wie die Archaei in enger Verbindung mit dem Körper und mit ihm vergänglich. Sie bildet die Hülle für den Geist, der vor dem Sündenfall mit dem Körper allein war, nachher aber seine freie Einwirkung auf ihn verlor, dadurch dass die Seele sich zwischen beide schob.

Die Archaei Helmont's unterscheiden sich also von denen des Paracelsus dadurch, dass sie enger an den Körper gebunden sind.

Auf sie wird aber die Krankheit zurückgeführt. Die Archaei insiti können jeder für sich erkranken und so Lokalaffectionen bedingen. Der Archaeus influus bezw. die Seele bildet den Sitz der allgemeinen Krankheiten, z. B. der Fieber. Ihm wird bei Entstehung der pathologischen Zustände eine

„neue Idee" aufgeprägt, die dann durch die Archaei insiti auf die Organe wirkt. Unter diese Ideen fallen u. A. Schrecken, Zorn und andere Affecte. Das gilt nun vor Allem für die Gruppe von Krankheiten, in welcher der Archaeus primär erkrankt ist (primäre archaealische Krankheiten). Dahin gehören z. B. erbliche Zustände, Epilepsie, Mondsucht, Nachtwandeln, Anlagen zur Schwindsucht und Geistesstörungen. Dieser Gruppe stehen die secundären archaealischen Krankheiten gegenüber. Sie entstehen durch Einwirkung äusserer Schädlichkeiten auf den Archaeus und zwar entweder solcher, die aus der Aussenwelt aufgenommen wurden (Recepta) oder solcher, die im Körper als zurückgehaltene und veränderte Stoffe vorhanden sind und vor Allem im Blutserum als „latex sanguinis" sich finden (Retenta).

Während aber bei den primären Erkrankungen und denen, welche durch direkte Beeinflussung des Archaeus erzeugt werden, die körperlichen Veränderungen secundärer Natur sind, können diese umgekehrt auch zuerst z. B. in Blut und Chylus ihren Sitz haben und dann auf den Archaeus wirken, der seinerseits wieder die Organe in Mitleidenschaft zieht.

Von einer veränderten Zusammensetzung des Körpers ist also bei Helmont, der sich energisch gegen die Lehren des Galen wendet, noch weniger die Rede als bei Paracelsus. Das giebt sich auch darin zu erkennen, dass Helmont nur einen Grundstoff, das Wasser, die Urflüssigkeit, kennt, aus welcher die organischen Wesen entstehen und zwar unter dem Einfluss einer causa efficiens, eben des Archaeus influus, der allerdings auf das Wasser erst durch Vermittlung eines Fermentes seine Einwirkung ausübt.

Nach allen diesen Anschauungen versteht es sich von selbst, dass auch bei van Helmont wie bei Paracelsus die Therapie auf die Behandlung des Archaeus gerichtet sein muss. Man kann dabei einmal so vorgehen, dass man die Krankheitsursachen zu entfernen sucht, welche ihm schädlich sind, zweitens aber und hauptsächlich so, dass man durch geeignete Mittel den Archaeus direkt beeinflusst. Dies geschieht, in ähnlicher Weise, wie wir es bei Paracelsus gesehen haben, durch „Arcana", d. h. durch Stoffe, denen besondere, für uns nicht erkennbare Kräfte innewohnen. Die Wirkung ist also keine körperliche, sondern eine geistige. Für alle Krankheiten muss es, wie Helmont glaubte, solche geeignete Mittel geben. Er hielt ihre Aufsuchung für die wichtigste Aufgabe des Arztes, liess sich dabei aber hauptsächlich von der Erfahrung leiten, verzichtete also auf die Signaturen des Paracelsus.

Seine Vorstellungen über die dynamischen Leistungen der Heilstoffe gehen aus einem oft angeführten Beispiel klar hervor. Das Wasser nämlich, in welchem Quecksilber gekocht wurde, sollte aus diesem eine für uns nicht nachweisbare Eigenschaft annehmen, durch die es befähigt würde, Eingeweidewürmer zu tödten, obgleich doch das Quecksilber dabei nichts an Aussehen und Masse einbüsst.

Während nun Paracelsus den Samen der Krankheit, der am Archaeus haftete, zu vernichten bemüht und der Meinung war, es müsse das durch Mittel geschehen, welche dem erkrankten Organe gleichartig seien, richtete van Helmont seine Thätigkeit auf den Archaeus in dem Sinne, dass er ihm durch die Arcana eine neue heilsame Idee einzuprägen suchte. Durch sie würde er dann in den Stand gesetzt, die an ihm haftende pathologische Idee abzuschütteln oder vermittelst der Archaci insiti die Organe wiederherzustellen. Dabei war für ihn das Similia similibus des Paracelsus ebensowenig maassgebend wie das Contraria contrariis des Galen. Entscheidend war allein die erfahrungsgemässe Brauchbarkeit des Medikamentes.

Um aber eine Vorstellung davon haben zu können, wie denn dynamische Wirkungen denkbar seien, wies er z. B. darauf hin, dass durch ekelhafte Gegenstände in uns Appetitlosigkeit und Erbrechen erregt wird.

Wie nun dieses System des van Helmont mit dem des Paracelsus eine weitgehende Aehnlichkeit hatte, so theilte es mit ihm auch insofern das gleiche Schicksal, als es keinen dauernden Einfluss gewann. Ja es wurde noch weit weniger beachtet und mit dem Tode van Helmont's verschwand auch die Lehre vom Archaeus. Sie konnte neben der sich immer mehr ausbreitenden Chemiatrie nicht bestehen. Doch treten die geistigen Potenzen nicht bei allen Anhängern und Nachfolgern des Sylvius (s. o. S. 58) völlig in den Hintergrund. So begegnen wir bei einem eifrigen Chemiater, Willis (s. o. S. 75), einer theilweisen Bezugnahme auf die thierische Seele, die anima brutorum, die neben der anima rationalis besteht, Störungen erleiden, und dadurch einzelne Krankheiten, wie Kopfschmerzen, Schwindel, Lähmung, Gicht u. s. w. erzeugen kann. Aber grössere Ausdehnung gewann diese Auffassung nicht.

Dagegen entstand nun etwa 100 Jahre nach van Helmont, also im Anfang des achtzehnten Jahrhunderts, im Gegensatz zu den Chemiatern und Iatrophysikern eine neue Lehre, der **Animismus** von Georg Ernst Stahl (S. 127).

Dieser bedeutende, gleichzeitig mit Boerhaave und Friedr. Hoffmann, mit letzterem an derselben Universität, Halle, lebende Arzt stand natürlich während seiner Studien unter dem Einfluss der damals herrschenden Ansichten, der chemiatrischen einerseits und der iatrophysischen andererseits. Daher finden wir bei ihm Manches wieder, was diese Systeme kennzeichnet. Er sprach von einer Zersetzung der Bestandtheile des Körpers, vor Allem des Blutes, verband aber allerdings damit nicht so bestimmte Vorstellungen über Aufbrausen, Gährung, saure und alkalische Beschaffenheit wie die Chemiater. Er betonte, dass diese chemischen Vorgänge durchaus nicht wirklich dargethan, sondern nur theoretisch construirt seien und gebrauchte daher jene Ausdrücke nur in einem allgemeinen Sinne.

Auch an die Iatrophysiker lehnte er sich, wie wir bereits (S. 128) sahen, in manchen Punkten, besonders in der Lehre von der Secretion an.

Aber diese chemischen und mechanischen Erklärungsversuche gewannen keine selbständige Bedeutung. Denn alle normalen und pathologischen Lebensvorgänge geriethen bei Stahl unter die Herrschaft der bewussten, unsterblichen Seele, waren von ihr durchaus abhängig, konnten also ohne sie überhaupt nicht ablaufen. Solche Anschauungen waren bei Stahl der Ausfluss einer religiösen Erziehung, entsprangen also aus Motiven, die nicht in der Wissenschaft selbst lagen, die es aber begreiflich erscheinen lassen, dass eben die Seele vor Allem Stahl's Interesse erweckte. Der Körper sei nur deshalb geschaffen, weil jene ohne ihn nicht wirken könne, daher auf dieser Welt nichts vermögen würde.

So übertrug also Stahl auf die Seele, was Paracelsus und van Helmont den Archaei, was andere den Lebensgeistern an Bedeutung für den Ablauf der Lebensprocesse zuschrieben.

Nun bestand aber die von jeher bis heute solchen Anschauungen sich entgegenstellende Schwierigkeit, wie es denn zu denken ist, dass die Seele als etwas Immaterielles auf den Körper sollte Einfluss gewinnen können. Man hatte sich wohl dadurch geholfen, dass man zwischen beide einen Stoff, aber einen ganz besonders feinen eingeschoben dachte, der die Vermittlung besorge. Da sah nun freilich Stahl ein, dass damit nichts gewonnen wäre. Auch mit Unterabtheilung der Seele in verschiedene ungleich hoch organisirte Vermögen, in die anima rationalis, sensitiva und vegetativa war die Schwierigkeit nicht beseitigt. Ebensowenig schien Stahl der Archaeus als eine Brücke zwischen Seele und Leib geeignet. Er suchte daher nach einer eigenen Erklärung und glaubte sie merkwürdigerweise im Folgenden gefunden zu haben. Das Leben sei abhängig von der beständig im Körper ablaufenden Bewegung, wobei er insbesondere an den Kreislauf dachte. Nun ist aber die Bewegung an sich etwas Immaterielles. Daher könne auf sie, die als etwas für sich Bestehendes, Wesenhaftes vorgestellt wurde, die Seele einwirken.

Es ist begreiflich, dass bei dieser Auffassung des Lebens der chemischen und strukturellen Zusammensetzung des Körpers nur eine secundäre und geringe Bedeutung zukommen konnte. Die Anatomie fand nur wenig Beachtung. Der Arzt könne durch die sorgfältigste Betrachtung der Structur der Theile nie dahin gelangen, die wahren Heilzwecke kennen zu lernen, werde vielmehr durch jene abgehalten, nach diesen zu forschen.

Für die Pathologie kam nun die Seele einmal in dem

Sinne in Betracht, dass sie die Lebensvorgänge stört und dadurch Krankheit hervorruft.

In dieser Hinsicht verweist S t a h l u. A. auf den plötzlichen Ausbruch oder die schnelle Wiederkehr von Krankheiten nach heftigen Gemüthsbewegungen, ferner auf die Bedeutung der Leidenschaften für das Wohlbefinden, auf das Erbrechen durch psychische Einwirkungen u. s. w. Der Einfluss der Seele in solchen und anderen Fällen wird durch folgende Ueberlegungen erläutert.

Unser Organismus ist zu einer beständigen Zersetzung sehr geneigt und zwar weil er sich aus Stoffen aufbaut, die, wie vor Allem Oel und Wasser (vgl. oben S. 63), wenig Neigung zu dauernder Verbindung haben, vielmehr sich durch Gährung von einander loszureissen suchen. Das geschieht nun nach dem Tode sehr rasch. Während des Lebens wird aber der Zerfall durch den Einfluss der Seele hintangehalten und dadurch unterscheidet sich eben das blosse Gemisch von chemischen Stoffen von einem organisirten Lebewesen. Vermindert sich nun die hemmende Wirkung der Seele oder hört sie ganz auf, so tritt die Zersetzung ein.

Die unrichtige Thätigkeit der Seele kann aber auch vermittelst der Bewegung zu Ausdruck kommen. Wenn diese nicht mehr ordentlich vor sich geht, so werden die unbrauchbaren Stoffe nicht mehr genügend durch die Ausscheidungsorgane entfernt, häufen sich an und schaden.

Handelt es sich aber nun ferner darum, dass nicht von der falsch wirkenden Seele selbst Krankheiten hervorgerufen werden, sondern dass durch anderweitige Einflüsse Veränderungen an Körpertheilen eintreten, so macht sich nun die Thätigkeit der Seele im Sinne einer Heilbestrebung geltend. Sie sucht mit Ueberlegung dem pathologischen Process entgegen zu wirken. In erster Linie beeinflusst sie die Bewegung indem sie bemüht ist, durch das lebhafter fliessende Blut die zersetzten Stoffe rascher den Secretionsorganen zuzuführen. So z. B. bei der E n t z ü n d u n g, deren wichtigste Erscheinung eine Blutstockung ist. Hier strömt das Blut, so weit es noch fliessen kann und um den erkrankten Theil herum schneller und die Pulsfrequenz ist erhöht. Als Folge beider Erscheinungen stellt sich Fieber ein, welches demnach der Ausdruck eines Bestrebens der Seele ist, die Heilung zu veranlassen. Ist der Zerfall der Theile von vorneherein sehr heftig, so weicht die Seele aus dem erkrankten Theil zurück und sucht vom gesunden aus theils durch direkte Behinderung des Fortschrittes der Zersetzung, theils durch Vermittlung des Kreislaufes zu wirken. Je intensiver aber der Angriff der Schädlichkeit ist, desto mehr geräth die Seele in Unentschlossenheit, Furcht, Abneigung, verworrenes Schwanken und damit wird sie immer weniger fähig günstig zu wirken. Im schlimmsten Falle zieht sie sich immer weiter zurück und überlässt der Zersetzung das Feld.

So befindet sich also die Seele unter pathologischen Verhältnissen in einem beständigen Kampfe, als deren Ausdruck die Krankheitserscheinungen hervortreten. Diese bedeuten also keine mechanische Folgen der schädlichen Einwirkungen, sondern sie sind unmittelbare und positive Wirkungen der Natur zu einem heilbringenden Zweck.

Was nun die Behandlung der Krankheiten angeht, so gestaltet sie sich ziemlich einfach. Auf die Mischung und Structur des Körpers kann man nicht einwirken. Alles Bestreben muss darauf hinausgehen, die Seele da, wo sie nicht allein fertig wird, zu unterstützen. In sehr vielen Fällen wird das aber nicht nothwendig sein, da das Heilbestreben der Seele allein zum Ziele führt. Wo man eingreifen muss, wird es sich vor Allem darum handeln, die Ausscheidung der zersetzten Produkte zu begünttigen.

So hatte also Stahl an Stelle des bei van Helmont den Körper regierenden Archaeus die Seele treten lassen und dadurch insofern eine Vereinfachung herbeigeführt, als ja der Archaeus selbst nicht einheitlich gedacht war und neben ihm noch die Seele und der Geist existiren sollten. Aber das Verständniss wurde dadurch nicht gefördert. Wie die immaterielle Seele Alles das, was ihr zugeschrieben wurde, an dem Körper hervorrufen sollte, blieb ja gänzlich im Dunklen. So fand denn auch der Animismus ebensowenig in weiteren Kreisen Anerkennung wie die Lehren des Paracelsus und van Helmont. Unbedingte Anhänger hatte er nur wenige. Unter ihnen mag Sauvages[101]) in Montpellier hervorgehoben werden. Er betonte, wie wenig die Lebenserscheinungen aus mechanischen und chemischen Grundlagen begriffen werden könnten und wie nothwendig es desshalb sei, die Seele als das leitende Princip anzusehen, das durch Nervengeister auf den Körper wirke. Ihre Vertheidigung gegen die andringenden Schädlichkeiten mache sich als Krankheit geltend.

Andere Aerzte, welche sich an Stahl anschlossen, nahmen doch nicht Alles von ihm an, sondern gestalteten sein System in dem einen oder anderen Punkte um. Viele aber, die man nicht als seine Anhänger bezeichnen kann, wurden in maassgebender Weise von ihm beeinflusst. Dadurch ist er von grosser Bedeutung für die weitere Entwicklung der Medicin gewesen. Er wird desshalb noch mehrfach genannt werden müssen.

Zu seinen Gegnern gehörte u. A. der Philosoph Leibniz. Er unterschied allerdings (S. 33) unter den Monaden, welche seiner Ansicht nach den Körper aufbauen, eine Centralmonade als die höchste, als die Seele. Aber er räumte ihr den anderen Monaden gegenüber nicht die leitende Stelle ein, welche die Seele bei Stahl innehatte. Vielmehr liefen die gegenseitigen Beziehungen der den Körper zusammensetzenden Monaden nach mechanischen Regeln ab. Durch diese Lehre aber wirkte Leibniz auf den in vielen Punkten entschiedenen Widersacher Stahl's, auf Friedr. Hoffmann ein, welcher, wie wir bereits wissen (s. S. 125), sehr lebhaft den mechanischen Ablauf der Lebensvorgänge vertheidigte. Aber die Energie seines Vorgehens gegen Stahl stand nicht völlig im Einklang mit dem Inhalt seiner Lehre. Denn wenn er auch nicht die Anima rationalis direkt auf den Körper einwirken liess, vielmehr als Ver-

---

101) Boissier de Sauvages war Botaniker und Mediciner an der Universität in Montpellier, wo er auch studirt hatte. Er war 1706 in Alais (Depart. Gard) geboren und übernahm 1740 die botanische, später auch eine medicinische Professur. Sein Hauptwerk, in welchem er die Krankheiten nach Art der Botaniker, vor Allem Linné's, zu classificiren versuchte (siehe Kap. 6 S. 204) hatte den Titel: „Pathologia methodica, seu de cognoscendis morbis". Er starb 1767.

mittler den Aether einschob, so war doch dieser für ihn gleichbedeutend den Lebensgeistern der Alten, ein besonderes den Körper regierendes Princip in Form einer sehr flüchtigen, feinen und ausserordentlich wirksamen Substanz und im Sinne von Leibniz aus Monaden gebildet, deren jede eine besondere Idee ihrer Thätigkeit habe. Dadurch wurde natürlich der Gegensatz gegen Stahl etwas verwischt. Immerhin stand der körperlich gedachte Aether nicht auf einer Stufe mit der immateriellen Seele. Zudem aber waren für die Pathologie Hoffmann's fast allein die mechanischen Verhältnisse maassgebend. Die Seele hatte auf den Ablauf der krankhaften Processe keinen Einfluss.

Daher musste Hoffmann auch die Lehren Stahl's von der Heilthätigkeit der Seele verwerfen, die in den Krankheiten zum Ausdruck kommen sollte. Wenn das Fieber z. B. einmal zu einem günstigen Ausgang führe, so thue es das nur nebenher, nicht weil es die charakteristische Eigenschaft und Fähigkeit besitze, die Heilung zu beeinflussen.

Mit dem Aether Hoffmann's sind wir nun wieder auf das Gebiet derjenigen Substanzen zurückgekommen, die man als die Träger des Lebens anzusehen geneigt war und desshalb **Lebensgeister** nannte. In welcher Weise sie von dem Alterthum und Mittelalter verwerthet wurden, haben wir oben bereits auseinandergesetzt. Es sollte sich um besonders feine und dadurch von den gröberen gewöhnlichen Elementarstoffen unterschiedene Substanzen handeln, die man für geeignet hielt, die Leiter der vitalen Erscheinungen zu sein.

Sehen wir nun zu, wie diese Lehre sich vom Ende des Mittelalters an weiter entwickelt hat. Im Allgemeinen fasste man jetzt die Lebensgeister unter der Form einer feinen Flüssigkeit auf, die befähigt sei, den Körper zu durchströmen und so zu beleben und in diesem Sinne sprachen die meisten damaligen Aerzte von ihr, so sehr auch ihre sonstigen Ansichten auseinandergingen.

Glisson [102]) schrieb den Lebensgeistern eine milde,

---

102) **Franz Glisson** wurde 1527 in Rampisham in Dorsetshire geboren, studirte im 30. Lebensjahre Medicin und war währenddem

süsse, tropfbare, ernährende und stärkende Beschaffenheit
zu, Sylvius nannte sie eine spirituöse weingeistige Substanz. Boerhaave sprach von einem Nervenfluidum, einer
Art verdünnten Wassers. Hoffmann wandte, wie wir eben
sahen, den Ausdruck Aether an. Völlig materiell fasste auch
Descartes (S. 32) die Lebensgeister auf, indem er ihnen die
Beschaffenheit eines sehr feinen Windes oder besser gesagt,
einer sehr reinen und lebhaften Flamme beilegte. Sie sollten als die bewegtesten und feinsten Bluttheile unaufhörlich
von Herzen zum Gehirn emporsteigen und von hier wieder
in der Seite 118 besprochenen Weise durch die Nerven zu
den Muskeln gehen.

Alle diese Vorstellungen haben das Gemeinsame, dass
sie nur eine Art von Lebensgeistern annehmen. Ebenso hatte
es ja auch die pneumatische Schule (S. 137) gethan, während
Galen neben der Seele drei Arten von Pneuma aufstellte.
In dieser Hinsicht kommt ihm zu Beginn der Neuzeit Bacon (S. 29) nahe, der ausser der Seele noch zwei Formen
von Lebensgeistern, von Spiritus unterschied, nämlich die
Spiritus mortuales, die auch im todten Organismus noch
vorhanden und der Luft ähnlich sind, und die Spiritus vitales, welche vom Gehirn aus sich im ganzen Körper verbreiten, die Lebensvorgänge anregen und ein „Mysterium
von gemischter flammiger und luftiger Natur" darstellen.

Der Mittelpunkt der im Körper vorhandenen Lebensgeister ist das Gehirn. Hier sollten sie nach allgemein ver-
breiteter Ansicht gebildet werden. Servet (S. 53) liess sie
hier aus den Spiritus vitales als eine noch höher potenzirte
Art derselben hervorgehen. Sylvius (S. 58) erklärte den
Entstehungsmodus für eine Art Destillation, Malpighi

Harvey's Schüler. Er wurde Professor der Anatomie und Medicin
in Cambridge, später Arzt in London, wo er 1677 starb. Glisson ist
einmal als ein Vorläufer v. Haller's auf dem Gebiete der Irritabilitätslehre bekannt geworden (s. u. S. 157). Er hat ferner zuerst das Krankheitsbild der Rachitis genauer geschildert und ein bedeutendes Werk
über den Bau der Leber geschrieben, in welchem er u. A. zeigte, dass
die Lymphgefässe, die Aselli (s. o. S. 60) als Fortsetzung der Chylusgefässe in die Leber gehen liess, in Wirklichkeit aus ihr herausführen.
Die „Capsula Glissonii" der Leber hat nach ihm ihren Namen.

(S. 55) sprach von einer Secretion der Gehirnrinde, die als drüsenartig aufgefasst wurde. Bei dieser Secretion bildete sich dann, wie bereits erwähnt wurde, als eine Art Schlacke der Schleim (S. 49), der durch das Siebbein abfliessen sollte.

Aus dem Gehirn treten die Lebensgeister in die Nerven über, die nach einer Auffassung mit den Gefässen zusammenhängen sollten, so dass die aus dem Blute stammenden und im Gehirn umgewandelten Spiritus direkt in sie gelangen konnten. Nach E. Platner [103]) besteht das Gehirn aus Röhrchen, die in die Nerven übergehen und ihrerseits hervorgehen aus den lymphatischen Kanälchen der weissen Substanz, welche die Fortsetzung der feinsten Blutgefässe darstellen.

Die Bewegung der Lebensgeister in den Nerven wurde sehr gern von Contractionen der Dura abhängig gedacht. Diese ist nach einer von Pacchioni [104]) aufgestellten, von Baglivi (S. 20) angenommenen Lehre muskulärer Natur, daher contractionsfähig und im Stande die Nervenflüssigkeit auszupressen, indem sie durch Compression des Gehirns das in ihm enthaltene Fluidum in die Nerven hineindrückt.

In diesen strömten dann die Spiritus zu den Organen. Glisson (S. 150) sagt: „Die Nerven enthalten eine Flüssigkeit, welche im Tode verschwindet. In den Nervenfasern gehen Ströme auf und nieder, deren Vermischung durch feine, die ersteren isolirende Membranen verhütet wird.“

Haben nun die Lebensgeister ihre Wirkung in den Organen gethan, so gehen sie, wie Sylvius meint, in das Lymphgefässsystem über und gelangen so in's Blut zurück.

Es gab aber nach der Ansicht Vieler auch ausser dem

---

103) Ernst Platner wurde 1744 zu Leipzig geboren und war daselbst Professor der Medicin bis zu seinem im Jahre 1818 erfolgten Tode.

104) Antonio Pacchioni wurde 1665 in Reggio in Calabrien geboren, hatte Malpighi zum Lehrer, war später Arzt in Tivoli und Rom und starb 1726. Er beschrieb die Dura als theils muskuläres, theils sehniges Organ.

Gehirn noch Organe, welche wie dieses im Stande wären,
Lebensgeister zu bilden. Dahin gehörte von Allem die
Milz.

So gross nun nach Allem die Bedeutung war, welche
man den Lebensgeistern für den Ablauf der normalen Lebensvorgänge beilegte, so wenig wusste man im Ganzen mit
ihnen zur Erklärung der pathologischen Erscheinungen an-
zufangen. So erwähnen wir nur, dass Sylvius, den wir
im Uebrigen als den Hauptvertreter der Chemiatrie kennen
lernten, einige Krankheiten davon herleitete, dass die Lebensgeister zu wässrig seien, zu heftig aufwallten, oder auch
ganz fehlten.

Aber auch für die Deutung der normalen vitalen Vorgänge war strenge genommen mit der Annahme der Lebensgeister nichts gewonnen. Es sollte sich bei ihnen ja nur
um körperliche Substanzen, wenn auch nur besonders feine
Formen derselben handeln. Aber sie blieben doch immer ma-
terieller Natur und es war daher nicht einzusehen, wess-
halb man nicht die ihnen zugeschriebenen Eigenschaften
ebenso gut hätte den übrigen Körpersubstanzen beilegen
können. Man half sich also nur scheinbar aus der Verlegenheit und täuschte sich über die wirklichen Schwierigkeiten
hinweg, wenn man aus der Feinheit des Stoffes Wirkungen
ableitete, die man den gröberen Elementarstoffen und ihren
Mischungen nicht zuschreiben zu dürfen glaubte.

Das musste man denn freilich nach und nach auch
einsehen und so verlor sich im achtzehnten Jahrhundert sehr
bald die Lehre von den Lebensgeistern.

Im strengen Gegensatz zu ihnen standen ja schon die
Anschauungen Stahl's. Er schrieb die Kraft, die er als
Leiterin der Lebensvorgänge annehmen zu müssen glaubte,
nicht den wenn auch noch so feinen materiellen Theilen
zu, sondern er legte sie einem immateriellen Princip, der
Seele bei.

Aber auch diese Lehre befriedigte auf die Dauer nicht.

Man kam mehr und mehr zu der Erkenntniss, dass
doch die Seele unmöglich Alles beherrschen könne. Es giebt
ja viele unwillkürliche Vorgänge, wie die Verdauung, auf
welche die Seele absolut keinen Einfluss hat. Dazu kam

dann, dass dieselben Processe ja auch im Thier vorkommen, welchem doch eine vernünftige Seele nicht zugeschrieben wurde, ja sogar den Pflanzen, denen etwas der Seele Analoges fehlt. Es war ferner zu beachten, dass auch nach dem Tode des ganzen Individuums doch noch einzelne Theile, z. B. das Herz, längere Zeit leben können.

Ergab sich aus diesen und anderen Erscheinungen die Unmöglichkeit des Animismus, sah man ferner ein, dass die Lehre von den Lebensgeistern in der besprochenen Form nicht weiter führte, und wagte man es drittens nicht, die Lebenserscheinungen aus den Eigenschaften der Elementarbestandtheile des Körpers abzuleiten, so kam man nun allmählich auf die Vorstellung einer besonderen, einzelnen Geweben oder allen zukommenden „Kraft", die schliesslich als **Lebenskraft** lange Zeit das Feld beherrschte.

Man bezeichnet die ganze Richtung, welche von der Lebenskraft als Grundlage ausging, als **Vitalismus.** Sie lehnte sich besonders in der Schule von Montpellier enge an den Stahl'schen Animismus an und behauptet sich dort bis in die neueste Zeit.

Der Gründer der Schule ist Bordeu [105]). Er lebte in Montpellier zeitweise gleichzeitig mit Sauvages (s. o. S. 149), dem consequenten Anhänger Stahl's. Von diesem wich er vor Allem deshalb ab, weil er einsah, dass man nicht alle vitalen Erscheinungen von der Seele abhängig machen könne. Wie sollte man sonst zu einem Verständniss der Thiere und Pflanzen gelangen! So kam Bordeu zu einer Anschauung, welche sich, wie er sagt, gleichweit von der animistischen Lehre Stahl's und der mechanischen der Iatrophysiker entfernte. Die Seele hat ihre eigenen Functionen. Sie wirkt auf den Körper und empfängt von ihm Eindrücke. Aber nicht sie bedingt das Leben des Körpers,

---

105) Theophile de Bordeu wurde 1722 in Iseste (Depart. Basses-Pyrenées) geboren, studirte in Montpellier, wo er, nach vorübergehendem Aufenthalt als Arzt in seiner Heimath, eine Zeit lang Docent war. Nach kurzem Verweilen in Paris und wieder in Montpellier blieb er von 1752 dauernd in Paris bis zu seinem 1776 erfolgten Tode. Seine Ansichten sind hauptsächlich in dem Werke: „Recherches anatomiques sur la position des glandes et sur leur action" (1752) niedergelegt.

sondern in ihm ist noch ein besonderes Princip vorhanden, das er mit „Natur" bezeichnet und das allen Lebewesen eigenthümlich ist. Es ist in allen einzelnen Theilen des Organismus vorhanden, verleiht ihnen ihre eigenartigen Fähigkeiten und so gewissermaassen ein eigenes Leben.

Von besonderem Interesse war für ihn die Aeusserung dieses Lebens in den Drüsen. Ihre Thätigkeil lässt sich nicht aus ihrem Bau und den damit zusammenhängenden mechanischen Bedingungen ableiten. Sie muss vielmehr aus der besonderen Lebenseigenschaft der Drüsen erklärt werden, welche die abzusondernden Stoffe aus dem Blute anziehen und durch ihre Arbeit ausscheiden. An diese Function der Drüsen wird zugleich eine grosse Gruppe von Krankheiten geknüpft, denn jede Abweichung ihrer Thätigkeit muss dem Körper schädlich sein. Werden z. B. die Seerete nicht ausreichend entfernt, so entstehen Kachexien. Es giebt demnach eine Galle-, Saamen-, Milch-Kachexie u. s. w.

Das allen Theilen eigenthümliche Leben giebt sich nun ausser in den specifischen Functionen noch in zwei charakteristischen Richtungen, nämlich in der Sensibilität und Motilität, oder genauer, in der Fähigkeit zu diesen beiden Aeusserungen zu erkennen, aus denen sich jede Lebensfunction zusammensetzt. Und zwar giebt es bewusste und unbewusste Sensibilität und Motilität. Die letztere ist die am weitesten verbreitete und die Leiterin aller Lebensvorgänge. Sie ist auch für die Thätigkeit der Drüsen von Wichtigkeit, da diese ihr die Fähigkeit verdanken, durch das vorbeiströmende Blut zur Secretion angeregt zu werden. Sie ist im Uebrigen an das Nervensystem gebunden, welches seinerseits durch Intervention des Gehirns die Theile unter einander in Beziehung, in Sympathie setzt. Sensibilität und Motilität können verstärkt oder vermindert sein und dadurch krankmachend wirken.

Selbstverständlich brachten Bordeu diese Vorstellungen in scharfen Gegensatz zu den Iatrophysikern. Er bekämpfte sie heftig und meinte, dass sie von einem Verständniss der Lebensvorgänge so weit entfernt seien wie die Kinder, welche Kartenhäuser bauten, von der Kenntniss der Architectur. Auch der Chemiatrie musste er natürlich entgegen treten. Er spottet über ihre imaginären Säuren, Alkalien und Schärfen und spricht von dem Kauderwälsch ihrer Ausdrücke. Dabei erkennt er den Nutzen, den die Chemie bringen könnte, durchaus an, weist aber allerdings darauf hin, dass die Zusammensetzung des todten Körpers eine andere sei, als die des lebenden.

Der bedeutendste Schüler Bordeu's, Barthez[106]), trug ähnliche Anschauungen vor. Neben der Seele existirt noch eine besondere, die vitalen Vorgänge leitende Kraft, das „Lebensprincip", welches nicht näher definirt werden kann und dem Körper, auch den flüssigen Theilen, inhärent ist. Es äussert sich wie die Natur Bordeu's in Sensibilität und Motilität und verleiht ausserdem allen Theilen die Fähigkeit, eine Veränderung ihrer Gestalt und anderer Eigenschaften wieder auszugleichen bezw. zu bewahren. Die Krankheiten hängen ab von einer veränderten Leistungsfähigkeit des Lebensprincipes und der Sensibilität und Motilität. Bei der Gicht z. B. führt die abnorme Disposition der Organe zur Ablagerung erdiger Theile. Die Krankheitserscheinungen sind ähnlich wie bei Stahl der Ausdruck eines auf Heilung gerichteten Vorganges. Daher müssen sie u. A. bekämpft werden durch Unterstützung der Naturheilkraft.

Bordeu und Barthez haben den Vitalismus der Schule von Montpellier ausgebaut. Ihre Nachfolger haben ihn übernommen und nichts Wesentliches geändert. Unter ihnen ragt Pinel hervor, aber nicht sowohl durch Vertheidigung der vitalistischen Ansichten, als durch seine pathologischen Lehren, die ihn, wie wir (S. 83) sahen, zu einem Vorläufer des gleichzeitig lebenden Bichat machten. Auch dieser hing, ohne aus der Schule von Montpellier hervorgegangen zu sein, dem Vitalismus an, doch wollen wir darauf erst eingehen, wenn wir die Entwicklung der Lehre von der Lebenskraft in Deutschland und England verfolgt haben.

---

106) **Paul Joseph Barthez** stammte aus Montpellier, wo er 1734 geboren wurde. Er studirte daselbst und hatte **Bordeu** (Anm. 105) zum Lehrer. 1761 wurde er Professor der Medicin in Montpellier, trieb eine Zeit lang auch Jurisprudenz. Von 1781—1789 lebte er als Arzt des Herzogs von Orleans in Paris, dann an verschiedenen Orten, um 1796 wieder Professor in Montpellier zu werden. Er starb 1806 in Paris.

Der Animismus Stahl's konnte auch in Deutschland nicht ohne Einfluss auf die Entwicklung der Lehre vom Leben bleiben. Aber der Vitalismus nahm nicht von ihm allein seinen Ausgang. Er stützte sich vielmehr hauptsächlich auf die durch Albrecht von Haller [107]) ausgebaute Irritabilitätslehre, der wir uns daher zunächst zuwenden müssen.

Während die Chemiater die Bewegungen des Körpers, durch welche das Leben sich vor Allem zu erkennen giebt, aus chemischen Veränderungen, die Iatrophysiker dagegen aus mechanischen Vorgängen ableiteten, Andere die Lebensgeister verantwortlich machten und der Animismus die Seele selbst sie besorgen liess, hatte schon Glisson die Fähigkeit des Körpers hervorgehoben, auf äussere Reize durch Bewegungsvorgänge zu reagiren. Er nannte diese Erscheinung **Irritabilität**. Indem er sie allen Geweben zuertheilte, betrachtete er sie als eine Grundeigenschaft der als letzte anatomische Einheiten (s. o. S. 62) angenommenen Fibern. Aber sie sollte nicht allen Theilen in gleicher Form

107) Albrecht von Haller gehört zu den bedeutendsten Forschern aller Zeiten. Er war in allen Zweigen der Naturwissenschaften, besonders auch in der Botanik, zu Hause, pflegte aber die Physiologie mit grösstem Erfolge. Er bearbeitete sie in einer bis dahin unerhörten Vollständigkeit, hauptsächlich in seinen Werken: „Primae lineae physiologiae" und „Elementa physiologiae corporis". Unter seinen Untersuchungen, bei denen das Experiment ausgedehnt zur Anwendung kam, sind diejenigen über die Irritabilität und Sensibilität die wichtigsten. Sie machten ausserordentliches Aufsehen und veranlassten die Entstehung einer überaus grossen Literatur.

Haller war Schweizer, zu Bern 1708 geboren. Er studirte in Tübingen, Leyden (unter Boerhaave) und in Paris. 1728 trieb er in Basel unter Bernouilli Mathematik und liess sich 1729 in Bern als Arzt nieder, hatte aber wenig Erfolg und trieb hauptsächlich Botanik, Poesie und Anatomie. Seine botanischen Arbeiten machten ihn bekannt und hatten seine Berufung nach Göttingen als Professor für Anatomie, Botanik und Chirurgie zur Folge (1737). In dieser Stellung schuf er seine grossen Werke. Als Lehrer gewann er ausserordentlichen Einfluss. Aber er fühlte sich trotzdem in Göttingen nicht wohl und verliess die Universität im Jahre 1753 heimlich, um nach Bern zurückzukehren. Hier lebte er mit Ausnahme von 6 Jahren, die er als Salinendirector im Rhonethal zubrachte, bis zu seinem Tode 1777.

zugetheilt, vielmehr als natürliche, oder als sensitive oder als animale vorhanden sein. Natürlich reizbar seien das Blut, alle Säfte, das Mark, Fett und die Knochen, sensitiv reizbar der Nerv, animalisch reizbar die anderen mit Contractilität ausgestatteten Theile. Diese Irritabilitätslehre finden wir bei Albrecht von Haller weiter ausgebildet oder eigentlich überhaupt erst begründet. Denn Glisson hatte seine Anschauungen lediglich auf Grund von Ueberlegungen daraus abgeleitet, dass die vitalen Actionen der einzelnen Organe sehr mannigfaltig sind und sehr verschieden lebhaft vor sich gehen. Haller erst basirte die Irritabilität auf sehr zahlreiche Experimente. Er prüfte die Folgen äusserer Einwirkungen auf die Gewebe und sah nun vor Allem, dass die Muskeln darauf durch Zusammenziehung antworten. Damit hatte er eine grundlegende Thatsache festgestellt. Aber er beurtheilte die Contractilität nicht nur aus einem Gesichtspunkte, theilte sie vielmehr nach drei Richtungen ein. Dem Muskel wohnt nämlich erstens die „todte Kraft" inne, so genannt, weil sie auch noch postmortal vorhanden ist. Sie beruht nur auf physikalischen Bedingungen und ist ebenso eine Eigenschaft anderer thierischer Fasern. Zweitens hat der Muskel die Lebenskraft, d. h. die angeborene Kraft, die meist mit dem Leben des Individuums erlischt, aber doch oft noch über den Tod hinaus andauert. Sie ist identisch mit der Irritabilität. Drittens zeichnet den Muskel die Nervenkraft aus, d. h. die Fähigkeit, sich auf Nervenreize, die von den Centralorganen zugeführt werden, zusammenzuziehen.

Die Irritabilität nun, soweit sie durch äussere Einwirkungen auf den Muskel ausgelöst werden kann, ist unabhängig vom Nerven. Das geht daraus hervor, dass auch der Muskel, dessen Nerv durchschnitten ist, sich auf äussere Einwirkungen noch zusammenzieht, und zweitens daraus, dass die Reizbarkeit auch nach dem Tode oft noch eine Zeit lang fortbesteht. In erster Linie kann man das am Herzen beobachten, welches auch bei dem durch Enthauptung getödteten Thiere noch lange fortschlägt. Der Herzmuskel sei auch sonst der irritabelste Muskel. Seine Thätigkeit werde nicht durch Nerveneinfluss, sondern allein durch das strömende Blut ausgelöst.

So war also in der Irritabilität eine der lebenden Substanz als solcher zukommende Eigenthümlichkeit erkannt. Aus der Mischung der Elementarbestandtheile, wie man sie bis dahin annahm, konnte sie nicht abgeleitet werden, ebensowenig aber aus den grob mechanischen Beziehungen der Iatrophysiker. Aber auch von der Seele konnte sie, wie es Stahl gethan haben würde, nicht abhängig gedacht werden, da ja deren Einfluss in vielen Fällen, z. B. nach dem Tode oder nach Nervendurchschneidung, direkt auszuschliessen war. Es konnte sich also nur um etwas völlig Neues, bis dahin nicht Gekanntes handeln. Auf dieser Basis musste aber die Frage nach dem Wesen des Lebens ganz anders als vorher beantwortet werden.

Nun schrieb aber Haller nur den Muskeln Irritabilität zu, während die anderen Theile lediglich eine Contractilität im Sinne der „todten Kraft" besitzen sollten. Somit wäre nur ein Theil des Körpers als im engeren Sinne lebend anzusehen gewesen, wenn nicht auch die Nerven sich durch eine besondere Kraft, die Sensibilität, ausgezeichnet hätten, die nun wiederum ausschliesslich ihnen zukam. Die Nerven selbst sind ebensowenig irritabel, wie die anderen nicht muskulären Theile, sie können sich nicht contrahiren, wie man es früher wohl geglaubt hatte, als man noch die Strömung der Lebensgeister davon abhängig machte und wie Andere es auch, wie wir sogleich sehen werden, später noch angenommen haben.

Irritabilität in erster Linie und Sensibilität in zweiter sind also nach Haller die beiden das Leben charakterisirenden Grundkräfte. Aber sie haften ja nicht an allen Theilen des Körpers und so sind strenge genommen nur die Muskeln und Nerven mit vitalen Eigenschaften versehen.

Diese Anschauungen Haller's blieben nun nicht unangefochten.

Auf der einen Seite kann man von der Thatsache ausgehend, dass doch die Nerven hauptsächlich es sind, durch welche die Muskelcontraction hervorgerufen wird, zu der Frage, ob denn die Irritabilität nicht lediglich darauf beruhe, dass die Reize durch Vermittlung der Nerven auf die Muskeln wirkten.

Andererseits glaubte man die Irritabilität nicht auf die Muskeln allein beschränken zu dürfen, sondern sie auch anderen Theilen zuerkennen zu sollen. Dabei liess sich freilich ein wesentlicher Unterschied nicht leugnen. Denn nirgendwo konnte man die Erscheinung so leicht und prägnant nachweisen, wie an der Muskulatur. Ihrer Irritabilität räumte man daher eine besondere Stelle ein und gab auch wohl derjenigen der übrigen Körperbestandtheile eine eigene Bezeichnung, indem man sie „Incitabilität“ nannte. Diese musste sich natürlich ebenfalls in Zusammenziehung äussern und daher wurde auch der Ausdruck Contractilität gleichbedeutend gebraucht.

Wenn aber allen Geweben die Fähigkeit zukam, auf äussere Reize zu reagiren, so konnten die Nerven davon nicht ausgeschlossen werden. Auch ihnen wurde daher Zusammenzichbarkeit zugeschrieben. Man glaubte durch Versuche festgestellt zu haben, dass sie sich verkürzten und verdichteten, also der Länge und Quere nach sich contrahirten.

So sehr also auch die Meinungen im Einzelnen auseinandergingen, so war man doch im Grossen und Ganzen darin einig, dass man in der Irritabilität und Sensibilität eigenartige, nur die Organismen auszeichnende Erscheinungen kennen gelernt hatte, die selbstverständlich die alten Vorstellungen vom Leben gänzlich umgestalten mussten.

Unter diesen Umständen ist es nur zu natürlich, dass man aus den neuen Beobachtungen, wie es ja in ähnlichen Fällen immer wieder geschieht, zu weitgehende Schlüsse zog und glaubte, dass in der auf äussere Reize folgenden Reaction des Organismus das wesentlichste Kennzeichen des Lebens gegeben sei.

Nicht Alle freilich gaben sich damit zufrieden. Denn mit Irritabilität und Sensibilität liess sich doch nicht Alles erklären. In erster Linie war es die Fähigkeit der Organismen zu wachsen, eine bestimmte Form zu bilden, Verlorengegangenes zu ersetzen, welche durch jene beiden Lebenserscheinungen nicht erklärt werden konnte. Hier glaubte **Blumenbach** [108]) eine Ergänzung bieten zu können.

Er stellte als dritte Kraft neben jenen beiden den **Bildungstrieb**, nisus formativus, auf. Indem er von der Frage ausging (s. o. S. 73), ob der Embryo als solcher im Ei präformirt und ob in dieser Form jeder Mensch von Adam und Eva an im Ei eingeschachtelt sei, oder ob sich jedes Individuum immer von Neuem bilde, entschied er sich für die zweite Annahme. Wenn nun aber der Embryo sich jedes Mal wieder aus einem ungeformten Keim entwickle, so könne das nur geschehen auf Grund einer besonderen Kraft, eben jenes Bildungstriebes, der sich auch deutlich bei der Reproduction geltend mache, indem bei niederen Thieren nach Entfernung von Theilen eine fast völlige Neubildung stattfinde und bei höheren Thieren wenigstens der wenn auch unvollkommen bleibende Versuch dazu gemacht würde. Auch Hunter nahm an, dass schon im Ei die bildende Kraft vorhanden sei, welche die Entwicklung leite.

So hatte man also mehrere verschiedene Kräfte gewonnen, welche dem Leben zukommen sollten. Aber auch damit begnügten sich Einzelne nicht. Sie kamen auf den Gedanken, dass jedem Organ eine specifische Reizbarkeit eigen sein müsse, durch welche es befähigt werde, seine Function auszuüben; die allen Theilen gemeinsam zukommende sei dazu nicht ausreichend. So konnte die Zahl der vitalen Kräfte beliebig angenommen und gesteigert werden. Aber eine Trennung in einzelne oder gar in viele Kräfte konnte auf die Dauer nicht befriedigen. Man musste versuchen ein umfassendes Princip zu gewinnen, von dem aus Alles erklärt werden konnte und so construirte man den Begriff der **Lebenskraft** als den einer einheitlichen, zu

---

108) **Joh. Friedr. Blumenbach** war Professor in Göttingen und las über Zoologie, vergleichende Anatomie und Physiologie. Er schrieb ein Handbuch der vergleichenden Anatomie und Physiologie und beschäftigte sich besonders mit menschlicher Osteologie. Am meisten Aufsehen hat seine Schrift „Ueber den Bildungstrieb" gemacht. Blumenbach war 1752 zu Gotha geboren, studirte in Jena und Göttingen, wurde an letzterer Universität 1778 ordentlicher Professor und starb daselbst 1840.

dem Körper hinzukommenden und ihn in allen seinen Aeusserungen nicht nur in Contractilität und Sensibilität leitenden
Kraft. Man gelangte also auf Grundlage vor Allem der
Irritabilität zu demselben Ergebniss, zu welchem im Anschluss an den Animismus Stahl's, aber auch beeinflusst
durch die Irritabilitätslehre, schon Borden und Barthez
gekommen waren, die freilich den Ausdruck Lebenskraft
nicht gebrauchten. Barthez wandte ja, wie wir sahen,
die Bezeichnung Lebensprincip an.

Als wichtigster Ausdruck der Lebenskraft, aber eben
nicht mehr als alleiniges Kennzeichen wurde von den meisten
Aerzten, welche sich die Erforschung der normalen und
pathologischen Lebenserscheinungen zur Aufgabe machten,
die Irritabilität angesehen. Sie hatte den Reiz der Neuheit
und den Umstand für sich, dass sie sich jeder Zeit durch
den Thierversuch leicht demonstriren liess.

Allerdings betrachteten ja Manche sie nicht als eine
selbstständige Eigenthümlichkeit der Muskeln bezw. der Gewebe, sondern liessen sie von Nerven abhängig sein. Wir
haben bereits gesehen, wie diese Richtung in der Neuropathologie Cullen's (S. 129) eine praktische Gestalt annahm.

Aber auch die Irritabilität gab zur Entwicklung eines
eigenartigen medicinischen Systems Veranlassung. Der Schotte
Brown[109]), ein Schüler Cullen's, nannte sie Incitabilität,

---

109) John Brown wurde 1736 in Schottland geboren. Er beschäftigte sich ohne regelrechtes Studium mit klassischen Sprachen
und Theologie und war einige Zeit Hauslehrer. Von 1759 an studirte
er in Edinburg Medicin. Er lebte stets in bedrängten Verhältnissen
und war genöthigt, auf verschiedene Weise, durch Hülfsarbeiten, die
er für Studirende ausführte, durch Halten von Pensionären, sich Unter-
halt zu verschaffen. So gelangte er auch in eine Stellung bei Cullen
(S. 129), dessen Werke er in's Lateinische übersetzte und dessen Kinder
er unterrichtete. Hier beschäftigte er sich selbstständig mit Medicin
und schrieb sein Hauptwerk „Elementa medicinae" (1780), welches auch
englisch erschien und mehrfach übersetzt wurde. Das Buch brachte ihn
mit Cullen auseinander, da sein Inhalt zu dessen Lehren vielfach in
Widerspruch stand. Dadurch und durch rücksichtslose Angriffe auf
Edinburger Professoren wurde seine Stellung unhaltbar. Er ging
nach London, ohne auch dort festen Fuss fassen zu können und starb
daselbst 1788.

sah in ihr den Unterschied zwischen Leblosem und Lebendem, legte sie als eine Aeusserung der Lebenskraft allen Geweben bei und leitete aus ihr seine physiologischen und pathologischen Anschauungen ab.

Die Erregbarkeit wird ausgelöst durch Reize. Diese wirken aber nicht nur gelegentlich ein, sie sind vielmehr für das Leben in dem Grade von Bedeutung, dass es ohne sie überhaupt nicht besteht. Es ist also nicht ein in dem Bau der organischen Substanz begründeter, sondern ein durch den Einfluss der Reize auf den erregbaren Organismus erst hervorgerufener Zustand.

Die Erregbarkeit ist individuell und innerhalb der einzelnen Körpertheile verschieden. Jedes Individuum hat aber eine bestimmte Quantität erhalten, auf die nun während des Lebens die Reize einwirken.

Als solche gelten äussere und innere Dinge (Potenzen). Zu jenen gehören Wärme, Nahrungsmittel, andere in den Magen aufgenommene Substanzen, das Blut, die Luft etc., zu diesen die Muskelzusammenziehung, das Gefühl, die Gehirnkraft. Fallen alle diese und andere Reize fort, so tritt der Tod ein.

Die Wirkungen der Reizung, die unter der Bezeichnung „Erregung" zusammengefasst werden, sind Empfindung, Bewegung und geistige Thätigkeiten.

Zur Gesundheit ist ein gewisses Quantum von Reizen erforderlich. Werden sie aber einerseits zu stark und andererseits zu schwach, so tritt Krankheit ein.

Starke Reize verzehren die Fähigkeit erregt zu werden, rufen aber zunächst eine Erhöhung der Erregung, einen stärker erregten, einen „sthenischen" Zustand hervor. Wirken sie längere Zeit oder in übermässiger Kraft plötzlich ein, so wird die Erregbarkeit eben durch den verzehrenden Einfluss der Reize so erschöpft, dass ein Zustand der „Asthenie" oder indirekten Schwäche entsteht.

Aber die Schwäche, der „asthenische" Zustand, kann auch auf direktem Wege hervorgerufen werden, dadurch dass bei Abwesenheit von Reizen überhaupt gar keine Erregungen stattfinden, während andererseits die Erregbarkeit sich steigert und eben weil sie nicht aufgebraucht wird, sich ansammelt.

Die asthenischen Krankheiten sind, wie bei Cullen (S. 129) die auf Atonie beruhenden, weit zahlreicher als die sthenischen. Auch darin folgt Brown seinem Lehrer, dass er die Krampfformen auf Asthenie zurückführt.

Die Therapie war aus allen diesen Grundlagen leicht abzuleiten. Bei sthenischen Zuständen musste die Erregung vermindert, bei asthenischen durch Anwendung von Reizen gesteigert werden. Jenes geschieht nicht durch eine direkte Einwirkung auf die erhöhte Erregung, sondern dadurch, dass man die Erregbarkeit erschöpft. Dabei kam es dann in allen Fällen nicht sowohl auf die Art des Reizes wie auf die richtige Intensität an. Dasselbe Mittel konnte daher je nach seiner Stärke in beiden Fällen in Anwendung kommen.

Die Lehren Brown's breiteten sich im letzten Jahrzehnt des achtzehnten Jahrhunderts ausserordentlich rasch aus, vor Allem in Italien und Deutschland. Sie wurden hier geradezu mit Begeisterung aufgenommen. Ihre leichte Verständlichkeit und die einfache Therapie verschafften ihnen bei den Aerzten schnellen Eingang. Weniger Anklang fanden sie in England, noch weniger in Frankreich. Aber auch in Italien und Deutschland dauerte ihre Herrschaft nicht lange, sie ging nicht über das erste Jahrzehnt des neunzehnten Jahrhunderts hinaus. Man musste ja bald zu der Einsicht kommen, dass bei dem System Brown's in erster Linie die Grundlage falsch war, welche das Leben nicht als etwas in der Natur des Organismus Begründetes, sondern als etwas von äusseren Reizen Erzwungenes ansah. Das betonte u. A. auch Schelling (S. 37), der aber im Uebrigen den Lehren Brown's seine Anerkennung aussprach. Aus einer Veränderung der Erregbarkeit, der einen der drei von ihm aufgestellten organischen Kräfte, glaubte auch er die Krankheiten ableiten zu sollen. Darin sahen dann viele Aerzte eine willkommene Unterstützung bei ihrer Vertheidigung der Irritabilitätslehre.

Unter diesen Anhängern uud Nachfolgern Brown's fand sich eine ganze Reihe namhafter Aerzte. Wir wollen wenigstens einen etwas genauer in's Auge fassen, Röschlaub[110],

110) Johann Andreas Röschlaub wurde 1768 in Lichtenfels bei Bamberg geboren, studirte anfänglich Theologie, später Medicin,

dessen Anschauungen unter der Bezeichnung „Erregungstheorie" zusammengefasst werden. Er weicht zwar in einzelnen Punkten von Brown ab, folgt ihm aber in der
Hauptsache und nennt dessen System ein Meisterwerk, das
seinen Namen unsterblich mache.

Die erste Grundlage des Lebens ist die Organisation.
Aber sie allein macht das Leben noch nicht aus. Es muss
dazu ein inneres thätiges Prinzip angenommen werden, welches die von der Organisation abhängige Bedingniss zur
Möglichkeit des Lebens darstellt, von Röschlaub „Lebensprincip" genannt und nur den festen Theilen zugeschrieben
wird, da die flüssigen nicht organisirt sind und nicht krank
werden, sondern nur eine Verderbniss eingehen können.
Es findet seinen Ausdruck in der Erregbarkeit, die aber
nicht nur die Eigenschaft der organischen Materie darstellt,
durch Eindrücke von aussen zur Selbstwirksamkeit angeregt
zu werden, sondern auch diesen Eindrücken entgegenzu-
treten.

Ohne äussere Einwirkungen ist das Leben nicht denkbar, tritt der Tod ein. Wenn ein Mensch lange Zeit in
strenger Kälte zubringt, so geht er aus Mangel an Wärme-
reiz, wenn er viel Blut verliert durch das Aufhören des
von den Säften herrührenden Einflusses zu Grunde.

Gesundheit beruht auf dem richtigen Verhältniss, auf
der Proportion, zwischen der Gewalt des Reizmittels, des
Incitamentes und der Erregbarkeit, Krankheit entsteht bei
Disproportion beider Momente. Jeder Arzt muss also dar-
nach streben, bei Krankheit das richtige Verhältniss wiederherzustellen.

Die incitirenden Schädlichkeiten zerfallen in innere
und äussere. Jene bestehen in abnormen Lebensbewegungen der organischen Theile, diese sind solche, die ausserhalb
der letzteren sich befinden und sie angreifen.

------

wurde Professor in Bamberg, Landshut und München und starb 1835.
Sein Hauptwerk hat den Titel: „Untersuchungen über Pathologie oder
Einleitung in die medicinische Theorie" (1798). Er vertheidigte ausser-
dem seine Erregungstheorie in einer Zeitschrift: „Magazin für die
Vervollkommnung der theoretischen und praktischen Heilkunde",
welche aber nur wenige Jahre erschien.

Die Incitamente werden ausserdem unterschieden in
ursprüngliche und erst daraus entstandene. Zu den ersteren
gehören z. B. die Speisen, die Getränke, Arzneien, das
Denken, wie überhaupt die Operationen der Seele u. s. w.
zu den anderen z. B. jene abnormen Lebensbewegungen organischer Theile. Diese secundären Schädlichkeiten können
vom Arzt direkt nicht behandelt werden. Man kann ihnen
nur beikommen, wenn man die ursprünglichen in Angriff
nimmt, z. B. durch Diätvorschriften, Wärme u. s. w.

So bietet uns also Röschlaub das Bild einer weitgehenden Anhängerschaft an Brown, dessen Lehren zwar
in manchen Punkten modificirt, aber doch in den Grundzügen beibehalten werden. Ueber die Erregungstheorie wurde
in Deutschland viel gestritten, doch verschaffte sie sich keine
allgemeinere Anerkennung. Sie wurde von hervorragenden
Männern, vor allen Dingen von Hufeland (s. u. S. 175) energisch bekämpft. Auch in Italien drang Brown auf die
Dauer nicht durch. Hier fand sich ebenfalls ein einzelner
Mann, der von dessen Anschauungen ausging und ihnen anfänglich ganz ergeben war, Rasori[111]). Als er aber in
der Praxis bemerkte, dass die Theorie nicht ausreichte,
gestaltete er sie in der Weise um, dass er annahm, es
gebe ausser den von Brown aufgestellten äusseren Einflüssen auch solche, welche ohne überhaupt zu reizen,
also ohne dass sie durch Ueberreizung indirekt eine Erschöpfung der Erregbarkeit bedingen, die Erregung direkt
herabsetzen können. Solche Reize nannte er Contrastimulan-
tia directa. Durch sie sollte also der sthenische Zustand
direkt herabgesetzt werden. Er rechnete zu ihnen in erster
Linie den Aderlass, den er auch probeweise dort anzuwenden
rieth, wo man sich nicht klar darüber sei, ob eine sthenische
Beschaffenheit, oder wie er es nannte, eine „Diathesis di sti-
mulo“ oder eine asthenische, eine „Diathesis di contrastimulo“

---

111) Rasori war Professor der Medicin in Pavia. Auf einer
Reise nach England lernte er das Brown'sche System kennen, schloss
sich ihm an und modificirte es erst, als er die Erfolglosigkeit seiner
Anwendung bei einer Epidemie des Petechial-Fiebers im Jahre 1799
und 1800 wahrnahm. Er lebte von 1762—1837.

vorliege. Alle Mittel, welche dem Aderlass analog wirkten, seien ebenfalls Constrastimulantia.

Rasori's System fand selbst in seinem Vaterlande keinen anhaltenden, wenn auch anfänglich bei einer Reihe von Aerzten lebhaften Beifall. Ausserhalb Italiens blieb es ohne Wirkung.

In Frankreich hat sich kein Arzt so weitgehend an Brown angeschlossen wie Röschlaub in Deutschland und Rasori in Italien. Aber ohne Einfluss blieb die Erregbarkeitslehre auch hier nicht. Als Beispiel haben wir in erster Linie Broussais[112]) zu nennen, dessen Anschauungen zwar in denen Brown's wurzeln, der sie aber doch in durchaus eigenartiger Weise weiterentwickelte. Zunächst sagte freilich auch er, dass das Leben, welches auf der Gegenwart einer unbekannten Kraft beruhe, der äusseren Reize bedürfe und durch sie unterhalten werde. Abweichungen von der Gesundheit würden bedingt, wenn diese Reize zu intensiv oder zu schwach wirkten. Sei durch sie in irgend einem Körpertheil eine abnorme Irritation bewirkt, so theile sie sich durch das Nervensystem dem ganzen Körper mit und veranlasse in anderen Organen sympathische Reizungszustände, von deren Intensität und Zahl die Schwere des ganzen Krankheitszustandes abhängt, die aber andererseits auch ableitend und so heilend auf die primären Processe wirken können. Die Folge der localen Reizungen ist ein Zudrang des Blutes, eine Congestion, die für Broussais bald Veranlassung wurde, die Irritationen als Entzündungen aufzufassen.

Diese Vorstellungen mussten nun mit Nothwendigkeit dahin führen, die Allgemeinerkrankungen als die Folge primärer Organreizungen aufzufassen. Das galt vor Allem für

---

112) Francois, Jos. Victor Broussais wurde 1772 zu St. Malo in der Bretagne geboren, war anfangs Soldat, studirte dann in Paris Medicin, wurde Militärarzt und kam auf diese Weise nach Holland, Deutschland, Italien und Spanien. Seit 1814 war er Arzt am Militärhospital Val-de-Grâce und seit 1830 Professor der allgemeinen Pathologie und Therapie in Paris. Er starb 1838. Seine Theorie, die er mit grosser Beredsamkeit vortrug, fand in Frankreich viele Anhänger und blieb mehr als 20 Jahre lang in Ansehen.

die verschiedenen Fieberformen, die man bis dahin, wie es zuletzt Pinel gethan hatte, als in sich abgeschlossene, sog. essentielle Krankheiten betrachtete, ohne auf ihren Ausgangspunkt Rücksicht zu nehmen. Broussais wurde nun durch die anatomische Untersuchung von Leichen an „typhösem Fieber" Verstorbener zu der Ansicht gebracht, dass der am häufigsten primär irritirte Abschnitt der Magendarmkanal sei. Demgemäss konstruirte er das Krankheitsbild der „Gastroentérite" und machte von ihr nicht nur die direkt auf die Bauchhöhle hinweisenden Erkrankungen, sondern auch alle fieberhaften Allgemeinprocesse und so auch die mit Hautexanthemen einhergehenden (Masern, Scharlach) abhängig. Seine Therapie war hauptsächlich auf die locale Blutentziehung zur Heilung der Irritation gerichtet.

So viel über die Aerzte, welche die Irritabilität, die Erregbarkeit zum Ausgangspunkt nahmen und darauf einseitige Systeme gründeten. Aber auch diejenigen Mediciner, welche sich nicht an Brown anschlossen, hielten ja, wie bereits erwähnt, die Irritabilität für die prägnanteste Erscheinung, welche auf das Bestehen einer eigenen Lebenskraft hinwies. Nicht selten wurden beide auch identificirt.

Sehen wir nun zu, was man sich unter Irritabilität und Lebenskraft dachte, welche Vorstellung man sich von ihrem Wesen machte.

Es ist leicht begreiflich, dass man in dieser Frage zu einer einheitlichen Vorstellung nicht gelangte. War doch das vorausgesetzte lebenbedingende Princip nicht etwa direkt nachgewiesen, sondern nur aus gewissen Erscheinungen erschlossen worden. Da war natürlich der Phantasie ein weiter Spielraum gegeben.

Manche Aerzte waren der Meinung, dass die Lebenskraft in ganz analoger Weise, wie man es früher für die oben (S. 150) besprochenen Lebensgeister angenommen hatte, ein besonderer Stoff sein müsse, etwa identisch mit dem Nervenaether und den Spiritus vitales. Sie sollte sich erschöpfen und wiederherstellen können. So wurde z. B. der Umstand, dass das Herz zwischen den Contractionen Ruhepausen hat, darauf bezogen, dass die stoffliche Lebenskraft durch jede Zusammenziehung erschöpft werde, so dass der

Reiz des einströmenden Blutes nicht zur Geltung komme, bis jene Kraft wiederhergestellt sei. Man machte sich dabei allerdings nicht klar, dass mit dieser Annahme einer materiellen Beschaffenheit der Lebenskraft nichts erklärt ist, da man ja über die Wirkungsweise des hypothetischen Stoffes völlig im Dunkeln blieb.

Wieder Andere glaubten bestimmte Substanzen als die Träger der Lebenskraft ansehen zu sollen. Da war es einmal der vor Entdeckung des Sauerstoffs angenommene Wärmestoff, an den der Eine oder Andere die Lebenskraft zu heften versuchte. Als aber der Sauerstoff aufgefunden war und seine hohe Bedeutung für den Ablauf aller Lebensprocesse erkannt war, lag es nahe, ihn, den man wohl auch Lebensluft nannte, zu verwerthen und die vitalen Erscheinungen aus seiner Einwirkung abzuleiten. So war er z. B. für Girtanner[113]) das eigentliche Lebensprincip.

Ausgedehntere Beachtung fand aber die Electricität und ihre besondere Erscheinungsweise im Galvanismus. Hatte man hier doch Phänomene kennen gelernt, die so ganz dynamischer und so gar nicht körperlicher Natur zu sein schienen. Man führte sie allerdings auf Imponderabilien zurück, aber diese feinsten, unwägbaren, der Schwere entbehrenden, den Flüssigkeiten nahestehenden und deshalb Fluida genannten, im Uebrigen rein hypothetischen Stoffe schienen sehr wohl geeignet zur Uebernahme derjenigen Wirkungen, die man in der Lebenskraft voraussetzte. Wir sahen denn auch bereits (S. 37), wie die Naturphilosophie sich des Galvanismus bemächtigte und das Leben mit Hülfe der Polarität, d. h. der Annahme positiver und negativer und deshalb in Wechselwirkung stehender Organe und Flüssigkeiten zu erklären suchte.

So identificirte man mehr oder weniger bestimmt das galvanische Fluidum und die Lebenskraft. Autenrieth[114])

<hr>

113) Christoph Girtanner wurde 1760 in St. Gallen geboren, war Arzt in Göttingen, später in seinem Heimathsort. Er war anfänglich Anhänger des Brown'schen Systems (S. 162), später Gegner. Er starb 1800.

114) Joh. Heinr. Ferd. Autenrieth wurde 1792 in Stuttgart geboren, war dort kurze Zeit Arzt und wurde 1797 Professor verschie-

meinte, wenn beide nicht völlig identisch seien, so hätte doch jenes Fluidum am meisten von allen Imponderabilien Aehnlichkeit mit der Lebenskraft. O k e n (S. 41) sagte: „Der Galvanismus ist das Princip des Lebens. Es gibt keine andere Lebenskraft als die galvanische Polarität. Lebenskraft ist ein galvanischer Process. Ein Lebendiges, welches nicht galvanisch ist, ist ein Unding. Mit dem Galvanismus ist der erste Schritt aus dem anorganischen Reich in das organische gethan."

Die Electricität sollte nun aber an einen wenn auch noch so feinen Stoff, an ein Imponderabile gebunden sein. Das erschien Vielen bedenklich. Gegen die Verwerthung der Electricität trat man daher mit derselben Entschiedenheit auf, wie gegen die stoffliche Beschaffenheit der Lebenskraft überhaupt.

Unter diesen Umständen aber musste man, da eine eigenartige Zusammensetzung des Organismus aus den auch in der anorganischen Natur gekannten Substanzen den Meisten nicht auszureichen schien, um die vitalen Erscheinungen verständlich zu machen, und da man doch auf eine Erklärung nicht verzichten wollte, ganz von selbst dahin kommen, das Leben von einer besonderen, nicht weiter begreiflichen, mit dem materiellen Substrat des Körpers sich vereinigenden bezw. von Beginn des Organismus an mit ihm untrennbar verbundenen Kraft abhängig zu machen, die also getrennt für sich nicht existiren kann, nur den lebenden Wesen zukommen und in der anorganischen Natur ganz fehlen sollte.

H u n t e r (S. 56) warf allerdings die Frage auf, ob die Lebenskraft nicht vielleicht allein aus der Molekularzusammensetzung erklärt werden könne, kam aber doch zu der Ansicht, dass es ein einfaches hinzutretendes Princip sei. „Thierische und pflanzliche Substanzen unterscheiden sich von der gemeinen Materie darin, dass sie eine hinzugefügte Kraft besitzen, welche von jeder anderen bekannten Eigen-

---

dener medicinischer Fächer in Tübingen. Er war ein anatomisch und physiologisch durchgebildeter exacter Kliniker, der zuerst das Krankheitsbild des Abdominaltyphus umgrenzte und ihm diesen Namen gab. Er starb 1835.

schaft der Materie gänzlich verschieden ist." Die Lebenskraft komme als Materia vitae diffusa allen Theilen des Körpers, auch den flüssigen und besonders dem Blut zu und sei im Gehirn als Materia vitae coacervata in grosser Menge angehäuft. Auch in den Nerven sei sie vorhanden und vermittele den Zusammenhang zwischen Gehirn und Peripherie. Die Leitung der Nerven, der Chordae internunciae, beruhe daher auf einer Fortpflanzung der empfangenen Anregung, nicht auf den Strömen einer Flüssigkeit.

Als eine Grundkraft eigener Art, betrachtete auch Gaub (S. 105) die Lebenskraft. Sie sei den lebendigen organischen Theilen eigenthümlich und ihren besonderen, blos durch Beobachtung zu entdeckenden Gesetzen untergeordnet. Ihr wichtigster Ausdruck sei das Vermögen der Theile, sich auf Reize zusammenzuziehen.

Von der richtigen Beschaffenheit der Lebenskraft hänge die Gesundheit ab. Es sei in zwei Richtungen eine Abweichung möglich. Die Lebenskraft könne durch Uebermaass oder Mangel leiden. Das erstere heisse Reizbarkeit (Irritabilitas), d. h. die erhöhete oder angegriffene Lebenskraft, das letztere verminderte Empfindungs- und Bewegungskraft, d. i. Abnahme oder Mangel an Lebenskraft. Der Mittelzustand zwischen beiden mache die Gesundheit aus. Wie man sieht, gebraucht hier Gaub den Ausdruck Reizbarkeit in einem anderen Sinne, als es Haller that. Sie bedeutet nicht die physiologische Eigenschaft, sondern die übermässige Empfindlichkeit, vermöge welcher die Theile auf einen geringen Reiz sehr heftige Bewegungen machen, während die Abnahme der Lebenskraft in einem sehr schwachen Bestreben zur Contraction ihren Ausdruck findet.

Ein fernerer Autor, Brandis, meinte, die Thätigkeit der letzten Körperbestandtheile, der Fibern (s. S. 62) könne nicht von einer feinen Materie, einem Nervensaft, einer Substanz der Reizbarkeit abhängig gemacht werden. Denn diese müsste doch selbst wieder durch irgend eine Kraft bewegt werden. Es müsse vielmehr als letztes Agens eine besondere Kraft, die Lebenskraft angenommen werden, welche direkt in die organische Materie wirke und deren Angriffspunkt die Fibern seien. Insbesondere sollte die Lebenskraft innerhalb des Körpers die Herrschaft der chemischen Verwandtschaft aufheben, so dass die Stoffe sich nicht so mit einander verbinden könnten, wie sie es ausserhalb desselben thun würden.

Erst wenn die Lebenskraft mit dem Tode ihre Wirkung einstelle, so folgten die Stoffe wieder der chemischen Anziehung und nun träte Fäulniss ein.

Die Lebenskraft sei im Uebrigen in ihrer Wirkung von der Organisation abhängig, da sie in manchen Theilen reichlicher vorhanden sei als in anderen. Sie könne auch durch Mangel an Reiz ab- und durch wiederholte Reizung zunehmen.

Auch Alexander von Humboldt [115]) war ursprünglicher jener Ansicht, derzufolge der Organismus durch die Lebenskraft vor Zersetzung bewahrt werde. Er sagte: Lebenskraft ist „diejenige innere Kraft, welche die Bande der chemischen Verwandtschaft auflöst und die freie Verbindung der Elemente in den Körpern hindert". Im höheren Alter hat er allerdings diese Vorstellungen wieder fallen lassen. Unter dem Einfluss der im neunzehnten Jahrhundert gemachten mit dem Vitalismus nicht vereinbaren Entdeckungen gab er die Lehre von der Lebenskraft auf.

Andere sind schon vorher energisch der Auffassung entgegengetreten, als könne die Lebenskraft die chemische Affinität und die Zersetzung aufheben.

J. F. Ackermann [116]) betonte, dass im lebenden Organismus dieselben chemischen Vorgänge abliefen, wie ausserhalb desselben, und dass sie lediglich in anderen quantitativen Verhältnissen aufträten, weil eben gemäss der Organisation die einzelnen Stoffe, besonders der Sauerstoff in anderer Weise zur Verfügung stehen. Eine Zersetzung der organi-

<hr>

115) Alexander von Humboldt, der berühmte Naturforscher, wurde 1769 in Berlin geboren und starb daselbst 1859. Aus seiner im Uebrigen nicht hierher gehörigen Biographie sei mit Rücksicht auf den Text nur erwähnt, dass er als Student bei Blumenbach (S. 161) Vorlesungen hörte.

116) Jacob Fidelis Ackermann war Professor der Anatomie in Mainz, Jena und Heidelberg. Er wurde in Rüdesheim 1765 geboren und starb 1815.

schen Stoffe werde aber durch die Lebenskraft durchaus
nicht verhindert. Vielmehr zersetze sich der Organismus
beständig, aber in demselben Maasse erneuere er sich auch
durch Zufuhr neuer Stoffe. Aber eben dieses doppelte Bestreben des Körpers, die Fähigkeit, seine Gestalt und Eigenschaften unverletzt beizuhalten, sei der Ausdruck der Lebenskraft.

In wieder anderer Weise definirte Reil[117]), wenigstens
in seinen früheren Schriften, die Lebenskraft, über die er
eine besondere, viel besprochene Abhandlung schrieb.

Er wandte sich ausdrücklich gegen die Annahme besonderer geistiger Principien, wie Archaeus oder Seele zur
Erklärung des Lebens. So sagte er u. A.: mit eben dem
Recht, mit welchem wir den Thieren eine Seele beilegen,
um ihre thierischen Wirkungen daraus zu erklären, können
wir auch für die Schwere und die Cohärenz eigene Geister
annehmen. Er leitete also die Lebenserscheinungen nicht aus
einer eigenartigen Kraft ab, sondern sah sie an als eine
Folge einer besonderen Form und Mischung des Körpers.
So sagt er: „Ich werde daher den Grund aller Erscheinungen des thierischen Körpers, die nicht Vorstellungen sind
oder nicht mit Vorstellungen als Ursache oder Wirkung in
Verbindung stehen, in der thierischen Materie, in der ursprünglichen Verschiedenheit ihrer Grundstoffe und in der
Mischung und Form derselben suchen.“ Und ferner: „Erregbarkeit ist eine allgemeine Eigenschaft aller thierischen
Organe ohne Ausnahme. Der Grund der Erregbarkeit liegt
in der eigenthümlichen Mischung und Form der Materie.“
Nun machte er freilich einen Unterschied zwischen grober
und feiner Materie. Jene sei träge und nicht zu rascher

---

117) Joh. Christian Reil, bedeutender Kliniker und Physio-
loge, wurde 1759 zu Rhaude in Ostfriesland geboren, studirte in Göttingen und Halle und wurde in letzterer Stadt 1787 ausserordentlicher
Professor der inneren Medicin und Stadtphysikus, 1810 Professor in
Berlin. 1813 übernahm er die Oberleitung eines Typhuslazareths in
Halle und starb dortselbst am Typhus. Er schrieb u. A. eine allgemeine Therapie und allgemeine Pathologie und gründete das Archiv
für Physiologie, in welchem seine Arbeit über die Lebenskraft erschien, die ganz besonderes Aufsehen machte.

Veränderung geeignet. Dagegen seien die feinen Stoffe dazu besonders befähigt. Sie „veredelten“ die Materie. Zu ihnen rechnete Reil die Wärme, die Electricität, den Sauerstoff u. A. Aber er warnt ausdrücklich davor, dass man etwa den Irrthum begehen könnte, diese feinen Stoffe, wie man es ja wohl gethan hatte, als die Substrate der Kraft der organischen Wesen anzusehen. „Denn die feine Materie könne eben so wenig für sich das Leben bewirken, als die grobe Materie es allein kann.“ Der Grund der Lebenskraft liege vielmehr in der ganzen Materie.

Insofern nun die normalen Lebensvorgänge von der Form und Mischung der thierischen Materie abhängen, muss eine widernatürliche Organisation und Mischung Krankheiten hervorrufen. Diese sind also nichts Anderes, „als Veränderungen in der Form und Mischung der organischen Materie, wodurch sie sich von der gesunden Beschaffenheit entfernt hat“ und es ist falsch, „wenn man glaubt, ein veränderter Zustand in unbekannten Kräften des Körpers rufe erst jene Veränderungen in der Materie hervor“. Doch da er durch jene Definition der Lebenskraft sich vor Missverständnissen geschützt hat, personifieirt er sie auch wohl und sagt z. B.: „Krankheit hat also immer ihre nächste Ursache in einer Veränderung der inneren Kraft des Körpers“ oder die Lebenskraft hänge in ihrer Stimmung von der Quantität und Qualität der feinen Stoffe ab und „Missstimmung der Lebenskraft im ganzen Körper oder in seinen einzelnen Theilen ist eine der häufigsten Krankheitsursachen“.

Sehr eingehend beschäftigte sich auch Gautier[118], ein Schüler Reil's, mit der Lebenskraft. Er trug in der Hauptsache die Anschauungen seines Lehrers vor. Er nannte die Lebenskraft die allen lebenden Körpern zukommende Eigenschaft, welche Erscheinungen hervorbringt, die man sich aus den todten Kräften nicht erklären kann. Daher begreife man „die Bewegungskraft lebender Körper, deren Wirkungen aus physischen und mechanischen Gesetzen nicht eingesehen werden, nothwendig unter dem Ge-

---

118) Gautier, Physiologie und Pathologie der Reizbarkeit. Leipzig 1796.

schlecht der Lebenskraft". Doch machte auch er sie, wie Reil, abhängig von der verschiedenen Beschaffenheit der Materie, von deren Mischung, von der Verbindung mit anderen Substanzen u. s. w.

Der hauptsächlichste Ausdruck der Lebenskraft ist für Gautier die Reizbarkeit und die damit verbundene Contractilität. Auf sie baut er die ganze Pathologie auf. Die Krankheiten beruhen entweder auf erhöhter oder auf verminderter Reizbarkeit. In beiden Fällen wird es sich nur selten um eine den ganzen Körper betheiligende Veränderung handeln, sondern meist nur um locale Processe, also z. B. um Convulsionen als Ausdruck erhöhter, um Lähmungen als Ausdruck verminderter Reizbarkeit. Das Fieber ist für Gautier eine allgemein vermehrte Reizbarkeit der Arterien und aller Gefässe. Handelt es sich dagegen nur um eine örtliche derartige Veränderung, so entsteht ein lokales Fieber oder eine Entzündung. Diese werde allerdings durch äussere Ursachen hervorgerufen, aber ihrem Wesen nach nicht durch sie bedingt. Die nächste Ursache der Entzündung sei vielmehr die vermehrte Reizbarkeit der Gefässe.

Wieder etwas unbestimmter lauten die Aeusserungen Hufeland's[119]). Er sagt, da nur lebende Körper durch Reize erregt werden, so müssen sie in sich selbst eine Ursache haben, wodurch sie fähig seien, afficirt zu werden. Diese innere Ursache der Vitalität eines Körpers sei unbekannt, aber da sie sinnlich ebenso wenig erkennbar sei, wie die Schwerkraft, Cohäsion etc., so seien wir im Recht, wenn wir sie mit dem Ausdruck Kraft belegten und als den inneren Grund des Lebens, als die ratio vitalitatis, als Lebenskraft bezeichneten. Das Wort solle aber gar nichts erklären oder

---

119) Christian Wilhelm Hufeland wurde 1762 zu Langensalza geboren, studirte in Jena und Göttingen, wurde dann zunächst Arzt in Weimar, dann 1793 Professor in Jena, 1798 Arzt an der Charité in Berlin, 1809 Professor der speciellen Pathologie und Therapie an der Universität. Er starb 1836. Er schrieb ein System der praktischen Heilkunde, aus dem man sich über seine die Lebenskraft betreffenden Ansichten unterrichten kann. In weiteren Kreisen bekannt geworden ist er durch seine „Makrobiotik oder die Kunst das menschliche Leben zu verlängern" Er war als Arzt und Mensch von den hervorragendsten persönlichen Eigenschaften.

dogmatisch bestimmen. Es bleibe dahin gestellt, ob die innere Ursache des Lebens ein eigenes Princip, eine eigene Substanz oder blos eine Eigenschaft der Materie und ihrer besonderen Mischung sei. Aber über diese Vorstellungen ging Hufeland doch insofern wieder hinaus, als er der Lebenskraft, wie z. B. auch Brandis, einen gewissen Einfluss auf die chemischen Processe zuschrieb. Denn diese gingen im Organismus nicht ganz nach den Gesetzen des todten Zustandes vor sich, die Lebenskraft hebe diese Gesetze auf, verändere, modifeire sie, versetze die Körper aus der Klasse der chemischen Verhältnisse in die organische Welt.

Die Lebenskraft ist nun bei Hufeland zwar eine einheitliche, aber sie zeigt doch verschiedene Modificationen. Sie tritt auf erstens als bindende und erhaltende Kraft, welche die Bestandtheile nach den eigenen Gesetzen des Organismus ordnet, zweitens als plastische Kraft, welche die schon organisirten Substanzen in bestimmte Formen bringt und drittens als Reizfähigkeit mit den Unterabtheilungen der Irritabilität, Sensibilität und der für die einzelnen Organe specifischen Reizfähigkeit.

Die so beschaffene Lebenskraft findet nun ausgedehnte Verwerthung für die Pathologie. Das krankmachende Agens ist der Krankheitsreiz, die Krankheit ist die dadurch erregte Reaction der Lebenskraft. Die Gesetze, nach denen diese auf die Reize reagirt, bilden die Hauptquelle einer Erkenntniss der Krankheiten.

Um zwei Beispiele anzuführen, so wird einmal die secretorische Thätigkeit der Drüsen gestört und dadurch Krankheit erzeugt, wenn die specifische Lebenskraft der Organe afficirt wird, und zwar entweder dadurch, dass sie primär sich ändert, oder dass sie durch abnorme Reize, also oft durch schlechte Säfte geschädigt wird. Andererseits aber leidet die Zusammensetzung der festen und flüssigen Bestandtheile des Körpers, wenn die ihnen innewohnende Lebenskraft nicht mehr im Stande ist, sie in normaler Weise zu reguliren. Die daraus resultirenden Abnormitäten der Säfte sind aber wieder insofern von grosser Bedeutung, als sie ihrerseits andere Körpertheile durch Schädigung ihrer Lebenskraft erkranken machen können.

Zu denen, welche um die Wende des Jahrhunderts von der Lebenskraft handelten, gehörte endlich auch Bichat (S. 57). Er betonte zwar wieder die völlige Verschiedenheit der Lebenserscheinungen von den anorganischen und die Unmöglichkeit, jene aus diesen abzuleiten, aber von einer für sich bestehenden Lebenskraft spricht er ebensowenig wie Reil und Gautier. Er macht vielmehr alle Lebenserscheinungen von der organischen Structur abhängig. Doch verbindet er damit immerhin die Vorstellung, dass die Stoffe, welche zum Aufbau des Körpers dienen, eben dadurch besondere vitale Eigenschaften erlangen. Denn da die Ernährung die Theilchen der Materie beständig aus den todten Körpern in die lebendigen und so umgekehrt überführt, so wird die Materie von Zeit zu Zeit bei ihrem Durchgang durch den lebenden Körper von den vitalen Eigenschaften durchdrungen, die sich alsdann mit den physischen Eigenschaften vereint finden.

Die so charakterisirte Lebenskraft schreibt nun Bichat vorwiegend den festen Theilen zu (s. o. S. 128). Doch sollen die Flüssigkeiten nicht als leblos angesehen werden. Sie nähern sich von der ersten Aufnahme in den Körper an gerechnet durch Chylus und Blut allmählich den festen Theilen, in welche sie schliesslich übergehen. So werden sie nach und nach von Spuren der Lebenskraft durchdrungen und so „gewinnt das Blut allmählich eine Sensibilität".

Wir wollen uns an dieser Stelle erinnern, dass schon Sömmering die Möglichkeit einer den Flüssigkeiten zukommenden Vitalität betont hatte, indem er der Seele ihren Sitz in den Ventrikelflüssigkeiten anwies (S. 77).

Aber die festen Theile sind nach Bichat doch unter allen Umständen der Hauptsitz der Lebenskraft und damit auch aller krankhaften Erscheinungen. Denn diese sind ja nichts anderes als Veränderungen der vitalen Eigenschaften, von deren Vermehrung oder Verminderung oder Abweichung jedes pathologische Phaenomen abhängt. Indessen gehen auch die Flüssigkeiten nicht leer aus, wie folgender charakteristischer Satz beweist: „Ich bin überzeugt, dass ein grosser Theil der Erscheinungen, welche wir nach den Mahlzeiten an uns wahrnehmen, besonders nach denjenigen, wo scharfe

Nahrungsmittel, geistige Getränke in grossem Ueberfluss genossen worden sind, zum Theil von der allgemeinen Störung herrühren, welche das Blut erfährt, wenn seine Vitalität anfängt, sich diesen fremdartigen Substanzen mitzutheilen, von der Art von Kampf, welcher gleichsam in den Gefässen zwischen dem lebendigen und dem todten Fluidum eintritt."

Mit B i c h a t sind wir in das neunzehnte Jahrhundert eingetreten. Nicht als ob die zuletzt genannten Aerzte nicht auch in ihm noch gelebt hätten, aber ihre Arbeiten, auf die wir uns bezogen, fielen in das achtzehnte Jahrhundert, während B i c h a t seine wichtigsten Abhandlungen in den Jahren 1800—1802 veröffentlichte. Die Reihe der Vertheidiger der Lebenskraft ist freilich damit nicht zu Ende. Aber alle anzuführen ist nicht erforderlich. Die bisherigen Auseinandersetzungen dürften ein ausreichendes Bild von den wechselnden Vorstellungen gegeben haben, die man sich über die Grundlagen des Lebens machte, so dass uns jetzt nur noch übrig bleibt, auf die wichtigsten Erscheinungen des neunzehnten Jahrhunderts hinzuweisen und die Lehre von der Lebenskraft bis zu ihrem Abschluss zu verfolgen.

Da ist denn zunächst zu betonen, dass der Vitalismus, wie er sich bis dahin entwickelt hatte und zur Herrschaft gelangt war, nicht unangefochten blieb. Zunächst einmal war es die Naturphilosophie S c h e l l i n g's, die von der Lebenskraft nichts wissen wollte. Sie, welche Alles was ist als belebt (s. S. 38), als einen Theil des sich differenzirenden Absoluten ansah, kannte keinen Gegensatz von Kraft und Materie, also im Besonderen auch keine vom organischen Substrat zu unterscheidende eigene Kraft, keinen Bildungstrieb, keine Lebenskraft. Aber sie hat doch dem Vitalismus keinen wesentlichen Eintrag gethan. Der erste, der sie energisch, wenn auch ebenfalls noch nicht mit vollem Erfolg angriff, war M a g e n d i e. Seiner hervorragenden Verdienste um die Entwicklung der empirischen Forschung haben wir bereits gedacht (s. o. S. 76). Eben diese seine wissenschaftliche Richtung wurde aber auch die Grundlage, von der aus er dem Vitalismus entgegentrat. Er betonte mit Entschiedenheit, dass man versuchen müsse, alle Lebenserscheinungen auf physikalische und chemische Vorgänge zu beziehen, dass

man von jeder Speculation absehen und nur das Experiment
als maassgebend betrachten müsse. Nur wenn dieses ver-
sage und man zunächst nicht weiter komme, dürfe man vor-
läufig von vitalen Processen reden.

Aber seine Ausführungen vermochten den Vitalismus noch
nicht zu beseitigen. So ist in dem oben (S. 86) erwähnten
Handbuch der pathologischen Anatomie von Lobstein noch
ausgedehnt von der Lebenskraft die Rede. Der Verfasser
sagt, er theile die Krankheiten ein in dynamische und organische. In den ersteren seien die physiologischen Kräfte,
die Irritabilität, die Sensibilität, die Contractilität etc. erhöht
oder geschwächt oder gestört, ohne dass man in irgend einem
Organe die geringste Veränderung wahrnehme. Hierher ge-
hörten die Nervenkrankheiten und die substantiellen Fieber.
Etwaige bei ihnen gefundene Abnormitäten der Organe seien
die Folge der primären Störung der Lebenskraft.

Als einer der bedeutendsten Vertreter der Lebenskraft
ist aber schliesslich Johannes Müller [120]) anzuführen, der

120) Johannes Müller gehörte auf dem Gebiete der Physiologie und Anatomie zu den bedeutendsten Männern aller Zeiten. Er
beherrschte beide Fächer in ihrer ganzen Ausdehnung, wie es nach
ihm Niemand wieder vermocht hat.

Geboren wurde er im Jahre 1801 in Coblenz am Rhein, als Sohn
eines Schuhmachers. Er studirte von 1819 an in Bonn und promovirte
1822. Im folgenden Jahre erschien die von ihm während seiner Stu-
dentenzeit ausgearbeitete Preisaufgabe „Ueber die Respiration des
Foetus". Anfang 1823 ging er nach Berlin, um das Staatsexamen zu
machen und kam hier mit dem Physiologen Rudolphi (Anm. 121) in
Berührung, unter dessen Einfluss er sich für die wissenschaftliche
Laufbahn entschied. 1824 habilitirte er sich in Bonn und las über
Anatomie, Entwicklungsgeschichte und pathologische Anatomie. Dabei
überanstrengte er sich und musste eine Zeit lang wegen Erkrankung
aussetzen. Wiederhergestellt schrieb er seine bedeutenden Abhandlungen über Bau und Function der Drüsen und über die Entwicklung
der Genitalien. 1832 wurde er als Nachfolger von Rudolphi zum
Professor für Physiologie und Anatomie in Berlin ernannt. Hier schrieb
er dann vor Allem sein grundlegendes Handbuch der Physiologie (1833
bis 1844) des Menschen, welches nicht in letzter Linie auch durch die
in ihm zum Ausdruck kommende Forschungsmethode maassgebend
wurde. Von da an wandte er sich mehr und mehr anatomischen Arbeiten zu. Er schrieb ein Werk über den feineren Bau und die Formen der krankhaften Geschwülste (1838) und noch zahlreiche verglei-
chend-anatomische Arbeiten. Sein Tod fällt in das Jahr 1858.

als Stammvater der neueren Physiologen betrachtet werden muss (s. o. S. 36, 71). Von grossem Einfluss auf ihn war Rudolphi [121]), der sich in seinem Grundriss der Physiologie auch eingehend über die Lebenskraft aussprach. Er stellte sich aber in der Hauptsache auf den Standpunkt Reil's. Das Leben geht nur aus der Form und Mischung organischer Materie hervor, der zwar keine besonderen organischen Grundstoffe zukommen, dagegen eigenthümliche Verbindungen, welche nur in Organismen gebildet werden. Durch sie wird das Leben in allen seinen Formen fortgepflanzt, denn nur die Mischung ist lebensfähig, die von anderen bereits bestehenden Organismen ihren Ursprung erhielt. Nie bilde sich ein Organismus aus dem Unorganischen. Mit Nachdruck wendet sich Rudolphi gegen die Vorstellung, als sei das Leben durch das Hinzutreten eines Geistes oder einer Seele erklärt, oder durch eine eigene Kraft, die Lebenskraft, die zu dem Organismus hinzukomme und ihn belebe. Vielmehr müsse man sich begnügen, „das Leben als mit dem durch Organismen entstandenen und fortzupflanzenden Organismus zugleich gegeben zu betrachten, ohne es für sich absondern und einer eigenen Ursache zuschreiben zu können". Johannes Müller ist mit dieser Auffassung der Lebenskraft nicht einverstanden. Für ihn bedeutet sie mehr als die besondere organische Mischung der Bestandtheile. Freilich mit der Seele setzt er sie auch nicht gleich, denn diese schafft bewusst, während die Lebenskraft unbewusst, mit blinder Nothwendigkeit thätig ist. Aber sie stellt doch eine besondere, dem Organischen eigenthümliche, zweckmässig wirkende Kraft dar, die im Ei bereits voll enthalten ist und, indem sie die Assimilation der Materie besorgt, selbst sich vergrössert. Sie ist „die organische Kraft, die Endursache des organischen Wesens, eine die Materie zweckmässig verändernde Schöpfungskraft". Sie regelt aber auch, ohne wie die Seele an ein bestimmtes Organ gebunden zu sein, sämmtliche Lebensvorgänge. Sie belebt bei der Entzündung den

---

121) Carl Asmund Rudolphi wurde 1771 in Stockholm geboren, 1808 übernahm er eine Professur für Medicin in Königsberg. 1810 für Anatomie und Physiologie in Berlin, wo er 1832 starb. Er schrieb u. A. einen Grundriss der Physiologie.

ausgeschwitzten Faserstoff und organisirt ihn, sie wirkt bei
der Umwandlung des Chymus in Chylus, der in den Lymph-
gefässen bei seinem Weiterrücken neue Eigenschaften erhält,
sie wirkt von den Wänden der Blutgefässe auf das Blut und
bedingt dessen Consistenz. Sie ist es, welche „krankhaft
angesammelte Flüssigkeit länger im lebenden Körper als
ausser ihm vor Fäulniss bewahrt" u. s. w. Was nun diese
Lebenskraft eigentlich ist, darüber sind wir nicht unterrichtet, ebensowenig, wie wir die Kräfte der anorganischen
Natur kennen. Ob es eine rein geistige „Kraft" oder eine
„imponderable" Materie ist, können wir nicht entscheiden.
Jedenfalls darf man sie nicht mit den allgemeinen Naturkräften Wärme, Electricität u. s. w. identificiren.

So lehrte Johannes Müller. Aber er blieb der letzte
bedeutende Anhänger des Vitalismus. Schon viele Jahre
vor seinem Tode begann der erfolgreiche Kampf gegen die
Lehre von der Lebenskraft. Der Arzt und Philosoph Lotze[122])
machte geltend, dass wir den lebenden Organismus ebenso
gut als etwas Gegebenes zu betrachten hätten, wie die anorganischen Körper und das Weltsystem. Wie aber in diesen
alle Vorgänge unter den gegebenen Bedingungen nach physikalischen Gesetzen ablaufen, so sei es auch in den Organismen der Fall. So wie sie uns gegeben sind, unterliegen sie
lediglich physikalischen Processen. Von einer besonderen
Lebenskraft ist keine Rede. Eine andere Frage sei es, wie
die Theile des Körpers in so wunderbaren Verhältnissen zu-
sammengekommen sind, aber das tangirt die Thatsache nicht,
dass in dem vorhandenen System keine anderen Kräfte maassgebend sind als ausserhalb desselben. Das Leben ist daher
ein System von zusammengeordneten Massen mit proportio-
nalen Kräften. Alles Organische ist eine bestimmte Form
der Vereinigung des Mechanischen.

Wenn so Lotze auf Grund von Ueberlegungen der Lehre

122) Rud. Herm. Lotze wurde 1817 zu Bautzen geboren, studirte Medicin und Philosophie in Leipzig, wurde 1842 ausserordentlicher Professor der Philosophie in Leipzig, 1844 in Göttingen, 1881 in
Berlin, wo er in demselben Jahre starb. Für unsere Aufgabe ist sein
bedeutendstes Werk seine „Allgemeine Pathologie und Therapie als
mechanische Natuwissenschaften" (1842).

von der Lebenskraft mit Energie und Erfolg entgegentrat, so war schon kurz vorher in der neuentdeckten Zellenlehre eine thatsächliche Grundlage gewonnen, welche der Lebenskraft verhängnissvoll werden musste. Wie sollte ein Organismus, der sich aus zahllosen kleinsten selbständigen Lebewesen zusammensetzte, einer ihn als Ganzes beherrschenden Lebenskraft unterworfen sein können!

Aber den schwersten Schlag führten gegen den Vitalismus die Schüler von Johannes Müller und andere Physiologen, indem sie auf die Erforschung der Lebensvorgänge die Methoden der Chemie und Physik anzuwenden sich bemühten und immer wieder zeigten, dass wir die vitalen Vorgänge ohne Zuhülfenahme einer besonderen Kraft lediglich aus denselben Gesichtspunkten erklären können, die auch bei Untersuchung der übrigen Natur maassgebend sind. Es ist nicht mehr unsere Aufgabe, auf diese Periode der Medicin einzugehen, doch sei immerhin darauf hingewiesen, dass an der Beseitigung der Lebenskraft die Untersuchungen Du Bois-Reymond's [123]) über die in den Muskeln und Nerven vorkommenden electrischen Erscheinungen den grössten Antheil hatten.

Wir brechen also hiermit die Erörterungen über den Vitalismus ab, um im letzten Kapitel kurz noch ein Mal darauf zurückzukommen. Aber eine besondere Seite der Lebenserscheinungen im Organismus soll uns hier noch kurz beschäftigen. Ob man nämlich das gesunde und kranke Leben aus der Annahme einer besonderen Kraft abzuleiten versuchte oder ob man davon absehen zu können glaubte, in beiden Fällen hat man die Frage aufgeworfen, ob man denn alle Theile eines Körpers im gleichen Maasse als mit Leben begabt ansehen könne, ob vielleicht einer mehr davon besitze als der andere, vor allen Dingen aber, ob denn die Lebensvorgänge der einzelnen Theile mehr oder weniger unabhängig von einander seien und diesen somit eine Art Eigenleben,

---

123) Emil Du Bois-Reymond wurde 1818 zu Berlin geboren, wurde 1839 Mediciner und trieb unter Johannes Müller's (S. 179) Leitung Anatomie und Physiologie. 1859 wurde er sein Nachfolger und starb 1896. Seine erste Arbeit über die thierische Electricität fällt in das Jahr 1843, sein Hauptwerk darüber in das Jahr 1848.

eine „**vita propria**" zugeschrieben werden könne. Auch an diese Frage werden wir im Schlusskapitel wieder anknüpfen.

In unseren bisherigen Betrachtungen wurde der Gegenstand hier und da schon gestreift.

Glisson (S. 150) unterschied bereits die Theile danach, ob ihnen nur eine natürliche oder eine durch die Lebensgeister vermittelte animale Irritabilität zukomme. Danach hielt er die Organe für sehr verschieden reizbar und insofern dem Ganzen gegenüber mehr oder weniger selbständig. Aehnliche Anschauungen ergaben sich ja auch für Haller, der die Irritabilität nur den Muskeln zuschrieb. Ebenso sagt Gaub, dass die Reizbarkeit, obgleich sie doch im ganzen Körper verbreitet sein müsse, doch, wie Theorie und Erfahrung lehrten, nicht in allen Theilen gleich stark sei, in einigen (z. B. dem Herzen) sehr beträchtlich und anhaltend, in anderen weniger wirksam und weniger ausdauernd und in wieder anderen so unbeträchtlich, dass man sie kaum bemerke. Hunter (S. 56) war der Meinung, dass nicht nur dem ganzen Organismus, sondern auch den einzelnen Theilen das Vermögen innewohne, sich zu erhalten und funetionell thätig zu sein, obgleich sich nicht leicht bestimmen liesse, in welchem Grade jedem für sich die Lebenskraft eigenthümlich sei. Auch Blumenbaeh (S. 161) sprach sich in ähnlichem Sinne aus. Er meinte, dass Theile, die nach ihrem Bau, ihrer Zusammensetzung und Verrichtung unter einander ganz verschieden seien, auch mit besonderen Kräften zur Ausübung dieser Verrichtungen von der Natur versehen seien. Insbesondere äusserten manche Eingeweide so eigenthümliche Bewegungen, dass sie von den allgemeinen Kräften des Organismus nicht abgeleitet werden könnten. Aber Röschlaub (S. 164) widersprach ihm. Alle Lebenserscheinungen könnten aus der Reizbarkeit erklärt werden, deren verschiedene Aeusserungen nur durch den Bau der Organe modifieirt würden.

Mit ganz besonderem Nachdruck sprach sich Bordeu (S. 154) für die Existenz einer vita propria aus. Sein Ausgangspunkt für diese Betrachtungsweise waren die Drüsen (s. S. 155), die er in ihrer eigenartigen Erregbarkeit und funetionellen Thätigkeit eingehend studirte. Er legte ihnen

die für sie charakteristische, nur ihnen eigenthümliche Fähigkeit bei, die Secrete zu produciren und sah darin den Ausdruck eines besonderen Lebens, einer vita propria.

Auch Barthez (S. 156) theilte allen Organen eigene
empfindende und bewegende Kräfte zu.

Diese Anschauungen der Schule von Montpellier
übten ihren Einfluss auch auf Bichat, den Begründer der
Gewebelehre, der von dort auch die Vorstellung von der
Lebenskraft übernommen hatte. Er sagte: „Die Idee von
einer vita propria eines jeden Organes, die mit Bordeu so
sehr in Aufnahme gekommen ist, lässt sich nur auf die einfachen Gewebe und nicht auf die Organe selbst, die meisten-
theils aus sehr verschiedenartigen einfachen Geweben zusammengesetzt sind, anwenden." So verwerthete Bichat
also auch in dieser Hinsicht seine Gewebelehre.

Nun gingen aber Bichat (S. 57) und die anderen hier
genannten Forscher bei der Annahme eines den einzelnen
Organen eigenthümlichen Lebens von der Lebenskraft aus.
Doch ist die Vorstellung von einer vita propria davon nicht
abhängig. Wenn man den einzelnen Theilen eine grössere
oder geringere vitale Selbständigkeit zuertheilen will, so
läuft das keiner Anschauung zuwider, die man sich über
das Wesen des Lebens bilden mag. Daher konnte die Lehre
von der vita propria nach Beseitigung der Lebenskraft nicht
nur bestehen bleiben, sondern, wie wir später sehen werden,
in der Auffassung der Zelle als der letzten lebenden, mehr
oder weniger selbständigen Einheit ihre beste Begründung
finden.

Im Anschluss an den Vitalismus und Dynamismus haben
wir nun aber noch zweier wesentlich therapeutischer Systeme
kurz zu gedenken, die sich in den bisherigen Gang unserer
Betrachtungen ohne störende Unterbrechung nicht wohl ein-
fügen liessen. Denn sie beschäftigen sich nur nebenher mit
der Frage nach dem Wesen der Krankheiten, mit dem wir
es zu thun hatten. Ihnen war vielmehr fast ausschliesslich
an der Heilung derselben gelegen. Es war der **Mesmerismus** und die **Homoeopathie**, die strenge genommen in die

Darstellung der wissenschaftlichen Medicin nicht gehören, die aber doch als charakteristische und warnende Beispiele dienen können, um zu zeigen, wie leicht einseitige Verfolgungen an sich vollberechtigter oder wenigstens nicht tadelnswerther Bestrebungen auf Abwege und zu phantastischen Entstellungen führen können, die aber deshalb in gewissen Kreisen des ärztlichen, vor Allem aber des Laienpublikums nicht weniger Anhang gefunden haben und wohl noch lange finden werden. Welche Richtung in der Medicin hätte aber leichter zu Irrthümern Veranlassung geben können, als die vitalistischen und dynamistischen Vorstellungen, die es mit willkürlich angenommenen unklaren Kräften zu thun hatten?

Der **Mesmerismus** geht in seinen Anfängen auf frühe Zeiten zurück. Wir sahen bereits (S. 27), wie man im Mittelalter gewissen Personen, besonders Fürsten, die Fähigkeit beilegte, durch Handauflegen magische Wirkungen bei anderen Individuen hervorzurufen und Krankheiten zu heilen, wie man den Gestirnen einen undefinirbaren Einfluss auf den Menschen zuschrieb, wie Paracelsus die Wirkung der Arzneimittel auf besondere in ihnen enthaltene geheime Kräfte zurückführte, und tragen nun noch nach, dass er auch in dem Magneten heilbringende Eigenschaften anzutreffen glaubte. Der Magnetismus fand seitdem immer wieder eine wenn auch nur wenig hervortretende Beachtung.

Die weitere Entwicklung derartiger Ansichten gipfelte im Mesmerismus, der nach seinem Begründer Mesmer[124] den Namen erhielt. Schon in der Dissertation giebt sich die Richtung dieses Mannes zu erkennen. Sie handelt von dem Einfluss der Planeten auf den Menschen. Nachdem er dann längere Zeit sich zu Heilzwecken mit dem Studium der

---

124) Friedr. Anton Mesmer wurde in Isnang am Bodensee 1733 geboren, studirte zuerst in einem Priesterseminar, dann in Ingolstadt Theologie, darauf Naturwissenschaften und promovirte in Wien. Seine vermeintliche Entdeckung des thierischen Magnetismus veröffentlichte er 1775, sandte Berichte darüber an mehrere Akademien, erhielt aber ablehnende Antworten. Deshalb und weil er auch sonst keinen Anklang fand, ging er nach Paris, practicirte und gewann im Publikum anfangs vielen Anhang. Wissenschaftliche Commissionen sprachen sich aber gegen ihn aus. Später verliess er auch Paris wieder und starb 1815 zu Meersburg am Bodensee.

Magneten beschäftigt hatte, kam er 1774 zu den Anschauungen, welche unter der Bezeichnung Mesmerismus zusammengefasst werden.

Wie man sich damals die Wirkung der Naturkräfte, z. B. die Electricität, an ein in feinster flüssiger Form vorgestelltes Imponderabile, ein Fluidum gebunden dachte, so sollte es sich auch mit dem Magnetismus verhalten. Das ganze Weltall und jeder einzelne Körper wird von einer Flüssigkeit durchdrungen, die nach der Art von Ebbe und Fluth hin- und herwogt, auch weit in die Ferne von einem Körper auf den anderen wirkt und in dem thierischen Organismus ganz besonders die Nerven beeinflusst. Im Thiere und Menschen aber äussert sie sich in eigenartiger Weise und insofern unterscheidet sich der thierische Magnetismus von dem der übrigen Welt.

Mittelst dieses magnetischen Fluidums sollte nun der einzelne Mensch, besonders aber der mit ihm reichlich versehene und mit seiner Wirkung vertraute Magnetiscur tiefgreifende Wirkungen auf andere Individuen ausüben können. Dazu sollte zwar hauptsächlich das Bestreichen mit der Hand erforderlich sein, doch gelangte Mesmer bald dahin zu erklären, dass auch der blosse Wille die magnetische Kraft übergehen lasse.

Indem man nun auf diese Weise vor Allem die Nerven treffe, sei man im Stande zunächst die von ihnen ausgehenden Krankheitszustände zu modificiren und zu heilen. Aber auch alle anderen Krankheiten sollten unter Vermittlung der Nerven der gleichen Behandlung zugängig sein. In welcher Weise freilich das magnetische Fluidum die mannigfaltigen pathologischen Processe sollte im günstigen Sinne verändern können, darüber zerbrach sich Mesmer den Kopf nicht. Es war eben eine magische Wirkung.

Unter diesen Umständen wäre es für uns heute schwer verständlich, dass der Mesmerismus bald viele begeisterte Anhänger fand und dass bis tief in das neunzehnte Jahrhundert hinein einzelne Aerzte, obgleich in abnehmender Zahl, an ihm festhielten, wenn wir nicht in Betracht zögen, dass die Naturphilosophie die Verbreitung derartiger mystischer Richtungen begünstigen musste. Schelling selbst sprach sich anerkennend über sie aus.

Es würde uns aber zu weit führen, wollten wir genauer auf die Nachfolger Mesmer's eingehen. Uns genügt die kurze Charakterisirung dieser dynamistischen Lehre. Doch dürfen wir zu erwähnen nicht unterlassen, dass der Mesmerismus es war, aus dem der Somnambulismus, die Clairvoyance sich entwickelte. Mesmer selbst fasst diesen, den Vorläufer des heutigen Hypnotismus darstellenden schlafartigen Zustand der Individuen, die aber den Einflüssen des Magnetiseurs zugänglich blieben, als eine Wirkung des thierischen Magnetismus auf.

An den Mesmerismus schliessen wir eine kurze Betrachtung der **Homoeopathie**, doch wollen wir auch hier nur ihren Stifter, Hahnemann [125], in's Auge fassen, ohne auf die weitere Entwicklung seiner Lehren einzugehen. Es kommt uns nur darauf an, das Bild des Vitalismus durch Hinweis auf diesen Abweg zu ergänzen.

Für Hahnemann, dessen erste, seine Anschauungen wiedergebende Arbeiten in den letzten Jahren des achtzehnten Jahrhunderts erschienen, war die pathologische Anatomie, waren alle Veränderungen, welche bei den Krankheiten im Körper gefunden werden, werthlos. Für den Arzt bestehe keine Veranlassung sich mit ihnen abzugeben. Die Krankheiten beruhen ausschliesslich auf einer Verstimmung der Lebenskraft, daher es ungereimt ist, nach ihrem Wesen zu forschen.

Die Aufgabe des Arztes kann nun allein darin bestehen, die Lebenskraft wieder umzustimmen. Wie ist das möglich? Es kann das nur dadurch geschehen, dass „eine schwächere dynamische Affection im lebenden Organismus von einer

---

125) Samuel Friedr. Chr. Hahnemann wurde 1755 in Meissen geboren, studirte in Leipzig Medicin und führte dann ein unstätes Leben in zahlreichen Städten. Vor Allem waren es die durch sein Selbstdispensiren mit den Apothekern entstandenen Conflikte, die ihn immer wieder vertrieben. 1810 veröffentlichte er seine Anschauungen in seinem „Organon der rationellen Heilkunde". Von 1816—1821 practicirte er in Leipzig, von wo er schliesslich auch vertrieben wurde. Er ging nach Paris und starb dort 1843.

stärkeren ausgelöscht wird", auf deren künstliche Erzeugung demnach das Bestreben ausschliesslich gerichtet sein muss.

Nun verräth sich aber jede Verstimmung der Lebenskraft durch bestimmte Symptome. Nur auf diese hat der Arzt zu achten und er muss solche Arzneimittel anwenden, welche im Stande sind, eine von der Krankheit in ihrem Wesen zwar abweichende, sonst aber ihr sehr ähnliche Aeusserung hervorzurufen. Daher stammt schon das bei Paracelsus (S. 141) besprochene Schlagwort „Similia similibus".

Die richtigen Medikamente ausfindig zu machen ist nun Sache der experimentellen Erfahrung, d. h. des Versuches am menschlichen Körper. Diejenigen Mittel, welche bestimmte Erscheinungen am Gesunden hervorrufen, sollen geeignet sein, gegen die mit gleichen oder ähnlichen Symptomen ausgezeichneten Krankheiten Erfolg zu bringen. Hahnemann glaubte z. B. die Wirkung der Chinarinde im Fieber darauf beziehen zu können, dass sie bei Gesunden einen fieberhaften Zustand hervorrufe, wie er es an sich selbst festgestellt zu haben glaubte.

Bei diesen Bemühungen hatte er anfänglich auf die Grösse der Dosen nicht so sehr geachtet. Allmählich kam er aber dahin, immer geringere Quantitäten zu verabreichen, da er gesehen zu haben glaubte, dass grosse Dosen anfänglich ungünstig gewirkt hätten. Durch feinste Verreibung und grosse Verdünnung werde die dynamistische Wirkung erst voll herausgebracht. Bekanntlich hat gerade diese Art der Medication der homoeopathischen Therapie allmählich ihren Charakter verliehen.

Diese wenigen Angaben mögen genügen, um die volle Willkürlichkeit und Mystik der Lehren Hahnemann's darzuthun. Dass er viele Anhänger hatte und dass es heute noch Homoeopathen giebt, ist bekannt, aber die einsichtigeren unter ihnen, so weit sie überhaupt ernst zu nehmen sind, nähern sich in Krankheitsauffassung und Behandlung so sehr den Vertretern der wissenschaftlichen Medicin, dass sie sich in vielen Punkten nur noch dem Namen nach von ihnen unterscheiden.

VI. Die Krankheitsaetiologie, die Ontologie.

In den bisherigen Auseinandersetzungen haben wir die wichtigsten Gesichtspunkte kennen gelernt, welche für die Anschauungen über das so ausserordentlich verschieden beurtheilte Wesen der Krankheiten maassgebend waren. Es handelte sich immer wieder um die Frage, an welchen Bestandtheilen des Körpers die pathologischen Processe ablaufen. Wir stehen nunmehr noch vor der Aufgabe, den Einfluss zu prüfen, den die Ansichten über die Krankheitsaetiologie auf jene Anschauungen haben mussten. Im Anschluss daran werden wir sodann noch die Stellung zu erörtern haben, welche man der einmal ausgebildeten Krankheit im Verhältniss zu dem übrigen nicht veränderten Körper anwies.

Die Entstehung der pathologischen Lebensprocesse ist von zwei Momenten abhängig, erstens von der in der Anlage des Körpers gegebenen Widerstandslosigkeit gegen ungünstige Einwirkungen und zweitens von diesen von aussen an den Körper herantretenden Schädlichkeiten. Jene „Disposition“ hat zwar schon lange, wie wir sehen werden, die Beachtung der Aerzte gefunden, beginnt aber erst in der neuesten Zeit in ihrem ganzen Umfange gewürdigt zu werden.

Ueber die im engeren Sinne gewöhnlich **Krankheitsursachen** genannten schädigenden Einflüsse hat man sich von jeher sehr verschiedene Meinungen gebildet. Vor allen Dingen musste das der Fall sein bei dem grossen Gebiet jener weitaus häufigsten und praktisch wichtigsten infectiösen und epidemisch auftretenden Erkrankungen, die erst seit wenigen Jahrzehnten unserem Verständniss näher gerückt sind. Das oft so plötzliche, verheerende und ohne eine sofort nachweisbare Veranlassung erfolgende Auftreten dieser Infectionskrankheiten musste immer wieder zu Deutungen herausfordern, die nun recht verschiedenartig ausfielen, die aber doch schon in früher Zeit hier und da wenigsten in derselben Richtung sich bewegten, in der wir sie heute suchen.

Die Aetiologie der anderen nicht infectiösen Erkrankungen bot von jeher geringere Schwierigkeiten, sie lag in manchen Fällen klar zu Tage. Denn dass traumatische Einwirkungen, dass giftige Speisen und Gasarten Krankheiten hervorrufen können, das ist so selbstverständlich, dass wir uns nicht wundern, wenn wir diese Momente schon bei den ältesten Aerzten erwähnt finden. Aber nicht nur schädliche Speisen und Getränke, sondern auch ein übermässiger Genuss nicht weiter veränderter Nahrung wurde als nachtheilig angesehen und schon vor Hippokrates als eine der wichtigsten Krankheitsursachen betrachtet (S. 90). Daran hielt auch Hippokrates selbst fest. Ausserdem aber stellte er ausführliche Betrachtungen über die Bedeutung des Klimas an. In heissen und kalten Gegenden nehmen die Krankheiten oft einen verschiedenen Charakter an. Von Wichtigkeit ist die Beschaffenheit des Bodens, vor Allem wirkt ein feuchter und morastiger Untergrund krankheiterzeugend. In Verbindung damit wurde dem aus solchen Gegenden stammenden Trinkwasser ein schädlicher Einfluss zugeschrieben. Eine hervorragende Rolle spielen auch die Jahreszeiten, vor Allem aber auch Verunreinigungen der Luft, z. B. durch die aus dem Boden aufsteigenden Feuchtigkeiten. Zu solchen Folgerungen wurden Hippokrates und nicht minder auch die Anhänger der pneumatischen Schule durch die Vorstellungen über das mit der Athemluft in den Körper eintretende Pneuma geführt (s. o. S. 137), dessen Abnormitäten, wie zum Theil bereits erwähnt wurde, nothwendig Veränderängen des Körpers bedingen mussten. Es ist ein nicht geringes Verdienst des Hippokrates, dass er von diesen Anschauungen ausgehend auf die ausserordentliche Bedeutung hingewiesen hat, welche den Verunreinigungen der Atmosphäre zukommt.

Diese Lehren über die Genese der Krankheitsursachen

blieben während des Alterthums in Geltung. Auch für
Galen waren sie noch maassgebend. Doch findet sich bei
ihm noch ein weiteres Moment, welches bei Hippokrates
noch wenig hervorgetreten war. Während dieser nämlich
nur ganz im Allgemeinen von einer Disposition des Menschen für einzelne Erkrankungen spricht, hat Galen der
Empfänglichkeit grösseren Werth beigemessen. Er hob hervor, dass Krankheiten nur bei disponirten Individuen entstehen. Doch lag darin nicht etwa eine Anerkennung einer
activen Betheiligung des Organismus an dem Krankheitsprocesse in dem Sinne, dass er bald mehr bald weniger im
Stande sei, sich der äusseren Schädlichkeiten zu erwehren.
Denn solche Auffassungen liessen ja die damaligen Ansichten
über das Leben noch nicht zu. Man fasste vielmehr die
Entstehung der Krankheiten ausschliesslich als eine direkte
Folge der schädlichen Einwirkung auf, wie denn z. B. das
Feuer nur dadurch wirke, dass es dem Körper mehr Hitze
hinzufüge.

Die Lehren der Alten über die Krankheitsaetiologie
enthielten, wie wir mit unseren heutigen Kenntnissen ohne Weiteres einsehen, ausserordentlich viel Richtiges. Das Mittelalter aber hemmte ihre Weiterentwicklung. In ihm breiteten sich auf neuplatonischer und christlicher Basis jene in
der Einleitung (S. 28) bereits erwähnten mystischen Vorstellungen aus, die ihr Ende in dem entsetzlichen Hexen-
wahn fanden. Immer wieder leitete man die Krankheiten
daraus ab, dass dämonische Lebewesen in den Menschen
hineinführen. Daneben kamen dann vor Allem auch die
Einwirkungen der Gestirne in Betracht, deren ungünstige
Constellation in erster Linie für die Entstehung verheeren-
der Seuchen verantwortlich gemacht wurde. Hauptsächlich achtete man auf die Conjunctionen der Planeten, deren
jede Stadt ihren eignen hat, den man kennen muss. Auch
die einzelnen Krankheiten leitete man oft aus dem Stande
der Gestirne, besonders der Constellation bei der Geburt ab
und bestimmte danach die Prognose. Ebenso waren auf den
Verlauf der Schwangerschaft die Planeten von Einfluss. Im
ersten Monate regierte Jupiter, der Geber des Lebens, im
siebenten Monat der Mond, der das Leben durch das von

der Sonne stammende Licht begünstigt, im achten Saturn,
der Feind des Lebens, der die Kinder auffrisst. Dadurch
sollte sich die häufige Lebensunfähigkeit der Achtmonats-
kinder erklären.

Neben diesen aus der Aetiologie hergeleiteten Krankheitsursachen nahm man gegen das Ende des Mittelalters
immer häufiger auf eine Einwirkung des Teufels Bezug,
der aber weniger direkt, als durch Vermittlung der von
ihm zunächst befallenen Personen die Krankheiten hervorrufen sollte. Nun wurden die Hexen die gehassten
und gefürchteten und von der Kirche verfolgten und ver-
brannten Opfer solcher Lehren, um deren Bekämpfung sich
der im sechszehnten Jahrhundert lebende rheinische Arzt
Johannes Weyer (s. S. 28, Anm.) durchgreifende Verdienste erwarb, der aber noch lange darüber hinaus seine
Anhänger fand. Noch in der zweiten Hälfte des achtzehnten
Jahrhunderts glaubte der in Wien lebende und um manche
Zweige der Medicin hochverdiente de Haen (S. 124) an
Hexen und verfolgte sie.

So bedeuteten die Vorstellungen des Mittelalters über
die Krankheitsaetiologie lediglich einen Rückschritt. Auch
Paracelsus führte die Medicin in diesem Punkte nicht
viel weiter. Von Dämonen und Hexen wollte er allerdings nichts
wissen, doch zeigte er sich wie in der Pathologie überhaupt so
auch in seinen Ansichten über die Entstehung der Krankheiten
von den Neuplatonikern abhängig. Alle diejenigen Einflüsse,
welche den Menschen treffen und krank machen können, nennt
er „Entia“ und definirt sie folgendermassen: „Ens ist Ding,
welches Gewalt hat den Leib zu regieren.“ Solche schädliche
Einflüsse können aus verschiedenen Quellen kommen. Paracelsus unterscheidet zunächst ein Ens astrorum, welches
aus der weiteren Umgebung des Menschen, aus dem Weltall stammt. Damit sind offenbar die Witterungseinflüsse und
verwandte Einwirkungen gemeint. Als zweites folgt das
ens veneni, welches in Allem enthalten ist, was der Mensch
an Nahrung zu sich nimmt. Er stände daher beständig in Gefahr zu erkranken, wenn er nicht den Archaeus in sich hätte,
der im Magen und Darm das Giftige und Ungiftige scheidet
(S. 140) und nur dem letzteren den Zutritt in den Körper

gewährt. Das ens naturale als drittes umfasst die im Körper vorhandenen natürlichen Grundlagen der Krankheiten, d. h. die in seiner Unvollkommenheit begründete Empfänglichkeit für dieselben. Das ens spirituale ist charakterisirt durch die Einwirkung, welche von der Seele ausgeübt wird und das ens deale endlich bezeichnet die göttliche Fügung, welche den Menschen krank werden lässt.

Ueber die Art und Weise nun, wie alle diese Einflüsse auf den Menschen einwirken, giebt Paracelsus keine weiteren Ausführungen. Insbesondere finden wir über die Rolle, welche das von ihm angenommene Princip, der Archaeus spielt, nur das bei dem ens veneni Hervorgehobene. Das ist bei van Helmont wesentlich anders. Er betrachtet als die eigentliche Krankheitsursache eine dem Archaeus eingeprägte „falsche Idee". Die aetiologisch in Betracht kommenden Schädlichkeiten, wie Verletzungen, abnorme Speisen, verdorbene Luft u. s. w. haben nur die Bedeutung entfernterer Ursachen, sie treffen den Körper nicht direkt, sondern nur durch Vermittlung des stets zunächst afficirten Archaeus, der dann seinerseits erst die krankhaften Veränderungen hervorruft.

Bei den Chemiatern finden wir wenigstens insofern etwas Aehnliches, als auch bei ihnen die deletären Einflüsse nicht ohne Weiteres die pathologischen Zustände hervorrufen. Als Ursachen sind in erster Linie die mit der Nahrung aufgenommenen abnormen Stoffe anzusehen. Das ergiebt sich ohne Weiteres aus der Bedeutung, welche die Chemiater dem Verdauungsprocess beilegten (s. o. S. 100 ff.). So wurden dann die Säfte, welche die Umwandlung der Speisen besorgen, zuerst betroffen und aus ihrer Einwirkung auf den übrigen Organismus entwickelten sich die Krankheitsprocesse.

Diese einseitige Auffassung der Krankheitsaetiologie entsprach der Einseitigkeit des ganzen chemiatrischen Systems, wie es Sylvius ausgebaut hatte. Viel richtigere und umfassendere Ansichten hatte der gleichzeitig mit ihm lebende Sydenham.

Er wies zunächst einmal darauf hin, dass die acuten Krankheiten einigermaassen von Witterungsverhältnissen

und von den Jahreszeiten abhängig sind, dass u. A. manche Erkrankungen besonders im Herbst oder im Frühjahr auftreten.

In erster Linie beachtenswerth sind aber seine Anschauungen über die Genese der epidemischen Erkrankungen, die nach seiner Darstellung hervorgerufen wurden durch
eine schädliche Qualität der Atmosphäre, durch eine Verunreinigung der Luft mit giftigen Substanzen, welche aus dem
Innern des Erdkörpers stammen, aber entgegen den Verhältnissen bei den acuten Krankheiten unabhäng von Witterung
und Jahreszeit zur Wirkung gelangen sollten. Das über
einen langen Zeitraum fortgesetzte eingehende Studium von
Epidemien führte ihn aber noch zu anderen charakteristischen Schlüssen. Er fand nämlich, dass verschiedene Krankheiten, wenn sie zu gleicher Zeit auftreten, gewisse Ueber-
einstimmungen des Verlaufes darbieten und dass dieselben
Affectionen zu verschiedener Zeit sich different verhalten
können. Er führte das darauf zurück, dass die jedes Mal
vorhandenen, in den Verhältnissen der Atmosphäre begründeten allgemeinen Bedingungen, die er unter der Bezeichnung
„Constitution“ zusammenfasst, den gleichzeitig sich ent-
wickelnden Erkrankungen mehr oder weniger den Stempel
aufdrücken. Aehnliche Anschauungen hatte auch schon
Hippokrates geäussert, mit welchem Sydenham, wie
wie wir schon hervorgehoben haben, auch die empirische
Richtung, das Ausgehen von der sorgfältigen Krankenbeobachtung theilte. Wie richtig er aber beobachtet hat, wie
sehr die „Constitution“ oder wie man es auch genannt hat,
der „genius epidemicus“ den wirklichen Verhältnissen entsprach, wissen wir im Zeitalter der Bacteriologie besonders
gut zu würdigen, seitdem wir erfahren haben, dass Affectionen verschiedener Organe durch dieselben Mikroorganismen hervorgerufen werden und deshalb gewisse Aehnlichkeiten des Ablaufs darbieten können.

Auf die Einflüsse der verdorbenen Atmosphäre legt
auch Friedr. Hoffmann (S. 106) grossen Werth und
suchte die metereologischen Verhältnisse zur Erklärung von
Epidemien heranzuziehen. Er betrachtet u. A. die Sumpf-
luft als die Ursache der Wechselfieber. Von einer Krank-
heits-Constitution ist aber bei ihm keine Rede.

Insofern nun aber die Planeten im Stande sein sollten, Veränderungen in der Atmosphäre hervorzurufen, suchte Hoffmann auch sie wieder in der Krankheitsaetiologie zu verwerthen.

Daneben aber galt ihm als eine hervorragend wichtige Krankheitsursache die Vollblütigkeit, die aber ja allerdings selbst zunächst wieder durch äussere Einwirkungen hervorgerufen sein musste.

In diesem Punkte stimmte er in der Hauptsache mit seinem Zeitgenossen und Gegner Stahl (S. 127) überein. Dieser leitete die Plethora aus zu reichlichem Essen und daraus ab, dass das Blut rascher gebildet würde, als die Organe es verbrauchen könnten. Die Gefässüberfüllung führt im kindlichen Alter, weil das Blut hauptsächlich zum Kopf strömt, zu Nasenbluten, im mittleren Alter, weil die Lungen mehr Nahrung beanspruchen, zu Blutungen aus diesen und zu Entzündungen in ihnen, im höheren Alter zu Anhäufungen im Abdomen und den davon abhängigen hypochondrischen Zuständen und Haemorrhoiden, deren Blutung daher eine heilsame Erscheinung ist.

In weniger eng umgrenzter Form, als es die zuletzt genannten Aerzte thaten, strebte Gaub in seinen Anfangsgründen der medicinischen Krankheitslehre die Aetiologie aufzufassen. Er suchte gleichmässig die Bedeutung schädlicher Luft, veränderter Speisen und Getränke, unzeitig angewandter Arzneimittel, giftiger Stoffe, Fehler der Bewegung, der Leidenschaften, der übermässigen Geistesanstrengung u. A. zu verwerthen. Unter den Giften besprach er auch die Ansteckungsstoffe der Epidemien und Infectionskrankheiten, die Contagien, die in der Luft enthalten sein und jedes für sich charakteristische Veränderungen machen sollten. Eine genauere Vorstellung vermochte er aber mit ihnen nicht zu verbinden.

Von Interesse ist aber ferner, dass Gaub die krankheitserregenden Schädlichkeiten nicht kurzweg als die alleinigen Ursachen bezeichnete, sondern dass er neben ihnen als ausserordentlich wichtige Grundlage noch die Disposition des Körpers betonte, die er als die innere oder nähere Ursache jenen gegenüber hervorhob, die er äussere oder entferntere Ursachen nannte. Damit ist die Unterscheidung gegeben, die für uns heute bei dem Studium der Infections-krankheiten so werthvoll ist, die freilich, wie wir sahen, in ihren Anfängen schon bei Galen (S. 191) zu finden ist.

Nachdem wir so mit Gaub in die zweite Hälfte des achtzehnten Jahrhunderts gelangt sind, haben wir diejenige Zeit bereits weit hinter uns gelassen, in der man begann, neben den bereits von Hippokrates betonten, aber auch bis zur Neuzeit ihrem Wesen nach unverständlich gebliebenen Einflüssen der Atmosphäre auf das aetiologische Moment zu achten, welches durch die Entwicklung **fremder Lebewesen** auf dem Organismus gegeben war.

Die grösseren Schmarotzer des Menschen, die Eingeweidewürmer, waren schon lange bekannt und wurden bereits im siebzehnten Jahrhundert von vielen Aerzten als die Erreger zahlreicher Krankheiten angesehen. Je häufiger man Würmer beobachtete, um so höher schätzte man in jener Zeit ihre aetiologische Bedeutung. Hatte man doch hier einmal etwas Greifbares gewonnen gegenüber den nicht weiter definirbaren atmosphärischen Einflüssen. So gelangte man auch noch im achtzehnten Jahrhundert vielfach dahin, infectiöse Erkrankungen, ja ganze Epidemien auf die Einwirkung von Würmern zurückzuführen.

Unter diesen Umständen ist es begreiflich, dass man sich grosse Mühe gab, über die Entstehung jener Lebewesen in's Klare zu kommen. Zwei Ansichten standen hier lange einander gegenüber. Entweder dachte man, die Würmer seien im Menschen aus organischem Substrat durch eine Art Urzeugung (s. S. 66) gebildet worden, oder sie seien von aussen in ihn hineingekommen. Für die erstere Anschauung glaubte man sich vor Allem desshalb entscheiden zu müssen, weil man damals bei niederen Thieren noch keine Fortpflanzungsorgane kannte und daher sich nicht vorstellen konnte, wie die Würmer sich vermehren und so auf immer neue Wirthe gelangen sollten. Erst als man in dieser Hinsicht weiter gekommen war und u. A. durch Swammerdam[126]) gelernt hatte, dass die Läuse sich aus Eiern ent-

<hr>

126) Joh. Swammerdam wurde 1637 in Amsterdam geboren, studirte in Leiden (unter Sylvius [S. 58]) Medicin und pflegte haupt-

wickeln, war der Boden für eine bessere Auffassung geebnet, aber es dauerte noch lange, bis die Urzeugung als wiederlegt gelten konnte. Zunächst kam man auf den Gedanken, die im Menschen befindlichen Eingeweidewürmer könnten umgewandelte andersartige, in der freien Natur lebende wurmförmige Lebewesen sein, welche durch Wachsthum sich vergrössert hätten. Boerhaave und Friedr. Hoffmann huldigten solchen Ansichten. Oder man dachte sich, die Schmarotzer selbst lebten ausserhalb des Menschen und gingen gelegentlich auf ihn über. Daneben lief ferner die Vorstellung einher, dass die Würmer auch vermittelst ihrer Eier von der Mutter auf den Foetus übergehen könnten, ja manche betrachteten diesen Infectionsmodus zeitweise als den hauptsächlich oder einzig maassgebenden. Darin lag aber schon die Anerkennung der Lehre, welche die Parasiten immer nur in direkter Fortpflanzung aus Eiern hervorgehen liess, und welche von Pallas [127]) ausdrücklich aufgestellt wurde. Das war schon in der zweiten Hälfte des achtzehnten Jahrhunderts geschehen, aber noch im Anfang des neunzehnten hatte die Urzeugung viele Anhänger und wurde für die Aetiologie der „Wurmkrankheit“, die damals bei den Aerzten eine nicht geringe Rolle spielte, in charakteristischer Weise verwerthet: Bremser [128]), der im Uebrigen grosse Verdienste um die Kenntnisse der Eingeweidewürmer hatte, schrieb noch 1819: „Wurmkrankheit nenne ich diejenige Störung in den Verrichtungen der zur Verdauung und Ernährung dienenden Organe erster und zweiter Instanz, wodurch im Darmkanal Stoffe erzeugt und angehäuft werden, aus welchen sich unter begünstigenden Umständen Würmer erzeugen können. Würmer im Darmkanal

<hr>

sächlich die Anatomie. Später betrieb er vorwiegend anatomische und zoologische Studien und förderte in erster Linie die Kenntniss der Insecten. Er starb 1685 in seiner Vaterstadt.

127) Peter Pallas wurde 1741 zu Berlin geboren, studirte Medicin und Naturwissenschaften. Seit 1768 war er Inspector des Naturaliencabinets in Petersburg. Er starb 1811 in Berlin.

128) Joh. Gottfr. Bremser, geboren 1797 zu Wertheim, war Arzt in Wien und Custos des dortigen naturhistorischen Museums. Er starb 1827. Er schrieb über „Lebende Würmer in lebenden Menschen“ (1819).

sind also eine Erzeugung des angegebenen Krankheitszustandes der erwähnten Organe." In dieser und ähnlicher Weise also stellte man sich vor, dass aus organischen Produkten unseres Körpers Würmer sich herausformen könnten. Dass mit diesen Ansichten die Lehre von der Lebenskraft auf's Engste zusammenhing, ist einleuchtend. Sie, der so viel zugeschrieben wurde, war auch fähig, aus nicht organisirter Substanz typische Lebewesen zu bilden.

Erst im vierten Jahrzehnt des neunzehnten Jahrhunderts wurde durch Untersuchungen von Mehlis und v. Siebold [129]) zu den heute geltenden Anschauungen über die Entwicklung der thierischen Schmarotzer der Grund gelegt.

Ausser den Eingeweidewürmern wurde unter den thierischen Parasiten ebenfalls mit dem Ende des siebzehnten Jahrhunderts die Krätzmilbe bekannt. Doch scheinen auch die arabischen Aerzte bereits von ihrer Existenz gewusst zu haben. Uns interessirt an der durch sie hervorgerufenen Scabies besonders der Umstand, dass diese Affection lange Zeit, noch bis in das neunzehnte Jahrhundert hinein für eine primäre Säftekrankheit gehalten wurde. Die Milbe sollte sich auf dem veränderten Boden erst secundär und als unwesentlicher Faktor ansiedeln. Eine Stütze dieser Anschauung lag darin, dass manche Forscher angaben, sie hätten vergeblich nach dem Parasiten gesucht.

In das siebzehnte Jahrhundert aber fallen endlich auch die ersten Forschungen über die Spaltpilze, freilich nicht in dem Sinne, dass man sich damals bereits über die pflanzliche Natur der fraglichen Gebilde klar gewesen wäre. Denn als Leeuwenhoek im Jahre 1683 in dem Zahnbelag mit Hülfe seiner Vergrösserungsgläser kleinste, lebhaft bewegliche, langgestreckte Lebewesen fand, hielt er sie für Thiere. Man sah in dieser Entdeckung eine Bestätigung dafür, dass sich in organischen Substraten, besonders in den Flüssigkeiten alle Arten von Würmern entwickeln und

---

129) Karl Theodor Ernst von Siebold wurde 1804 in Würzburg geboren, studirte in Göttingen und Berlin Medicin, widmete sich einige Jahre der ärztlichen Thätigkeit, wurde 1840 Professor der Physiologie und vergleichenden Anatomie in Erlangen, 1845 in Freiburg, 1853 in München, wo er später die Zoologie übernahm. Er starb 1885.

krankheiterregend wirken könnten. Hatte doch Kircher schon 1646 in faulenden Stoffen allerlei kleinste Organismen wahrgenommen und die Vermuthung ausgesprochen, dass ähnliche Thiere auch für die Aetiologie von Krankheiten in Betracht kommen könnten. Erinnern wir uns, welche Rolle die Fäulniss der Säfte in der Pathologie spielte (S. 95), so begreifen wir, wie solche Befunde die Aerzte interessiren mussten und wie man die beobachteten Organismen theils für die Verderbniss verantwortlich machen, theils aber auch nur als einen Ausdruck derselben ansehen konnte. Eine consequente Verwerthung dieser Entdeckungen fand freilich zunächst nicht statt. Es blieb bei Vermuthungen. Auch die weiteren Untersuchungen des achtzehnten Jahrhunderts brachten nichts wesentlich Neues. So war es möglich, dass die parasitäre Aetiologie der Infectionskrankheiten erst vom fünften Jahrzehnt des neunzehnten Jahrhunderts an allmählich eine festere Grundlage gewann. Als den Beginn dieser neuen Epoche dürfen wir das Jahr 1840 bezeichnen, in welchem Henle (S. 132) in seinen pathologischen Untersuchungen es zum ersten Mal, wenn auch nur auf Grund von Ueberlegungen aussprach, dass das Contagium der Infectionskrankheiten lebender Natur sein müsse, da nur auf diese Weise sich alle Erscheinungen befriedigend erklären liessen.

Nach dieser Uebersicht über die wichtigsten Anschauungen, welche sich mit der Aetiologie der Krankheiten beschäftigten, müssen wir nun noch eine Beziehung in's Auge fassen, die man zwischen den Krankheitsprocessen und den für ihre Entstehung in Betracht kommenden Schädlichkeiten annehmen zu sollen glaubte. Man hat es nämlich mehrfach ausgesprochen, dass die im Körper sich einstellenden Erscheinungen zum Theil die Bedeutung von **Abwehrvorrichtungen** gegen die äusseren Einwirkungen haben könnten. Es genügt für unsere Zwecke, wenn wir einige prägnante Beispiele anführen.

Im Alterthum und Mittelalter konnte von einer solchen Auffassung nocht nicht die Rede sein. So lange die Krankheiten nichts anderes waren als die in den mechanischen Bedingungen oder in der Zusammensetzung eintretenden Ver-

änderungen, welche direkt ohne active Betheiligung des Körpers durch die Schädlichkeiten hervorgerufen wurden, war
ja an eine auf Beseitigung der letzteren hinarbeitende Reaction nicht zu denken.

Das änderte sich, als eine andere Vorstellung von dem
Wesen der Krankheiten Platz griff und man einsah, dass
die pathologischen Processe nicht lediglich passiver Natur
sind, sondern einer umgestalteten Lebensthätigkeit des Organismus entsprechen. Freilich fasste man zunächst die
Veränderungen nicht direkt als Gegenäusserungen gegen
die Schädlichkeiten auf. Denn Paracelsus (S. 139) und
noch ausgeprägter van Helmont (S. 142) gaben ja dem
Archaeus eine vermittelnde Rolle. Er wurde durch die
krankmachenden Einflüsse getroffen und bewirkte die Abnormitäten der Körpertheile, er war es aber andererseits
auch, der die Organe durch Erzeugung entgegengesetzter
Veränderungen zur Norm zurückführte. Insofern er nun
durch die primär einsetzenden pathologischen Vorgänge
dazu gebracht wurde, seine Naturheilkraft geltend zu machen, war seine Thätigkeit eine heilsame Reaction gegen
die Krankheit. In ihr konnte er durch geeignete, ihn umstimmende Heilmittel unterstützt werden.

In eine einfachere Beziehung brachte Sydenham
(S. 11) die Krankheitserscheinungen zu den Krankheitsursachen. Er sah in den pathologischen Vorgängen überhaupt den Ausdruck eines Bestrebens der Naturheilkraft,
die schädlichen Agentien zu entfernen. Da dies aber nicht
immer gleich schnell gelingt, so muss der Verlauf der
Krankheiten von verschiedener Dauer d. h. je nachdem
acut oder chronisch sein. Die Unregelmässigkeiten, die in
ihrem Fortgange eintreten, die Remissionen und Exacerbationen sind auf eine bald leicht erfolgende, bald gehinderte
Ausscheidung der pathogenen Substanzen zurückzuführen.
Eine besondere Wichtigkeit kommt bei dieser Thätigkeit der
Naturheilkraft dem Fieber zu, welches im Blute eine Abtrennung der verdorbenen Stoffe herbeiführt. Die Therapie
Sydenham's musste auf Grund aller dieser Anschauungen darauf gerichtet sein, die Naturheilkraft zu unterstützen.

In sehr charakteristischer Weise beurtheilte ferner Gaub den heilsamen Einfluss der krankhaften Vorgänge: „Die menschliche Natur verabscheut und fürchtet Krankheiten und Tod und ist desshalb mit Kräften versehen, wodurch sie sich für jenen verwahret." Zu diesen Kräften rechnet er u. A. die Eiterung. „Sie ist ein blosses und der Kunst ganz unerreichbares Werk der Natur und das beste Mittel gegen rohe, scharfe, verstopfte, entzündete, verwundete, schwärende und todte Theile, die auf keine andere Art geheilet werden können." Dahin gehört ferner auch das Fieber. „Es ist öfters so heilsam, dass weder Natur noch Kunst kein sicheres und besseres Mittel zur Heilung und Verhütung der Krankheiten kennt."

In ähnlicher Weise wie bei Gaub finden wir auch bei Hunter die Eiterung verwerthet. Sie entsteht „in der Absicht, den fremden Stoff, welcher die Obstruction (in den Gefässen) erzeugte, auszuscheiden" Aber auch die nicht eitrige Entzündung ist ein die Wiederherstellung der Gesundheit befördernder Vorgang. Sie unterstützt die Heilung dadurch, dass sie einen Erguss koagulirender Lymphe bewirkt, welche, wie wir auf Seite 109 hervorhoben, sich organisirt und so das Vereinigungsmittel der durch partielle Zerstörung getrennten Gewebstheile bewirkt. Andererseits ist die adhaesive Entzündung auch ein Damm gegen intensivere Processe, so gegen die Eiterung und falls sie dieselbe nicht hindert, so bewirkt sie doch eine Beschränkung ihrer Ausbreitung.

An diesen einzelnen Beispielen mag es genug sein. Sie zeigen hinlänglich, wie man sich den Einfluss der pathologischen Lebensvorgänge auf die Entfernung der krankmachenden Schädlichkeiten dachte.

Aber erwähnen müssen wir noch, dass diese Anschauungen in der Zeit der Naturphilosophie ihre grösste Blüthe und ihre höchste Einseitigkeit erreichten. Man dachte jetzt z. B. nicht daran, dass die Eiterung durch die äussere Einwirkung entstände und nun allerdings zugleich günstige Folgen hätte, sondern man betrachtete sie ausschliesslich als eine vom Organismus selbst zu Heilzwecken hervorgerufene Erscheinung.

Diese rein teleologischen Ansichten mussten sich bald wieder verlieren. Die Thatsache bleibt aber auch heute noch bestehen, dass die Entzündung ein für den erkrankten Organismus insofern günstiger Vorgang ist, als sie in vielen Fällen zur Entfernung der sie erregenden Agentien führt.

Gipfelten so die zuletzt besprochenen Anschauungen darin, dass der Körper die Fähigkeit besitzen oder durch die Thätigkeit des Arztes bekommen sollte, die Krankheitsursachen aus dem Körper zu entfernen und dadurch die Heilung der Krankheit herbeizuführen, so drückte man sich nun wohl auch kürzer so aus, dass durch die Reaction des Organismus die Krankheit beseitigt werde. Damit gewann aber diese dann den Charakter eines in sich abgeschlossenen Etwas, einer Art Persönlichkeit, eines mehr oder weniger selbständigen Wesens, welches in einen gewissen Gegensatz zum Körper trat.

In diesem Sinne mussten die älteren Vorstellungen, welche die Krankheiten auf das Eindringen von Dämonen bezogen, nur unterstützend wirken. Hier hatten ja die Krankheitsursachen die Bedeutung persönlicher Lebewesen und es ergab sich sehr leicht die Verwechslung, dass man sie kurzweg selbst als die Krankheit bezeichnete. Aber auch ohne dass man die krankmachenden Schädlichkeiten als selbständige Wesen auffasste, betrachtete man die Summe der in den Organismus eintretenden Veränderungen und Vorgänge als etwas in sich Abgeschlossenes, suchte sie möglichst scharf zu umgrenzen und von anderen Erscheinungscomplexen scharf zu unterscheiden. Je mehr das aber geschah, je mehr die Krankheit eine gut umschriebene Gruppe von Vorgängen im Körper darstellte, um so mehr war man versucht, sie als ein mit bestimmten Eigenschaften ausgestattetes Etwas anzusehen, sie zu personificiren.

Solche Ansichten werden als **ontologische** bezeichnet, weil sie eben darauf hinausgehen, den Krankheiten die Bedeutung eines Wesens, eines On zu geben. Sie sind mehrfach in sehr ausgesprochener Weise hervorgetreten. Im Alterthum und Mittelalter freilich finden wir sie nicht. Aber mit dem Beginn der Neuzeit treten sie auf und haben sich in modificirter Form bis zu uns erhalten. Wir wollen nun ihre wichtigsten Vertreter kennen lernen.

Der erste Arzt, den wir in's Auge zu fassen haben, ist Paracelsus. Er sagt: „Eine jede Krankheit hat einen unsichtbaren Leib und ist ein Glied des Makrokosmos und Mikrokosmos und ein ganzer Mensch. Die Krankheiten werden geschmiedet und gemacht wie der Mensch und darum so ist jegliche Krankheit ein ganzer Mensch. Also ist der Mensch selbander in solcher Krankheit und hat zwei Leiber zu gleicher Zeit in einander verschlossen und ist ein Mensch." Wenn wir uns erinnern (s. S. 139 ff.), dass Paracelsus die Krankheiten von dem veränderten, nicht mehr ordentlich functionirenden Archaeus abhängig machte, der zwar nichts Selbständiges darstellen sollte, aber als ein geistiges Princip doch dem Körper gegenüberstand, so wird uns das Verständniss jener Auffassung wesentlich erleichtert. Wir begreifen dann aber auch, dass van Helmont, bei welchem ja der Archaeus eine noch grössere Rolle spielte, ähnliche Ansichten aussprach. Für ihn ist die Krankheit etwas Positives, ein durch bestimmte Eigenthümlichkeiten und Symptome ausgezeichnetes, im Körper existirendes Wesen, eine wirklich bestehende eigene Lebensform, die durch den kranken Archaeus und den gleichzeitig krankhaft veränderten Körpertheil dargestellt wird.

Nicht lange nach van Helmont finden sich, wenn auch in recht unbestimmter Weise, ontologische Auffassungen durch Sydenham vertreten. Ihm drängte sich vor Allem die Thatsache auf, dass man die Krankheitsformen nach den wesentlichen ihnen zukommenden Merkmalen in Gruppen eintheilen kann. Er verglich sie mit den Pflanzen und meinte, so, wie diese von den Botanikern classificirt würden, könne man auch die Krankheiten in ein System bringen. Je mehr dies betont wurde, desto mehr musste den Krankheiten eine gewisse Selbständigkeit eingeräumt werden, ohne dass aber Sydenham sie als für sich bestehende Wesen angesehen hätte. Er betrachtete sie zwar als in den Flüssigkeiten, in denen sie seiner Meinung nach erzeugt wurden, ablaufende, in sich abgegrenzte Erscheinungen, liess sie aber von ihnen durchaus abhängig sein.

Diese Lehren Sydenham's übten im achtzehnten Jahrhundert ihren Einfluss auf de Sauvages, einen Schüler und später Lehrer der Universität Montpellier, aus. Er hatte sich lange mit Botanik beschäftigt und in der Systematisirung der Pflanzen an den gleichzeitig lebenden Linné angeschlossen. Diese botanischen Studien wurden dann für ihn der Anstoss, auch die Krankheiten zu classificiren. Er theilte sie in einige Hundert Genera und über 2000 Species ein. Das hatte nun zwar den einen Vortheil, dass man die einzelnen Symptome genauer in's Auge fassen musste und dadurch manche Einzelheiten besser kennen lernen konnte; andererseits aber, ganz abgesehen von der Unmöglichkeit, die Krankheiten mit ihren individuellen Abweichungen in scharf getrennte und so zahlreiche Gruppen zu trennen, besonders den Nachtheil, dass man sie zu sehr ontologisch betrachtete. Sauvages selbst hat freilich die Krankheiten nicht als selbständige Wesen aufgefasst.

Er blieb aber mit der Classificirung nicht allein. Ausser Anderen war es der bekannte Botaniker Linné [130]), der den Versuch machte, die Krankheiten in ein ähnliches System zu bringen, wie es ihm bei den Pflanzen so gut gelungen war; doch hatte er damit keinen Erfolg. Einen glücklicheren Gedanken hatte er, als er die ansteckenden Hautkrankheiten aus der Einwirkung thierischer Parasiten abzuleiten suchte.

Im achtzehnten Jahrhundert treffen wir keinen weiteren für unsere Zwecke beachtenswerthen Vertreter einer ontologischen Auffassung der Krankheiten an.

Das wurde aber wieder ganz anders in den ersten Jahrzehnten des neunzehnten Jahrhunderts. Hier begegnen wir der sogenannten naturhistorischen Schule, die ihren Namen dem Umstande verdankt, dass sie die Krankheiten unter den in der Naturgeschichte geltenden Gesichtspunkten

---

130) Karl v. Linné wurde 1707 in Räshult in Schweden geboren, studirte Medicin, machte grosse Reisen in Holland, England, Deutschland, wurde 1739 Arzt, 1741 Professor der Medicin, 1742 Professor der Botanik in Upsala, 1747 Leibarzt des Königs von Schweden. Er starb 1778. Er schrieb neben seinen botanischen Werken eine Abhandlung „Genera morborum" (1763).

auffasste, also vor Allem wieder, wie es Sauvages und Linné thaten, den botanischen und zoologischen Systemen ähnlich einzutheilen bemüht war.

Man dachte sich, dass die Function des erkrankten Organes sich von den im übrigen Körper noch normal ablaufenden Lebensvorgängen mehr oder weniger sondere, dass der erkrankte Theil gleichsam aus dem organischen Zusammenhange heraustritt, dass, wie man es ausdrückte, ein System oder Organ in seiner besonderen Thätigkeit gegen die Thätigkeit des Ganzen beharrt.

Solche Vorstellungen entsprangen der Naturphilosophie, welche aber noch in einem anderen Sinne zu einem verwandten Ziele führte.

Sie betrachtete nämlich, wie wir früher sahen (S. 41), jedes Lebewesen als die höher entwickelte Form eines vorhergehenden, jeden niederen Organismus als den noch nicht ausgebildeten Zustand des höheren. Die ganze organische Welt repräsentirt also eine Stufenfolge immer mehr sich vervollkommender Individuen. Die Säugethiere sind nur ein vielseitiger Versuch, den Menschen zu bilden, der die höchste Stufe einnimmt.

Daraus entwickelte sich nun allmählich der Gedanke, dass einzelne oder viele oder alle Theile des Menschen unter Umständen nicht die Höhe erreichen könnten, welche ihnen in der Norm eigenthümlich ist, dass sie vielmehr auf einem früheren, unvollkommenen Zustande verharren, oder dass auch normal ausgebildete Theile wieder auf die unentwickelte Form zurücksinken könnten. Das Alles musste dann natürlich krankhaft sein. Ein in dieser Weise mangelhaft gebautes Organ stellte einen Körperabschnitt dar, der zum übrigen Organismus nicht passte, der ihm gegenüber sich als etwas Besonderes, Selbständiges verhielt, oder, wie Kieser[131]) es ausdrückte, „mit Recht eine Afterorganisation genannt werden könnte". Auch der ganze Körper kann eine solche niedere Stufe einnehmen.

---

131) Dietr. Georg Kieser wurde 1779 zu Haarburg geboren, studirte Medicin in Göttingen und Würzburg, wurde 1812 ausserordentlicher, 1824 ordentlicher Professor in Jena, 1846 Director der Irrenanstalt. Er starb 1862.

Auf diese Vorstellungen musste in gewissem Sinne die damals im Ausbau begriffene Lehre von den Missbildungen unterstützend wirken. Man hatte vielfach die Neigung, die missbildeten Organe so aufzufassen, als handele es sich um eine Rückbildung auf thierische Verhältnisse. So wurde die naturphilosophische Auffassung auf ein umschriebenes Feld angewandt und beide Gebiete stützten sich gegenseitig.

Sehen wir uns nun die Männer genauer an, welche diese ontologische Lehre am ausgesprochensten vertreten haben.

Der erste war Karl Wilh. Stark [132]), welchem die ganze Richtung den Namen „naturhistorische Schule" verdankt. Er nannte die Krankheit einen in einem Individuum entstehenden und in der Verbindung mit diesem existirenden positiven Lebensvorgang, der sich nur hinsichtlich seiner Form von dem in ihm enthaltenen Leben unterscheidet. Wie aber das Leben des Organismus als Ganzes individueller Natur ist, so muss auch die Krankheit, da sie nur eine besondere Form des Lebens bedeutet, als eine Individualität betrachtet werden. Sie ist ein gesonderter, wenn auch nicht immer auf räumliche oder sichtbare Weise geschiedener Lebensprocess. Für ihren selbständigen Charakter führt Stark an, dass sich bei den verschiedenartigsten körperlichen und geistigen Krankheiten ein Gefühl doppelter Persönlichkeit zeige, dass der Körper eine auf Vernichtung der Krankheit und Herbeiführung der Genesung gerichtete Thätigkeit zeige, die nothwendig eine von der Krankheit verschiedene sei, dass man Geschwülste und Aehnliches isolirt angreifen könne, ohne den Körper im Uebrigen zu schädigen, dass sich die specifische Wirkung des Schwefels auf die Scabies, des Quecksilbers auf die syphilitische Dyscrasie, die der Chinarinde auf das Wechselfieber beschränke. Wahre Krankheit sei also ein Lebensprocess, der alle wesentlichen Eigenschaften des Lebens an sich trage, aber immer ein

---

132) Karl Wilh. Stark wurde 1787 zu Jena geboren. Er war ebenda Professor der Medicin und Director verschiedener medicinischer Anstalten bis zu seinem 1845 erfolgten Tode. Er schrieb eine „Allgemeine Pathologie oder allgemeine Naturlehre der Krankheiten" (1848).

anderes, der Form nach ihm ungleichartiges, Leben zu seiner Entstehung und ferneren Existenz voraussetze, an und in dem er lebe. Sie sei also ein Parasit. Aber „wie die „normalen" Schmarotzer nur den niedersten Organismen angehören, so stehen auch die pathologischen Parasiten nicht blos im Vergleich mit ihrem Mutterorganismus, sondern auch mit anderen normalen Organismen auf einer sehr niederen Stufe der Vollkommenheit". Denn da die thierischen Körper deshalb so vollkommen sind, weil verschiedenartige Elemente in ihnen zu einem Ganzen vereinigt sind, so muss die Krankheit, die nur aus einem Theil der normalen Functionen gebildet wird, unvollkommener als das gesunde Leben sein. „Der Mensch sinkt durch Erkranken auf eine tiefere, unvollkommenere Lebensstufe herab."

Jene eigentlichen Schmarotzer, die echten Parasiten, bezeichnet S t a r k als absolut neue, zu dem Körper hinzukommende Lebensprocesse. Die von Schmarotzern unabhängigen Krankheiten dagegen, weil sie durch Umwandlung eines Theiles der Functionen und Organe entstehen, nennt er relativ neue Lebensprocesse. Neben beiden besteht das normale Leben fort, und zwar entweder wie bei den ersteren in seiner Integrität, wenn auch in seinem Wirken beschränkt oder verstümmelt, indem ein Theil von ihm den Krankheitsprocess bilden hilft.

Die Individualität der Krankheiten wird übrigens auch dadurch illustrirt, dass sie selbst wieder erkranken können. So kann zu dem Tuberkel das Geschwür, zu Allgemeinerkrankungen die Blutung hinzukommen u. s. w.

Noch entschiedener als es S t a r k gethan hatte, betrachtete der gleichzeitig lebende J a h n [133]) die Krankheiten als parasite Erscheinungen.

Er wies darauf hin, dass mit dem Eintritt des Todes eine „üppige Entbindung niederer Lebensformen" eintrete, dass sich Infusorien bildeten. Der Tod sei ein Entweichen von Kryptobien aus den Phanerobiis. Da nun die Krankheit

---

133) F e r d i n a n d J a h n wurde 1804 in Meiningen geboren und war daselbst prakt. Arzt und Leibarzt. Er schrieb: „Ahnungen einer allgemeinen Naturgeschichte der Krankheiten" (1828). Er starb 1859.

eine Vorstufe des Todes sei, so müssten sich bei ihr bereits Andeutungen jenes Process, d. h. der Bildung niederer Lebensformen finden. Die Krankheit erscheint als eine innerhalb des Lebens statthabende, aber durch es beschränkte, gleichsam gebundene und latente „Infusoriengährung". Zur Stütze dieser Ansicht weist er auf das Vorhandensein von Würmern und anderen niederen Thieren (z. B. Krätzmilben) in Geschwüren und Hautkrankheiten hin. Wo sie fehlten, seien wenigstens verwandte Dinge vorhanden, wie Balggeschwülste, Wasserblasen, Tuberkel etc.

Aber wenn wir die Lebensformen finden wollen, denen die Krankheiten entsprechen, so müssen wir sie auf den „untersten Stufen der Organisation" suchen, „wo sich Leben und Tod scheiden". Hier werden wir Gestalten begegnen, „die Aehnlichkeit des Wesens mit der Krankheit zeigen". Dahin gehören die niedersten Pilzformen, ferner die Infusorien und auch die noch unentwickelten Lebensvorgänge in dem Samen der Pflanze und dem Ei der Thiere.

„Solchen und nur solchen Lebensgestalten stehen die Krankheiten nahe. Sie sind Lebensschatten, Rudimente von Organismen, monadische Lebensformen etc., Wesensatome, welche das der zum Tode eilenden Lebenssubstanz noch innewohnende Leben an und aus dieser hervorruft." Die Krankheit stellt also „einen niederen höchst unvollkommenen Organismus" dar, der, sich in das Leben selbst eindrängend, in und neben ihm besteht.

Die Bemühungen Jahn's sind nun darauf gerichtet nachzuweisen, dass die Krankheiten in ähnlicher ja in identischer Weise erzeugt werden wie die niederen Organismen, ferner dass sie auch in allen ihren Lebensäusserungen Aehnlichkeiten mit anderen Lebewesen haben. Einige Beispiele mögen das illustriren. Wie die Pflanzen den Winterschlaf haben, die Thiere und Menschen der Abwechslung von Ruhe und Thätigkeit bedürfen, so finden sich auch in den Krankheiten Unterbrechungen. Der Keuchhusten ruht Stunden, die Intermittens Tage, die Epilepsie Wochen u. s. w. Wie ferner Pflanzen und Thiere auf bestimmte Zonen beschränkt sind, so finden sich einzelne Krankheiten auch nur in bestimmten Ländern und wie jene einer Wanderung von einem Lande in ein an-

deres fähig sind, vermögen auch die Krankheiten sich aus
zubreiten. Wie weiterhin die Pflanze das Erdreich aussaugt,
der Eingeweidewurm das Leben des Wohnthieres untergräbt,
so vernichtet die Krankheit den Organismus, auf dem sie
sich befindet.

Endlich setzt J a h n auch noch auseinander, dass die
Krankheiten, nachdem sie sich entwickelt und eine wechselnde
Zeit bestanden haben, ebenso zu Grunde gehen, wie andere
Lebewesen, denen auch nur eine gewisse Zeit zu leben ver-
gönnt ist.

Nächst S t a r k und J a h n ist nun als Vertreter der
naturhistorischen Schule noch K. R. v. H o f f m a n n [134] zu
nennen, der wieder in anderer, höchst phantastischer Weise
die Krankheiten mit Lebewesen in Parallele stellte. Er behauptete im Sinne der Naturphilosophie (s. S. 36 ff.), dass der
Mensch als der höchste Vertreter des Thierreiches alle niederen Stufen desselben in sich einschliesse. „Die Lebens-
idee des Menschen hat sich auferbaut aus allen Ideen der
Natur." Die Krankheit besteht in dem Wiederauftreten
eines niederen Lebenstypus, der im normalen Menschen
nicht hervortritt, nun aber selbständig wird. „So ist die
Krankheit ein Wiederwachen des längst Begrabenen, ein
Wiederauftauchen des längst Verschlungenen, überhaupt der
Eintritt der unendlichen Vergangenheit in die Gegenwart
des Lebens." H o f f m a n n sucht dies zunächst an den
S c r o f e l n nachzuweisen. Sie bedeuten ein Zurücksinken auf
die Stufe der durch Metamorphose ausgezeichneten Insekten.
Der an Scrofeln erkrankende Mensch bekommt die Eigenthümlichkeiten der Insektenlarve, er ist wie sie pigmentarm
und blass, feucht, schwammig und aufgedunsen. Die Scrofel-
krankheit entwickelt sich besonders gut in dumpfer, feuchter
Umgebung wie die Larve, der von ihr befallene Mensch ist
gefrässig wie diese. Der sich im Organismus ablagernde
Scrofelstoff stimmt mit der in der Larve befindlichen Eiweiss-

134) K a r l R i c h a r d v. H o f f m a n n (geboren 1797), war Professor
der Medicin in Landshut und Würzburg, später Medicinalrath in Landshut und Passau. Er schrieb eine „vergleichende Idealpathologie, ein
Versuch die Krankheiten als Rückfälle der Idee des Lebens auf tiefere
normale Lebensstufen darzustellen" (1834). Er starb 1877.

masse überein, der ganze Körper des Kranken nähert sich dem walzenförmigen Bau der Insektenlarve, der Kopf ist in seiner unedlen Form ein Larvenkopf u. s. w.

Bei der R a c h i t i s wird H o f f m a n n durch die Weichheit des Knochensystems zum Vergleich mit einem wirbellosen Thiere geführt. „Die Rachitis besteht in der Herausschlingung und freien unabhängigen Darstellung der Idee des wirbellosen Thieres aus der Gesammtidee des menschlichen Lebens."

Den K r e b s fasst H o f f m a n n als eine Knospe, die Krebsbildung als einen Knospungsprocess auf, „weil er ein selbständiges Geschöpf darstellt und sich entwickelt, so lange er noch mit dem Stammorganismus zusammenhängt." „In dem Krebs sinkt der menschliche, der höhere thierische Organismus auf die Stufe der knospenden Geschöpfe, also der Pflanzen und der Polypen herab. Er ist derselbe Process wie der des Polypenstocks. Die Krebsgebilde sind wirkliche Polypen und was von dem Leibe des Krebskranken nicht Krebsgebilde ist, das ist Stamm, Stock, aus dem die Polypen hervorkeimen."

Der R o t h l a u f und S c h a r l a c h werden dem Häutungsprocess der Thiere an die Seite gestellt. Die G i c h t k n o t e n sind verkümmerte Bewegungsglieder, die H a e m o r r h o i d e n verkümmerte Eingeweideglieder.

Es ist nicht erforderlich, noch weitere Beispiele anzuführen. Aus den genannten geht ausreichend hervor, wie H o f f m a n n bestrebt ist, die Krankheiten aus einem Wiederaufleben der Ideen niederer Thierstufen abzuleiten. Daher nennt er seine Lehre „I d e a l p a t h o l o g i e".

Zur naturhistorischen Schule wird endlich auch der als Kliniker hochbedeutende S c h ö n l e i n [135]) in Beziehung gestellte, doch liegt dazu wohl nur für die erste Zeit seiner Thätigkeit Veranlassung vor. Ueber seine Ansichten sind wir

---

135) J o h. L u c. S c h ö n l e i n wurde 1793 in Bamberg geboren, studirte in Landshut und Würzburg, habilitirte sich hier 1817, wurde ausserordentlicher und 1824 ordentlicher Professor der Medicin und Leiter der medicinischen Abtheilung des Juliushospitals, 1833 Professor in Zürich, 1839 in Berlin. 1859 legte er sein Amt nieder und lebte von da an bis zu seinem Tode 1864 in Bamberg.

indessen, da er sie selbst nicht niedergeschrieben hat, nicht völlig unterrichtet und auf die Angaben seiner Schüler angewiesen. Jedenfalls gehört er jener Schule nicht in dem Sinne an, wie es bei Stark und den Uebrigen der Fall war. Denn wenn er auch in seinen jüngeren Jahren die Krankheiten in ein dem Linné'schen ähnliches System zu bringen suchte, so wollte er damit doch die Krankheiten nicht als mehr oder weniger selbständige Lebewesen auffassen. Es war ihm wohl nur um eine übersichtliche Eintheilung zu thun.

Die Bezeichnung eines Naturhistorikers könnte ihm denn auch wohl hauptsächlich nur desshalb gegeben werden, weil er alle Hülfsmittel der Naturwissenschaft zur Verwerthung bei klinischen Untersuchungen heranzog und eine exacte Methodik auszubilden bemüht war.

VII. Virchow und die Cellularpathologie.

In den bisherigen Auseinandersetzungen sind alle wichtigeren Anschauungen, die man sich von jeher über das Wesen der Krankheiten gebildet hat, zur Darstellung gebracht. Wir haben dabei die einzelnen Abschnitte mit den vierziger Jahren des neunzehnten Jahrhunderts enden lassen. Nicht als ob sich nicht einzelne Richtungen darüber hinaus weiter verfolgen liessen. Aber mit jenem Zeitpunkt beginnt der Mann seine Thätigkeit, der gänzlich umgestaltend auf die medicinischen Lehren wirkte, der die bis dahin geltenden Vorstellungen in den Hintergrund drängte oder ganz beseitigte.

Rudolf Virchow's erste Arbeiten fallen in die Mitte der vierziger Jahre. Aber indem er weiterhin eine bedeutungsvolle Abhandlung nach der anderen schrieb, war er mehr und mehr in der glücklichen Lage, die gerade damals sich immer weiter ausdehnende Zellenlehre verwerthen zu können, die ja, wie wir oben (S. 65) in's Gedächtniss zurückriefen, Ende der dreissiger Jahre begründet und von so unermesslicher Tragweite für die gesammte Biologie wurde. Indem Virchow sie ausbauen half und als Fundament benutzte, errichtete er ein völlig neues Gebäude der Pathologie.

Wir werden daher den geschichtlichen Erörterungen den natürlichen Abschluss geben, wenn wir darzulegen versuchen, in welcher Weise Virchow auf die Gestaltung der medicinischen Anschauungen einwirkte. Aber nur um eben diesen Abschluss, nicht um eine vollständige Schilderung der Leistungen Virchow's ist es uns zu thun.

Das erste System, dem er mit Erfolg entgegentrat, war das der Humoralpathologie. Er that es in einer ausführlichen Kritik des Handbuches Rokitansky's (S. 87, 111), dessen vortreffliche pathologisch-anatomische Grundlage, dessen ausgezeichnete Schilderung der Veränderungen er voll und ganz anerkannte. Um so schärfer aber griff er den theoretischen Standpunkt an, bezeichnete ihn als nach jeder Richtung ungenügend begründet, die chemischen Betrachtungen als unserem Wissen durchaus widersprechend. Die Annahme einer primären Dyscrasie für alle oder doch für die meisten Krankheiten schwebe völlig in der Luft. Demgegenüber legte Virchow Nachdruck auf den primären Charakter der Lokalerkrankung. Er sagte: „'Unsere' Haematopathologie erkennt grösstentheils nur secundäre Krasen, bedingt durch Lokalstörungen an. Primäre Krasen, bedingt durch die Aufnahme quantitativ oder qualitativ differenter Stoffe von aussen gestehen wir zu, betrachten sie aber als vorübergehend, indem die fremden Stoffe entweder in einzelnen Localitäten abgelagert, oder nach aussen abgeschieden oder innerlich zersetzt werden. Im ersteren Falle, bei den secundären oder constituirenden Krasen ist demnach stets ein solidarer Ausgangspunkt, bei dem zweiten, den primären, ein solidares Ende als das für die pathologische Anschauung Entscheidende aufzufassen."

Freilich war es damals noch weit weniger als heute möglich, die Abhängigkeit der Krankheitserscheinungen von einem Krankheitsheerde in allen Fällen zu begründen, aber Virchow gab doch der entschiedenen Hoffnung auf eine endliche Localisation der Krankheiten Ausdruck.

Die Kritik der Humoralpathologie entschied über ihr Schicksal. Rokitansky selbst kam von ihr zurück. So konnte Virchow sagen, dass er seine erste und wichtigste Aufgabe, die pathologische Anatomie auf die ihr wirklich zustehenden Grenzen zurückzuführen, in dem Augenblick als gelöst betrachten durfte, wo die Wiener pathologische Anatomie mit nicht genug anzuerkennender Offenheit ihre humoralen Sätze aufgab.

Die Humoralpathologie war aber nicht die einzige Lehre, die zu bekämpfen Virchow als ein Erforderniss betrachtete.

„Den Rationalismus (S. 39) zurückzuschlagen, war eine zweite, an sich nicht so schwierige Aufgabe.“

Es handelte sich um die von Henle (S. 132) inaugurirte, von Spiess (S. 133) weiter ausgebaute rationelle Medicin, welche, wie Virchow schrieb, „jede Erscheinung nicht nach ihrem eigenen Werthe, sondern nach einem ein für alle Male festgelegten, für allein vernünftig gehaltenen und desshalb rein individuellen Maassstab“ beurtheilt. Sie war ganz in die Neuropathologie (S. 129—133) aufgegangen, „betrachtete das Nervengewebe als die Grundlage aller normalen und pathologischen Lebenserscheinungen, als die Einheit für dieselben, als einen Ersatz der Lebenskraft“.

Diesen Rationalismus kritisirte Virchow in folgenden Worten: „Der Rationalismus hat die Eigenthümlichkeit, dass er nichts lernt, dass er Alles bezweifelt oder geringschätzt, was seinen Voraussetzungen nicht entspricht, dass er diese in ein System bringt, nur das System als wissenschaftliche Leistung anerkennt, ja sogar nur das für vernünftig hält, was in sein System passt, dass er es endlich für wichtiger, höher und edler erachtet, zu speculiren als zu beobachten.“ Er führt zur Illustration folgenden Satz von Spiess an: „er möge wohl manche angebliche Thatsache in seinem Lehrbuch ausgelassen haben, weil sie sich mit anderen, anscheinend bewährteren nicht habe einen lassen wollen, weil sie desshalb wenigstens einstweilen noch nicht für die Wissenschaft zu verwerthen sei und somit strenge genommen der Wissenschaft noch gar nicht angehöre.“

Solchen Auffassungen gegenüber betonte Virchow die alleinige Berechtigung des wissenschaftlichen Empirismus, jeder wahren Erfahrung, die aber freilich nicht nur, wie es bis dahin gewesen war, anatomischer Natur sein darf, sondern auf Physiologie und Experiment basiren muss.

Denn die pathologische Anatomie, so führte Virchow aus, ist nur die Vorhalle der eigentlichen Medicin, ist nur ein neues Mittel zum Zweck. Rokitansky hatte geglaubt, sie sei die Grundlage nicht nur des Wissens, sondern auch des ärztlichen Handelns und jede Krankheit könne auf jedem Stadium der Gegenstand anatomischer Forschung sein. Demgegenüber betonte Virchow, dass die pathologische Anatomie sich nur mit den Krankheitsprodukten beschäftige, die zwar zuweilen ausreichten, um Genügendes festzustellen, oft aber völlig versagten. Man findet ja nur noch das Nebeneinander und das entscheidet nicht. Man muss also zu Hypothesen greifen, die aber viel Unheil anrichten können, wie u. A. aus folgendem von Virchow angeführten Beispiel hervorgeht: Cruveilhier (S. 85) hatte die Beobachtung gemacht, dass die erste Erscheinung der Venenentzündung eine Coagulation des Blutes ist. Daraus schloss er, dass die Entzündung in der Gerinnung des Blutes bestehe. Aber da man bei Entzündungen die Gerinnung in grossen Venen nicht immer auffand, so construirte er die Capillarphlebitis. Bochdalek[136]) übertrug diese Anschauungen auf die Lungenarterien und schloss u. A., dass der haemorrhagische Infarkt eine Entzündung dieser Gefässe sei.

So ergab sich also, dass die pathologische Anatomie keine genügende Grundlage zur Erklärung der Krankheitserscheinungen bietet. Die pathologische Physiologie, die Beobachtung am Krankenbett und das Experiment müssen nothwendig hinzutreten.

Von diesen Gesichtspunkten wurden Virchow's Arbeiten von Anfang an geleitet. Gleich die ersten legten vollgültiges Zeugniss für die Methode ab und bewiesen deren Werth durch die ausgezeichneten Resultate. Zwei Untersuchungsreihen kommen hier vor Allem in Betracht.

Die erste betrifft die Thrombose und die Embolie. Die Entstehung fester Massen im Blutstrom und die von ihnen abhängigen Folgezustände wurden eingehend untersucht, ganz besonders aber richtete Virchow sein Augenmerk auf die in den Lungenarterien vorhandenen Thromben und legte sich die Frage vor, ob sie local entstanden seien. Nun konnte er in allen Fällen auch Thromben in peripheren Venen nachweisen und in einzelnen Fällen direkt demonstriren, dass ein in der Lungenarterie vorhandener Pfropf seiner Form nach genau auf das Ende eines Venenthrombus passte, von ihm also offenbar abgerissen war. Er musste demnach mit dem Blutstrom durch das rechte Herz in die

---

136) V. Bochdalek war Professor in Prag. Er starb 1883.

Lungenarterie hineingeschleudert worden sein. Besonders charakteristisch war dabei der Sitz des verschleppten Körpers. Er fand sich nämlich meist an den Theilungsstellen der Arterien, an denen er reitend festzuhängen pflegte. Virchow nannte den Vorgang Embolie, den Pfropf Embolus. Mit diesen Beobachtungen begnügte er sich aber nicht. Er zog zur weiteren Aufklärung das Experiment heran und suchte vor Allem festzustellen, in wie weit der venöse Blutstrom im Stande ist, grössere feste Körper mit sich zu nehmen. Die mit Quecksilber, Kautschuk, Muskelstücken und Thromben angestellten Versuche hatten ein durchaus positives Resultat. Alle diese Substanzen wurden mitgerissen und in die Lungenarterien hineingeworfen.

Aber daneben gewann Virchow, wenn auch ohne direkte Absicht, ein anderes wichtiges Resultat. Da nämlich die Pfröpfe häufig Eiterung hervorriefen, so sah er ein, dass auch die Beschaffenheit des Embolus maassgebend sein müsse. So gelangte er zum Begriff der „Infection" und leitete daraus bedeutungsvolle Schlüsse für die Metastase im Allgemeinen ab.

Das zweite ausgezeichnete Beispiel bietet uns die Entdeckung der Leukaemie. Bei einer Section fand Virchow das Blut von auffallender Beschaffenheit. Es stellte eine vollkommen eiterartige Masse dar, enthielt weiche, schmierige, gelbweisse Gerinnsel. Die Untersuchung ergab, dass hier eine übermässige Anhäufung farbloser Zellen vorlag. Derartige Fälle waren auch sonst schon beobachtet worden. Virchow aber sah ein, dass es sich um einen besonderen Krankheitsprocess handeln müsse. Denn bei der Pyaemie, an die man wohl gedacht hatte, findet thatsächlich eine derartige Eiterüberschwemmung des Blutes nicht statt und andererseits zeigt die wirkliche Ueberladung mit weissen Zellen nicht die Erscheinungen der Pyaemie. Die auffallende Beschaffenheit des Blutes veranlasste Virchow, die Erkrankung als Leukaemie zu bezeichnen. Er erkannte aber ferner, dass die in jenem Falle vorhandene Milzschwellung in direktem Zusammenhange mit der Erkrankung und mit der Vermehrung der Leukocyten stehen müsse. Bis zum Jahre 1847 konnte er neun Fälle zusammenstellen und dadurch jene ältere Anschauung endgültig beseitigen. Dazu kam dann noch ein Fall von lymphatischer Leukaemie, der als erster seiner Art das Bild vervollständigte.

In die Zeit dieser Untersuchungen fällt nun die Gründung des bekannten Archivs für pathologische Anatomie und Physiologie, in welchem Virchow von nun an eine ausserordentlich grosse Zahl von Arbeiten publicirte. In ihm finden sich auch die ersten und viele spätere auf die Zellenlehre sich beziehenden Arbeiten, die für unsere Darstellung von dem grössten Interesse sind.

Eine der frühesten Arbeiten ist diejenige über „parenchymatöse Entzündung" Hatte man bis dahin bald nur die Nerven (s. S. 130), bald nur die Gefässe (s. S. 123, 127) zur Erklärung der Entzündung herangezogen, das eigentliche Gewebe aber vernachlässigt, so wandte Virchow nunmehr diesem seine Aufmerksamkeit zu. Er hob hervor, dass in ihm vor Allem das Exsudat auffällt, welches als interstitielles, als ein auf die Oberfläche frei sich ergiessendes und als ein parenchymatöses auftritt. Das letztere wird so bezeichnet, weil es in die Parenchymbestandtheile, d. h. die Zellen aufgenommen wird. Durch diesen Vorgang ist die parenchymatöse Entzündung charakterisirt. Dabei schwellen die Zellen an und vermehren sich weiterhin. Alle diese Erscheinungen sind nun nichts wesentlich Neues, sie „drücken vielmehr nur den Excess aller oder bestimmter einzelner Vorgänge der Ernährung aus". Sie sind aber ferner nicht etwa lediglich progressiver Natur, vielmehr gehen sie häufig über in eine Degeneration der Zellen, ja dieser Process steht so sehr im Vordergrund, dass Virchow der Entzündung vor Allem einen degenerativen Charakter vindicirt. Die Entzündung ist also zwar eine Steigerung nutritiver Akte, aber doch kein Zeichen gesteigerter Kraft, sondern vielmehr der Ausdruck der Abnahme derselben, der Grund der Verminderung und nicht selten einer vollständigen Vernichtung der Function des Theiles.

Für diese Vorstellungen über Entzündung kamen nun vor Allem die Zellen des Bindegewebes in Betracht. Er wurde auf sie durch pathologische Beobachtungen aufmerksam. Das Bindegewebe begann ihn erst zu interessiren, als

er sah, dass es kein todter, faseriger oder homogener Stoff
sei, sondern dass es ein reiches Leben besitze, „dass es eine
wirkliche Pathologie und demnach auch eine Physiologie des
Bindegewebes gebe, dass wichtige Vorgänge des Stoffwechsels
der Ernährung und Neubildung daran geknüpft seien." So
entdeckte er die Bindegewebszellen, ihre constante, von der
Embryonalzeit her datirende Gegenwart und ihre Bedeutung
für die Bildung der Bindesubstanz. Hierin liegt eines der
bedeutungsvollsten Verdienste Virchow's. Seine ersten hierher gehörigen Arbeiten beziehen sich aber nicht nur auf das
Bindegewebe im engeren Sinne, sondern auch auf Knochen
und Knorpel. Alle drei Gewebe bestehen in gleichartiger
Weise aus Zellen und Intercellularsubstanz, nur die Form
der ersteren und die feinere Structur der letzteren wechselt.
Ehe aber diese Entdeckungen zu allseitiger Anerkennung
gelangten, bedurfte es mancher Kämpfe, die sich hauptsächlich um die fibrilläre Bindesubstanz drehten und zweifellos
rascher beendet worden wären, wenn nicht auch Virchow
in einem nicht unwesentlichen Punkte geirrt und desshalb
immer wieder erneuten Widerspruch erfahren hätte. Virchow war nämlich der Meinung, die Bindegewebskörperchen
seien hohl, ständen in dieser Form mit einander in Verbindung und stellten so ein continuirliches, dem Säftestrom
dienendes Röhrensystem dar. Demgegenüber erklärte sein
bedeutendster Gegner Henle die scheinbaren Zellhohlräume
für die Spalten der fibrillären Substanz, blieb aber dann bei
dieser richtigeren Auffassung nicht stehen, sondern bestritt
nun weitergehend, dass in den Lücken regelmässig Zellen
vorhanden seien, behauptete, dass sich vielfach nur Kerne
fänden und dass die etwa nachgewiesenen Zellen keinen
nothwendigen Bestandtheil des Bindegewebes darstellten. In
allen diesen und damit in den wesentlichsten Punkten behielt nun Virchow Recht, während sich später, vor Allem
durch die Untersuchungen v. Recklinghausen's ergab,
dass die Saftströmung im Bindegewebe nicht in hohlen Zellen, sondern extracellular vor sich geht. Die wesentlichsten
Ergebnisse seiner Untersuchungen über die Bindegewebszellen stellte er in einer Reihe von Thesen im Jahre 1859
zusammen. „Das Bindegewebe besteht in seiner frühesten

Anlage aus dicht gedrängten Zellen, zwischen denen bald eine gleichmässige Zwischensubstanz auftritt." „Ein Theil der Zellen verwandelt sich in elastische Fasern, ein anderer nimmt Pigment, ein anderer Fett auf." „Der grösste Theil der Zellen erhält sich in einer etwas verkümmerten Form und bildet zu allen Zeiten den regulatorischen Apparat für Ernährung, Stoffwechsel und Neubildung des Bindegewebes."

Die Entdeckung der Bindegewebskörperchen wurde für Virchow's Weiterentwicklung in vielen Punkten bestimmend. Es ist ja psychologisch leicht verständlich, dass diese Zellen, denen er ein so eingehendes Studium gewidmet hatte, für ihn bei verschiedenen pathologischen Processen in den Vordergrund traten und dass er sie z. B. für die Entzündung und die Genese der Geschwülste in grösserem Umfange in Anspruch nahm, als wir es mit unseren jetzigen Kenntnissen vereinigen können. So glaubte er beobachtet zu haben, dass der Eiter sich bildet als „ein Produkt continuirlicher Gewebsentwicklung", indem die Zellen und zwar vor Allem die Bindegewebszellen sich vergrösserten, theilten und durch Fortsetzung dieser Vorgänge die Elemente des Eiters lieferten. Seine Schüler führten diese Anschauungen für verschiedene Gewebe aus, u. A. C. O. Weber[137]) für das Muskelgewebe.

Es ist aber ferner selbstverständlich, dass mit solchen Untersuchungen über die Zellen sich auch die Forschung über die seit Schwann's grundlegenden Arbeiten viel discutirte Frage nach ihrer Entstehung verbinden musste.

Anfänglich hat sich Virchow, wie angesichts der epochemachenden Bedeutung der Entdeckungen Schwann's nicht anders zu erwarten war, dessen Anschauungen angeschlossen und also zunächst keinem Zweifel daran Raum gegeben, dass die Zellen aus organischen, eiweisshaltigen, aber noch nicht organisirten Blastemen (S. 68) hervorgehen können,

---

137) C. Otto Weber, geboren zu Frankfurt am Main 1827, studirte in Bonn Naturwissenschaften und Medicin, wurde 1853 Privatdocent für Chirurgie, 1857 ausserordentlicher und 1862 ordentlicher Professor für pathologische Anatomie in Bonn, 1865 Professor für Chirurgie in Heidelberg und starb 1867.

indem sich zuerst Kernkörperchen, dann Kern, dann Protoplasma bildeten.

Sehr charakteristisch kam diese Meinung bei den ersten
Studien über den Krebs zum Ausdruck. „Wie alle organischen Bildungen geschieht auch die Entwicklung des Krebses
aus amorphem Material." „Eine mehr oder weniger feste,
durchscheinende, amorphe, gallertige Substanz bildet das
Vorstadium des Krebses wie der Tuberkulose. Vielleicht
kann auch aus dem bei der Entzündung ausgetretenen Faserstoff der Krebs hervorgehen. Daraus würde sich seine Beziehung zu Entzündungsprocessen erklären"

Aus dem Blastem sollten nun zunächst die Kerne entstehen. Darin lag eine kleine Abweichung von Schwann's
Lehre, der die Kernkörperchen sich zuerst abscheiden liess.
Wie aber die Bildung des Kernes und des daran anschliessen-
den Protoplasmas vor sich gehe, vermochte Virchow nicht
anzugeben. Das Bindegewebe des Krebses betrachtete er
zum Theil auch als neugebildet und liess es insoweit auch
aus dem Blastem hervorgehen.

Analoge Anschauungen galten anfangs auch für den
Eiter. Auch er entstehe durch eine Organisation eines
unter ungewöhnlichen Bedingungen angehäuften Blastems.
Er ist ein in rapider Entwicklung begriffenes Gewebe von
transitorischer Bedeutung.

Aber auch in jener ersten Zeit war für Virchow das
Blastem nicht bei allen Bildungsvorgängen in gleicher Weise
maassgebend. So fasste er die nach Blutergüssen vorhandenen
pigmentirten Zellen nicht als neu entstandene auf, sondern
betrachtete sie als praeformirte, die das aufgelöste Haemo-
globin in sich aufgenommen und zu Pigment verarbeitet
hatten. Doch will er die Entwicklung aus einem Blastem
auch hier nicht ganz ausschliessen, wie denn ja ursprünglich alle Zellen auf diese Weise gebildet wurden.

Ihren prägnanten Ausdruck fanden diese älteren Vorstellungen über die Entwicklung der Gewebe in vier Grund-
gesetzen, die er folgendermaassen formulirte:

    1) Alle Organisation geschieht durch Differenzirung
aus formlosem Stoff, Blastem.

2) Alles Blastem tritt flüssig aus den Gefässen aus.

3) Alle Organisation hebt mit Zellenbildung an (Joh. Müller).

4) Ueber eine gewisse Entwicklungsgrenze hinaus kann aus Zellen nichts mehr werden, es sind transitorische Bildungen.

Diese Vorstellungen über die Genese der Zellen bewegten sich durchaus in der damals allgemein geltenden Richtung. Erst ganz allmählich, im Verlaufe von Jahren, gewann Virchow durch immer neue Einzelbeobachtungen die Grundlagen der Cellularpathologie. Eine Erfahrung nach der anderen machte ihn an der Bedeutung des Blastems irre. Diese Aenderung seiner Ueberzeugungen ist ein vortreffliches Beispiel für die inductive Methode, die auf Grund zahlreicher einzelner neu festgestellter Thatsachen zur Aufstellung des Gesetzes gelangt.

Zuerst war es wohl die soeben erwähnte Entdeckung der Bindegewebskörperchen und ihr Verhalten bei dem Entzündungsprocess, wodurch Zweifel an der allein gültigen Genese aus dem Blastem erregt wurden. Virchow sah schon früh ein, dass die Zellen sich theilen, dass also neue Elemente nicht jedes für sich gebildet sein müssen. Damit war dann natürlich die Frage gegeben, ob nicht vielleicht alle Zellen lediglich aus bereits bestehenden abzuleiten seien und diese 1852 bereits in dem Aufsatz „Ernährungseinheiten und Krankheitsheerde" angedeutete Vermuthung führte zu dem 1855 zuerst formulirten Satze „omnis cellula e cellula" (Archiv Bd. 8). Damit war für Virchow die epigenetische Periode, an die er sich später, wie er selbst einmal gesagt hat, nur ungern erinnerte, abgeschlossen.

Seine Lehre fiel im Ganzen auf einen günstigen Boden und zwar vor Allem auch desshalb, weil sie nicht als etwas völlig Unerwartetes erschien, sondern bis zu einem gewissen Grade vorbereitet war. War doch auch schon von Schwann die Möglichkeit einer Neubildung von Zellen durch Theilung zugestanden und hatten doch viele Forscher bei ihren entwicklungsgeschichtlichen Studien zahlreiche Anhaltspunkte für diesen Bildungsmodus gewonnen. Ja, schon vor Vir-

chow hatte Remak [138]) (1852) die Entstehung aller Zellen
aus bereits vorhandenen behauptet, aber diese Annahme nur
auf die Entwicklungsgeschichte gegründet und deshalb keinen durchgreifenden Erfolg erzielt. Erst als Virchow
das gesammte pathologische Gebiet bearbeitete und zeigte,
dass auch hier, wo so mannichfache schwer zu deutende,
ausgedehnte Zellneubildungen vorkommen, jener Ausspruch zu
Recht bestand, war die sichere Grundlage zur Stütze eines
so bedeutungsvollen, weittragenden Satzes hergestellt. Doch
dauerte es immerhin noch eine Reihe von Jahren, bis er allgemeinen Eingang fand. So sagte z. B. Spiess (Pathologische Physiologie) noch 1857, dass die Eiterzellen sich
aus einem Blastem organisirten, wobei er allerdings der
Meinung war, dass sie keine eigentlichen organischen Zellen
seien.

Aus dem Satze „omnis cellula e cellula" ergaben sich
nun aber wichtige Folgerungen, über die sich Virchow
u. A. in dem Aufsatze „Cellularpathologie" des Weiteren
verbreitete. Er betont zunächst, dass nunmehr die Generatio acquivoca (s. o. S. 66) völlig hinfällig geworden sei.
Wie das Leben entstanden ist, wissen wir freilich nicht,
aber es steht in einem gewissen Gegensatz zum Unbelebten.
Es ist an belebte Theile, an Zellen gebunden, die immer nur
wieder aus einer anderen, nicht aber aus unorganischem Material hervorgehen können. Mag also die Generatio acquivoca, wie Virchow nicht ausschliessen will, ursprünglich
auch einmal zur Bildung des ersten Lebens geführt haben,
jetzt ist sie jedenfalls auszuschliessen, Leben entsteht nur
durch Mittheilung bereits vorhandenen Lebens, Zelle nur
aus Zelle.

Insofern aber nur die belebten Theile die Kraft zu
leben haben, redet Virchow von Lebenskraft. Aber
er sagt darüber: „Nirgends habe ich auch nur eine Andeu-

---

138) Robert Remak wurde 1815 in Posen geboren, studirte in
Berlin Medicin und speciell unter Johannes Müller Physiologie.
1843—47 war er Assistent von Schönlein. Später habilitirte er sich
und wurde 1859 Extraordinarius. Er starb 1865. Ueber die oben angeführten Beobachtungen berichtete er in seinen Untersuchungen über
die Entwicklung der Wirbelthiere 1850—55.

tung gemacht, dass die Lebenskraft eine einfache oder von anderen Naturkräften specifisch verschiedene sei, vielmehr habe ich die Wahrscheinlichkeit ihres mechanischen Ursprunges wiederholt ausdrücklich erklärt."

Der Satz ist durchaus klar. Aber nachdem Virchow einmal zu der Erkenntniss gelangt war, dass Leben jetzt nur noch ein mitgetheilter Vorgang ist, drängte sich ihm der jetzt bestehende Gegensatz zwischen Belebtem und Unbelebtem immer wieder auf und er betonte ihn in einer Weise, die sich nicht ganz vereinigen lässt mit der Vorstellung, dass in der organischen und anorganischen Natur dieselben Kräfte herrschen und dass diese in den belebten Körpern nur in einer besonderen Combination wirksam sind. Ja, in seinem Handbuch der Pathologie und Therapie (1854) sagt er: „Wir unterscheiden daher im lebenden Körper zweierlei Kräfte: die Molecularkräfte und die Lebenskraft." Allerdings folgt kurz darauf der Satz: „Die Lebenskraft regenerirt sich aus den Molekularkräften auf dem Wege der Ernährung. Können wir uns doch die „Schöpfung" des Lebendigen auch nicht anders denken, als durch die Ablösung einer gewissen Summe von Kraft von der allgemeinen Constante der Kraft." Aber eine andere Stelle (Archiv 8) lautet wieder: „Aber man muss doch einmal die naturwissenschaftliche Prüderie aufgeben, in den Lebensvorgängen durchaus nur ein mechanisches Resultat der den verschiedenen Körpertheilen inhärirenden Molekularkräfte zu sehen." Das immer wieder mitgetheilte Leben stellt eben doch eine besondere Art der Bewegung dar und Virchow hat nichts dagegen, wenn man aus dieser Auffassung die Bezeichnung Vitalismus ableiten will (Hundert Jahre allgemeiner Pathologie, Rede 1895). „Nur soll man nicht vergessen, dass eine besondere Lebenskraft sich nicht auffinden lässt und dass Vitalismus nicht nothwendig ein spiritualistisches oder auch nur ein dynamisches System bedeutet. Aber ebenso muss man sich auch erinnern, dass Leben von den Vorgängen in der übrigen Welt verschieden ist und dass es sich nicht einfach auf physikalische oder chemische Kräfte reduciren lässt.

Geht nun auch aus diesen, wegen der Wichtigkeit der

Frage etwas ausführlicher mitgetheilten Citaten hervor, dass
Virchow sich von dem von Johannes Müller noch
lebhaft vertheidigten, von Schwann schon in Frage ge-
stellten, von Lotze eingehend bekämpften Begriff der Lebenskraft emancipirt hatte, so vermochte er doch andererseits die einfach mechanische Erklärung des Lebens nicht
anzuerkennen. Aus dieser Lehre Virchow's hat sich allmählich in immer schärferer Betonung des von ihm hervor-
gehobenen Gegensatzes von Belebtem und Unbelebtem die
mehr und mehr spiritualistischen Charakter annehmende Richtung entwickelt, die man Neo-Vitalismus nennt.

So hatten sich also aus den neu gewonnenen Erkennt-
nissen über das Wesen und die Entstehung der Zelle wichtige Schlussfolgerungen für die Fragen des Lebens ergeben.
Nicht minder bedeutsame Folgerungen resultirten aber daraus
für die Pathologie. Die Zellen wurden jetzt zu den letzten
Einheiten des Körpers, an denen die Krankheitserscheinungen
ablaufen. Von der früher gebräuchlichen Verlegung der krankhaften Processe in grössere Körperabschitte, oder in die einzelnen Organe, oder in Theile von solchen gelangte Virchow nun zur Localisation der Krankheiten in die Zelle.
Dieser in sich abgeschlossene Lebensheerd besitzt ein Eigenleben, eine vita propria, deren früher (s. S. 183) den einzelnen Körpertheilen von manchen Seiten zugeschriebene
Existenz erst durch die Zellenlehre in der richtigen Weise
gewürdigt werden konnte. Diese geschlossene Einheit, „die
in sich selbst den Grund, das Princip ihres Lebens aufgenommen hat, die in sich selbst die Gesetze ihrer Existenz
trägt und die gegenüber der übrigen Welt eine bestimmte
Antonomie besitzt“, ist abhängig von der Ernährung und
wird in erster Linie durch Störungen derselben geschädigt.
Aber dabei handelt es sich natürlich nicht um eine einzelne
Zelle, auch nicht um beliebig abgegrenzte Gruppen, sondern
um enger zusammengehörige Complexe. Der ganze Organismus zerfällt in Abtheilungen, die jede für sich eine gewisse
Zahl enthalten, welche von einer centralen oder Mutterzelle
in einer bestimmten Abhängigkeit stehen. So lässt sich der
Körper in zahlreiche Zellterritorien zerlegen, in denen sich
die Krankheitsprocesse localisiren.

„Jede Krankheit beruht in der Veränderung einer kleineren oder grösseren Summe zelliger Einheiten des lebenden Körpers, jede pathologische Störung, jede therapeutische Wirkung findet erst dann ihre letzte Deutung, wenn es möglich ist, die bestimmte Gruppe von zelligen, lebenden Elementen anzugeben, welche davon getroffen wird und die Art der Veränderung zu bestimmen, welche an den einzelnen Elementen einer solchen Gruppe eingetreten sind."

Das viel gesuchte Wesen (Ens) der Krankheit ist die veränderte Zelle.

Für die Fähigkeit der Zellen, von schädigenden Einwirkungen getroffen und in bestimmter Weise verändert zu werden ist nun aber die Reizbarkeit (S. 157 ff.) von maassgebender Bedeutung. Diese Eigenschaft kommt nicht nur bestimmten Theilen ausschliesslich zu, also z. B. nicht etwa nur den Nerven, wie z. B. Spiess annahm, vielmehr ist Reizbarkeit eine allgemeine Eigenthümlichkeit aller lebendigen Wesen und jedes lebenden Theiles, also auch jeder Zelle.

Die Reizbarkeit äussert sich in drei Richtungen, sie ist entweder functionell, oder nutritiv, oder formativ, d. h. also, Reize bewirken erstens die specifische Function, zweitens verstärkte Nutrition, drittens Neubildung von Zellsubstanz, die bis zur Neubildung ganzer Zellen fortschreiten kann. Häufig ist das Verhältniss dieser drei Seiten der Reizbarkeit folgendes: „Geringere Reize bringen mehr functionelle Erregung, stärkere wirken auf die nutritive Thätigkeit, noch stärkere lösen formative Leistungen aus, die stärksten ertödten." Ausser den gewöhnlichen und häufigen Reizen giebt es vielleicht auch noch specifische Reize, die insbesondere für die Geschwulstbildung in Betracht kommen dürften. Doch mag bei ihnen auch eine specifische Gewebsbeschaffenheit, Disposition, eine Rolle spielen.

Alle diese Anschauungen über die Bedeutung der Zelle für Physiologie und Pathologie wurden theils in den eben genannten und anderen Aufsätzen in Virchow's Archiv, theils und in voller Ausdehnung in den Vorträgen niedergelegt, die er im Jahre 1858 hielt und die unter dem Titel „Die

Cellularpathologie in ihrer Begründung auf physiologische und pathologische Gewebelehre" in Buchform erschienen.

Die **Cellularpathologie** steht natürlich im Gegensatz zur Humoral- und Solidarpathologie und es könnte sogar scheinen, „als sollte die Aristokratie und Hierarchie von Blut und Nerv bis in die Wurzeln zerstört werden. Aber auch hier ist es nur die Usurpation, welche wir angreifen, das Monopol, welches wir auflösen wollen und noch einmal heben wir hervor, dass wir Blut und Nerv als gleichberechtigte Factoren neben den übrigen Theilen vollständig anerkennen, ja dass wir ihre dominirende Bedeutung durchaus nicht bezweifeln, dass wir aber ihren Einfluss auf die übrigen Theile nur als einen erregenden und mässigenden, nicht als einen absoluten zugestehen." Die Cellularpathologie bietet „die endliche Lösung der Jahrtausende alten Streitigkeiten zwischen Humorismus und Solidismus, nicht indem sie humorale und solidare Lebens- und Krankheitsprocesse leugnet, sondern indem sie darthut, dass sowohl in den Säften als in den festen Körpertheilen nur die Zellen das Lebende und lebendig Wirkende sind." (Gesammelte Abhandlungen S. 50.)

Die Cellularpathologie ist ausgesprochen ontologisch: „Es giebt wirklich ein Ens morbi, wie es ein Ens vitae giebt, beide Male hat eine Zelle oder ein Zellencomplex den Anspruch so genannt zu werden." Man könnte versucht sein und hat auch wohl daran gedacht, aus dieser ontologischen Auffassung einen Vorwurf abzuleiten, indem man sich erinnert an die älteren durch Paracelsus eingeleiteten ontologischen Systeme, die in den Krankheiten mehr oder weniger selbständige Lebewesen sahen, die sich in natürliche Systeme wie die Pflanzen sollten ordnen lassen (S. 203 ff.). Aber Virchow's Lehre ist davon durchaus verschieden. Dort handelte es sich um eine dualistische Auffassung, in welcher sich der lebende Organismus und das lebende Krankheitswesen gegenüberstanden und bekämpften, hier dagegen ist von einem solchen Gegensatz keine Rede. Die Krankheit ist, wie man auch schon vor Virchow erkannte, wie dieser aber wieder energisch betonte, kein selbständiges Etwas, sondern nichts anderes als Leben unter veränderten Bedingungen, durch welche eben die normalen Vorgänge an Zellen und Zellterritorien modificirt werden. Insofern aber das Krankheitswesen eine veränderte Zelle oder ein verändertes Aggregat von Zellen (Gewebe oder Organ) ist, insofern ist Virchow Ontologe. Er sprach sich hierüber folgendermaassen aus: „Ich habe es immer als ein Verdienst betrachtet, die alte und an sich berechtigte Forderung, dass die Krankheit ein lebendes Wesen sei und dass sie eine parasitäre Existenz führe, mit der rein naturwissenschaftlichen Erkenntniss in Einklang gebracht zu haben. Denn in der That hat jeder veränderte Körpertheil zu dem sonst gesunden Körper, zu dem er gehört, ein parasitäres Verhältniss, er lebt auf Kosten dieses Körpers.“

Diese Auffassung hat mit der parasitären Aetiologie der Krankheiten, wie Virchow mehrfach ausgeführt hat, nichts zu thun. Die pathogenen Mikroorganismen sind ja nur die Erreger der krankhaften Processe, die an den Bestandtheilen unseres Körpers ablaufen. Dass sie selbst einzellige Lebewesen sind, kann nichts daran ändern, dass in unserem Organismus die Zelle es ist, welche von den krankmachenden Einflüssen getroffen wird und von deren Veränderungen die Krankheitserscheinungen abhängen.

Virchow's Anschauungen mussten nun ganz besonders klar in der Lehre von den Tumoren hervortreten, die er in seinem grossen Werke „Die krankhaften Geschwülste“ zur Darstellung gebracht hat. Es ist nicht mehr unsere Aufgabe darauf einzugehen. Wir wollten ja nur zeigen, in welcher Weise die in den früheren Kapiteln geschilderten Vorstellungen über das Wesen der Krankheiten durch Virchow's Auftreten modificirt wurden und welche neue Lehren er an ihre Stelle setzte. Wir sahen, wie er die Bedeutung der pathologischen Anatomie schärfer hervorhob und ihre übertriebene Werthschätzung einschränkte, wie er die einseitige Auffassung der Humoral- und Neuropathologen zurückwies, wie er sich ferner denen anschloss, welche die Existenz einer besonderen Lebenskraft leugneten, dabei allerdings über das Leben eine Auffassung äusserte, die zur Entwicklung einer besonderen Richtung des Neo-Vitalismus Veranlassung gab, wie er weiterhin den in den ontologischen Ansichten der naturhistorischen Schule

steckenden berechtigten Kern herausschälte und wie er endlich an Stelle aller älteren Lehren seine eigene, die Cellularpathologie setzte, die nun rasch allgemeine Anerkennung
fand und zweifellos noch lange behalten wird. Und wenn
sich auch später vielleicht herausstellen sollte, dass die
Zelle nicht die letzte selbständige Einheit des Organismus
ist, so wird doch die Cellularpathologie ihre grundlegende
Bedeutung behalten.

Register.

Die fettgedruckten Zahlen bedeuten die Seite, auf der
sich die Biographie befindet.